LES PREMIERS SOINS

Une réponse vitale en situation d'urgence

4e édition

ÉTAT DE CHOC :

C → chaleur
O → oxygène
R → réconfort
P → position confortable
S → source de danger

LES PREMIERS SOINS

Une réponse vitale en situation d'urgence

4e édition

Yvon Brunet • Josée Courchesne • Alain Huot • Gilles Lacombe

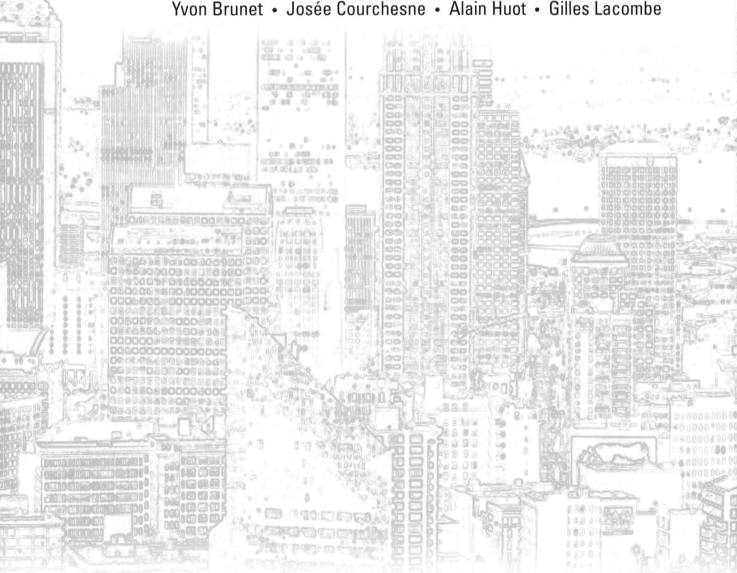

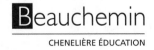

Beauchemin

CHENELIÈRE ÉDUCATION

Les premiers soins
Une réponse vitale en situation d'urgence, 4e édition

Yvon Brunet, Josée Courchesne, Alain Huot et Gilles Lacombe

© 2007, 2002, 1996, 1994 Groupe Beauchemin, Éditeur Ltée

Édition: Brigitte Gendron
Coordination: Ludovic Glorieux
Révision linguistique: Anne-Marie Trudel
Correction d'épreuves: Éveline Gagné
Conception graphique et infographie: Jocelyne Cantin (PommeZ)
Conception de la couverture: Jocelyne Cantin (PommeZ)
Illustrations: Marc Pageau et Serge Rousseau

**Catalogage avant publication
de Bibliothèque et Archives nationales du Québec
et Bibliothèque et Archives Canada**

Vedette principale au titre:

Les premiers soins: une réponse vitale en situation d'urgence

4e éd.

Comprend des réf. bibliogr. et un index.

ISBN 978-2-7616-4595-9

1. Premiers soins – Guides, manuels, etc.   I. Brunet, Yvon.

RC87.L32 2007   616.02'52   C2007-940673-4

Beauchemin

CHENELIÈRE ÉDUCATION

7001, boul. Saint-Laurent
Montréal (Québec)
Canada H2S 3E3
Téléphone: 514 273-1066
Télécopieur: 514 276-0324
info@cheneliere.ca

ISBN 978-2-7616-4595-9

Dépôt légal: 2e trimestre 2007
Bibliothèque et Archives nationales du Québec
Bibliothèque et Archives Canada

Imprimé au Canada

2 3 4 5 6 ITIB 12 11 10 09 08

Nous reconnaissons l'aide financière du gouvernement du Canada par l'entremise du Programme d'aide au développement de l'industrie de l'édition (PADIÉ) pour nos activités d'édition.

Gouvernement du Québec – Programme de crédit d'impôt pour l'édition de livres – Gestion SODEC.

Sources des photos

Page couverture: Betsy Dupuis/Istockphoto, Hagit Berkovich/Istockphoto, Dóri O'Connell/Istockphoto, Jon Rasmussen/Istockphoto, © Reuters/CORBIS

Dans cet ouvrage, le masculin est utilisé comme représentant des deux sexes, sans discrimination à l'égard des hommes et des femmes, et dans le seul but d'alléger le texte.

Plusieurs marques de commerce sont mentionnées dans cet ouvrage. L'Éditeur n'a pas établi de liste de ces marques de commerce et de leur propriétaire, et n'a pas inséré le symbole approprié à chacune d'elles puisqu'elles sont nommées à titre informatif et au profit de leur propriétaire, sans aucune intention de porter atteinte aux droits de propriété relatifs à ces marques.

La pharmacologie est un domaine en constante évolution. Les mesures de sécurité normalement admises doivent être suivies, mais il est parfois nécessaire ou indispensable de modifier les traitements ou les pharmacothérapies à mesure que les nouveaux résultats de recherche et l'expérience clinique viennent enrichir nos connaissances. Nous conseillons au lecteur ou à la lectrice de lire les derniers renseignements fournis par le fabricant de chaque médicament à administrer afin de vérifier la dose recommandée, la méthode et la durée d'administration, ainsi que les contre-indications. Il incombe au médecin traitant de déterminer la posologie et le traitement qui conviennent à chacun de ses clients sur la base de l'expérience et des renseignements que ceux-ci lui auront fournis. Ni l'éditeur ni les auteurs ou adaptateurs ne peuvent être tenus responsables des dommages ou des préjudices corporels ou matériels qui pourraient découler de cette publication.

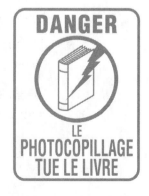

PRÉFACE

Combien de personnes ont perdu la vie ou ont souffert de graves complications parce qu'une blessure mineure à la tête a entraîné une perte de conscience suivie d'une altération de leur respiration ?

Combien de personnes ont enduré une douleur ou ont souffert du froid, alors qu'un simple geste, quelques mots et, surtout, une présence rassurante auraient pu les soulager ?

Combien d'adultes ou d'enfants, qui se sont étouffés bêtement, auraient pu s'en tirer indemnes si un secouriste s'était trouvé auprès d'eux à ce moment ?

En 1990, au moment où je commençais à enseigner les premiers soins au collégial, j'ai dû constater qu'aucun manuel adapté pour cette matière n'existait. Je me suis aussitôt mis à l'œuvre en commençant la rédaction de notes de cours. Rapidement, elles ont pris l'allure d'un volume pour ensuite devenir un ouvrage accessible à tous.

En écrivant cet ouvrage, je voulais privilégier une approche humaniste. Le fait de rassurer une victime angoissée ou en détresse peut souvent lui éviter de multiples complications, comme l'état de choc. Cette approche est primordiale et se révèle parfois des plus pertinentes : tenir la main d'une personne anxieuse, lui expliquer ce qui se passe, l'informer sur nos propres capacités à l'aider en attendant l'arrivée des secours sont autant de façons de faire preuve de bonté envers les personnes. Venir en aide à l'une d'elles est un geste humanitaire louable, mais la secourir exige un minimum de connaissances, de confiance en soi et de maîtrise de soi.

Depuis la parution de la 1re édition de cet ouvrage en 1994, de la 2e en 1996, de sa traduction en portugais en 2000 et de la 3e édition en 2002, l'administration des premiers soins a continué de représenter une façon de s'affirmer, de prendre des décisions rapides, d'être utile et de poser un geste d'amour envers les autres. L'apprentissage et la pratique des premiers soins vont bien au-delà de cette formation lorsqu'une vie est en péril.

En 2006, Chenelière Éducation m'a proposé la rédaction d'une 4e édition de ce volume qui s'est concrétisée à l'aide de trois collaborateurs : Yvon Brunet, Josée Courchesne et Alain Huot. J'ai accueilli avec joie la nouvelle de leur participation à ce projet que j'ai interprétée comme une appréciation de l'œuvre. Ils apportent en effet du sang neuf à un ouvrage qui est diffusé depuis plus de 13 ans dans les milieux de l'enseignement et auprès du grand public ; ils en assurent aussi la continuité. La présente édition marque donc une nouvelle étape.

Je vous souhaite de vivre une expérience enrichissante et humaine qui surpassera la simple maîtrise de concepts et de techniques.

Gilles Lacombe

Avril 2007

AVANT-PROPOS

Comme le rappelle Gilles Lacombe dans la préface, en situation d'urgence, chaque minute est cruciale, et l'intervention rapide et adéquate du secouriste fait toute la différence lorsqu'il s'agit de sauver une vie. Mais comment intervenir de façon optimale ?

Le volume *Les premiers soins* saura répondre à vos besoins. Il constitue un guide complet et accessible à quiconque souhaite s'initier aux premiers soins ou actualiser ses compétences. Grâce à des encadrés, des éléments clés et des astuces, le lecteur repère facilement l'information, et les exemples fournis sont inspirés de situations courantes de la vie quotidienne. Il présente aussi les nouvelles lignes directrices de la Fondation des maladies du cœur du Québec (2005), incluant l'utilisation du défibrillateur externe automatisé. De plus, le contenu tient compte de l'approche relationnelle inhérente à la pratique des premiers soins.

Cette 4e édition constitue un outil pédagogique indispensable à l'enseignement des mesures d'urgence. Différentes stratégies pédagogiques sont mises à profit : en plus des explications détaillées et des illustrations optimisées, cette nouvelle édition comporte une activité d'apprentissage au début de chaque chapitre. Elle permettra au lecteur, dans un premier temps, de prendre connaissance des composantes suivantes : le contexte, les tâches à réaliser, les consignes à suivre et l'intention pédagogique rattachés au chapitre. Ces composantes guideront tant l'enseignant que l'étudiant tout au long de l'ouvrage. Par la suite, le lecteur pourra vérifier ses connaissances actuelles à l'aide de mises en situation qui l'amèneront à actualiser ses compétences par la lecture du chapitre. Il pourra finalement s'autoévaluer grâce aux corrigés placés à la fin de chaque chapitre.

Nous tenons à remercier les collaborateurs à cet ouvrage de même que nos conjoints qui nous ont soutenus dans cette démarche de construction du savoir en regard des premiers soins.

Cet ouvrage nous permet de démontrer à quel point il est important d'aider son prochain et comment l'enrichissement éprouvé va bien au-delà de l'acte.

Yvon Brunet, inf., B. Sc.
Maître-instructeur SIR, DEA et premiers secours,
Fondation des maladies du cœur du Québec
Enseignant au Cégep de Sainte-Foy

Josée Courchesne, inf., B. Sc.
Enseignante au Collège de Bois-de-Boulogne

Alain Huot, inf., M.A. (Éd.)
Enseignant au Cégep de Lévis-Lauzon

OUVERTURE DE PARTIE

Le volume est divisé en trois parties : J'amorce, J'interviens et Je pratique. Chaque ouverture de partie rappelle les étapes de l'apprentissage du secouriste.

OUVERTURE DE CHAPITRE

Chaque ouverture de chapitre en présente le **plan**, soit les points importants abordés et développés dans le chapitre.

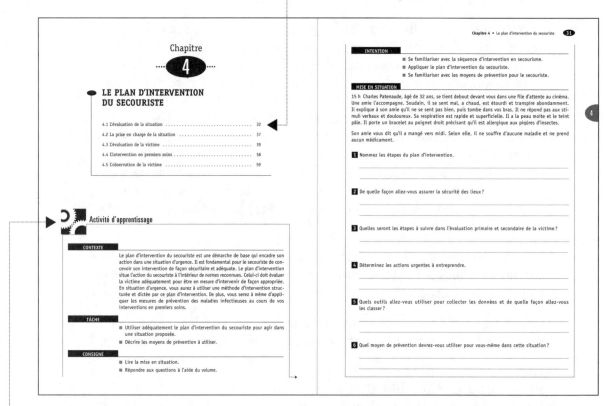

Une **activité d'apprentissage** par chapitre inclut un contexte, une description de tâche, des consignes à respecter pour réaliser l'activité, l'intention du chapitre ainsi que des mises en situation inspirées d'événements courants de la vie quotidienne. L'activité d'apprentissage cible également les objectifs de la lecture, permet d'approfondir les connaissances et de tester les acquis.

Rubrique activité d'apprentissage corrigée Offre, en fin de chapitre, les réponses aux questions posées dans les mises en situation de l'activité d'apprentissage en début de chapitre.

CORPS DE TEXTE

Le texte comprend plusieurs rubriques qui facilitent l'apprentissage et l'assimilation des notions :

> L'état de choc est la conséquence d'un traumatisme, d'une maladie, d'une agression subite de l'organisme par la chaleur, le froid ou un poison ; il peut aussi résulter d'une réaction à la panique, à la douleur.

Rubrique élément clé Met en évidence les notions élémentaires à maîtriser.

INTERVENANT DÉSIGNÉ

> La Fondation des maladies du cœur du Québec recommande, dans ses lignes directrices de 2005, de prendre le pouls et d'allouer au plus 10 secondes pour l'évaluer.
>
> S'il y a absence de pouls, vous devez conclure qu'il y a arrêt cardiorespiratoire et commencer immédiatement les manœuvres de RCR.

Section intervenant désigné Délimite le texte qui s'adresse exclusivement aux intervenants désignés et non aux secouristes membres du grand public.

MARCHE À SUIVRE
en cas d'arrêt cardiaque

1. Évaluez la situation, vérifiez si les lieux sont sécuritaires et utilisez des gants et un écran de protection, si possible.

2. Prenez la situation en main ; indiquez aux personnes présentes, s'il y a lieu, que vous êtes secouriste et désignez l'une d'elles pour appeler les SPU.

Rubrique marche à suivre Facilite le repérage des manœuvres techniques à effectuer dans une situation donnée de premiers soins. La marche à suivre présente, étape par étape, l'ordre dans lequel les manœuvres doivent être exécutées. De nombreuses **figures** permettent de visualiser ces manœuvres.

.... Astuce ....

Pour remplacer la douche oculaire, utilisez le robinet en plaçant directement les yeux sous le robinet et faites couler un jet d'eau tiède. Vous pouvez aussi vous servir d'un récipient pour verser généreusement de l'eau

Rubrique astuce Suggère des solutions de rechange dans le cas où certains équipements ne sont pas disponibles.

FICHES SYNTHÈSE D'APPRÉCIATION (FSA)

Présentées dans la troisième partie, les FSA résument les manœuvres de réanimation cardiorespiratoire et de dégagement des voies respiratoires sous forme de fiches pratiques. Elles permettent également aux instructeurs d'évaluer et de commenter chacune des étapes d'une manœuvre effectuées par un apprenant. Les étapes proposées sont conformes aux lignes directrices de la Fondations des maladies du cœur du Québec (2005) et incluent l'utilisation du défibrillateur externe automatisé.

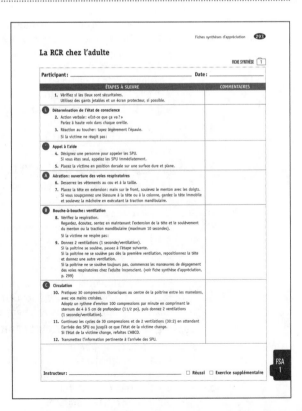

TABLE DES MATIÈRES

PREMIÈRE PARTIE

J'amorce

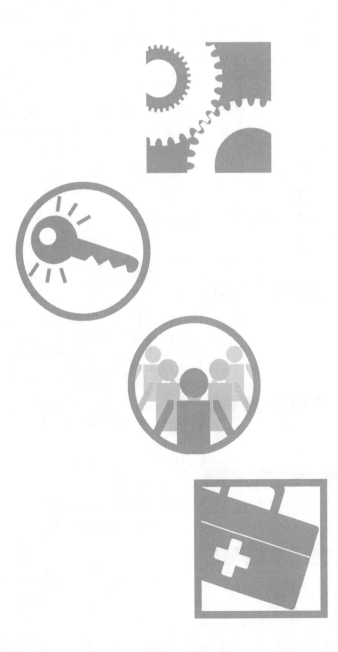

Chapitre

1

LES PREMIERS SOINS

 Activité d'apprentissage

CONTEXTE

Sur notre chemin, tout peut arriver. Apporter de l'aide à quelqu'un est une responsabilité que le secouriste s'engage à endosser. Il peut jouer un rôle important et ainsi contribuer au mieux-être d'une personne en détresse, voire lui sauver la vie. Qui peut être secouriste ?

TÂCHE

Réfléchir au rôle du secouriste, aux habiletés nécessaires de même qu'aux responsabilités qui lui incombent en situation d'urgence.

CONSIGNE

■ Lire les mises en situation.

■ Répondre aux questions à l'aide du volume.

INTENTION

■ Déterminer qui peut être secouriste au quotidien.

■ Connaître les responsabilités, les aptitudes et le rôle d'un secouriste.

MISE EN SITUATION 1

Par un bel après-midi d'automne, vous décidez de faire une balade en voiture. Soudain, un bruit énorme vous fait sursauter. Vous assistez à une collision frontale impliquant deux motocyclistes. Vous arrivez le premier sur les lieux de l'accident. Vous ne connaissez pas beaucoup le secourisme, mais malgré cela, vous décidez de porter secours aux victimes.

A) Quel est votre rôle en tant que secouriste dans cette situation ?

B) Nommez :

Une façon d'intervenir dans cette situation d'urgence	Deux aptitudes ou qualités nécessaires du secouriste
	1.
	2.

C) Quelles sont vos responsabilités en tant que secouriste ? Nommez-en deux.

MISE EN SITUATION 2

Depuis que vous avez tenté de sauver un bambin de trois ans de la noyade, malheureusement sans succès, vous rêvez à cette situation traumatisante presque toutes les nuits depuis deux semaines.

Quelles mesures pouvez-vous prendre pour maintenir votre équilibre psychologique ? Nommez-en au moins trois.

MISE EN SITUATION 3

Sophie, sept ans, est tombée dans une canalisation où elle jouait avec son ami Mathieu. Elle est consciente mais ne peut sortir seule du canal de ciment haut de quatre mètres. Elle pleure et crie sans arrêt. Vous arrivez sur les lieux et constatez que vous êtes incapable de sortir Sophie du trou.

Quelles interventions effectuerez-vous pour soutenir Sophie ? Nommez-en au moins deux.

1.1 LE SECOURISTE, LE PUBLIC DÉSIGNÉ ET LES PROFESSIONNELS DE LA SANTÉ

Les premiers soins consistent à appliquer certains procédés fondamentaux pour intervenir en cas de maladie soudaine ou d'accident. Dans son intervention, le secouriste doit mettre à profit les éléments de son environnement immédiat.

L'apprentissage des premiers soins s'acquiert par des exercices pratiques répétés. Le secouriste doit réviser régulièrement ses connaissances pour développer et maintenir ses compétences. Il doit s'exercer au moyen de simulations afin de maîtriser les premiers soins et de les administrer de façon quasi-automatique.

L'encadré 1.1 présente les buts des premiers soins lorsqu'un secouriste vient en aide à une victime.

■ ENCADRÉ 1.1   Buts des premiers soins

- Fournir une aide immédiate à la victime.
- Réconforter la victime et soutenir ses proches.
- Empêcher la détérioration de l'état de la victime.
- Soulager les douleurs de la victime en attendant les secours.
- Sauver la vie de la victime.

1.1.1 Le secouriste (grand public)

Le secouriste est toute personne qui fait partie du grand public et qui n'a pas l'obligation de répondre aux urgences médicales en tant que professionnel de la santé ou premier intervenant. Dans ses nouvelles lignes directrices canadiennes émises en 2005, la Fondation des maladies du cœur du Québec (FMCQ) désigne le secouriste comme un sauveteur non professionnel faisant partie du public en général; par exemple, les étudiants et les enseignants d'autres domaines que celui de la santé ou n'étant pas premiers répondants. Être secouriste suppose un dévouement sincère à l'égard des autres. Le secouriste est une personne qui s'engage pleinement lorsque des vies sont en danger, et il sait se rendre utile. Il intervient comme s'il était lui-même une victime ou comme si celle-ci était la personne qu'il aime le plus. Il fournit une aide immédiate à la victime, qu'elle soit gravement atteinte ou non, avant que les services préhospitaliers d'urgence (SPU) la prennent en charge.

1.1.2 Le public désigné

Le public désigné est toute personne qui, dans le cadre de ses fonctions professionnelles de dispensateur de soins de santé primaires ou de premier intervenant, a le devoir de répondre aux urgences médicales.

Les premiers intervenants désignés sont des personnes dont les activités professionnelles exigent une maîtrise des aspects théoriques et pratiques des soins immédiats de réanimation comme les policiers, les pompiers, les agents de bord, le personnel de sécurité, les surveillants-sauveteurs, les patrouilleurs de ski, les membres désignés et entraînés d'une équipe de premiers secours en milieu de travail, le personnel d'un centre de la petite enfance, les étudiants dans certains domaines de la santé.

1.1.3 Les professionnels de la santé

Les professionnels de la santé, en raison de la nature de leur métier, sont tenus de prodiguer des soins en cas de situation d'urgence. En font partie, les médecins, dentistes, pharmaciens, infirmiers, techniciens ambulanciers, premiers répondants, professionnels paramédicaux et tous les étudiants dans ces domaines.

1.2 LE RÔLE DU SECOURISTE ET LES APTITUDES DE BASE NÉCESSAIRES

Que ce soit à la maison, au travail, sur la route, au cours d'activités sportives, de loisirs ou de rassemblements importants, le secouriste est la première personne présente sur les lieux d'un accident à porter secours à une victime en détresse. Son rôle est limité et temporaire. Il doit parfois improviser du matériel et donner des premiers soins de qualité, même si les secours sont censés arriver sous peu.

Le secouriste intervient selon une démarche précise, soit le plan d'intervention du secouriste, que l'on étudiera plus en détail au chapitre 4. Il assure une prise en charge efficace de la situation en suivant une ligne d'action clairement établie au préalable, dans l'attente des services préhospitaliers d'urgence.

Le secouriste peut sauver une vie. Sa capacité d'évaluer promptement l'urgence d'une situation, sa rapidité d'intervention, ses connaissances et ses habiletés de base sont déterminantes.

Quand une vie est en danger, chaque seconde compte. Un délai de quatre à six minutes suffit pour produire des dommages irréversibles au cerveau, notamment dans le cas d'une hémorragie importante ou d'un arrêt cardiaque. De nombreux témoignages confirment que plusieurs vies ont été sauvées grâce à la présence sur les lieux d'un secouriste qui a su poser le bon geste pour réanimer la personne dont la vie était en péril. Certaines aptitudes de base sont indispensables pour agir rapidement et de façon réfléchie. Le secouriste reste calme malgré les difficultés, analyse rapidement la situation, établit les priorités, possède la capacité de créer un climat de confiance et détient des compétences qu'il utilisera au moment d'administrer les premiers soins. Cette assurance aura pour effet de calmer, de rassurer la victime et ses proches. Faire preuve d'objectivité est aussi très important. Le secouriste fera les efforts nécessaires afin de maîtriser ses réactions et d'éviter de devenir un élément déclencheur de panique.

Il devient un meneur indispensable qui coordonne les interventions en communiquant de façon claire et précise avec les témoins et les proches de la victime.

Sa collaboration avec les services préhospitaliers d'urgence assure une continuité de l'information quant à l'événement, à l'état de la victime et aux soins d'urgence à dispenser. L'encadré 1.2 résume les aptitudes et les qualités que doit posséder un secouriste pour intervenir correctement en situation d'urgence.

■ ENCADRÉ 1.2   Aptitudes et qualités du secouriste

- Demeure calme.
- Analyse rapidement la situation.
- Établit les priorités avec discernement.
- Crée un climat de confiance.
- Fait preuve d'objectivité.
- Fait preuve de leadership.
- Collabore avec les services préhospitaliers.

1.3 LES RÉACTIONS DU SECOURISTE CONSÉCUTIVES À DES SITUATIONS TRAUMATISANTES

Le fait d'intervenir dans une situation d'urgence peut provoquer toute une gamme de réactions physiologiques et psychologiques perturbantes chez le secouriste.

Certaines situations peuvent laisser une empreinte dans sa conscience et l'empêcher de bien fonctionner au quotidien, par exemple :

- la mort subite ou le suicide d'un proche sans qu'il ait pu intervenir de façon efficace ;
- un accident où la victime à qui il est venu en aide a subi des blessures graves, telles des plaies ouvertes avec hémorragie abondante ;
- son incapacité à réanimer un enfant du voisinage qui est tombé dans une piscine et qui s'est noyé ;
- un agresseur violent qui a infligé des sévices à une personne sans défense.

Chaque individu réagit de façon différente à un événement tragique. La personnalité, le niveau de stress et le souvenir d'expériences passées en relation avec les événements en cause influent sur la manière de réagir. Pour certaines personnes, les réactions sont immédiates et intenses, tandis que pour d'autres, elles peuvent se produire quelques heures ou quelques jours plus tard.

Une réaction forte est considérée comme normale à la suite d'un événement traumatisant ; très peu de personnes peuvent y rester indifférentes. Elle se traduit par un stress intense perturbant les mécanismes d'adaptation. Le secouriste doit trouver des moyens pour recouvrer sa capacité de fonctionner normalement.

Le secouriste doit considérer sérieusement les réactions perturbantes suscitées par un événement traumatisant et intervenir adéquatement. C'est une façon de se prendre en charge pour maintenir un équilibre psychologique, tout en tenant compte de son engagement social auprès des victimes d'accidents graves et de malaises aux conséquences irréversibles. Le tableau 1.1 dresse une liste de quelques réactions perturbantes et des moyens pour le secouriste de recouvrer sa capacité de fonctionner.

■ **TABLEAU 1.1   Réactions perturbantes pour le secouriste**

Réactions perturbantes	Moyens pour recouvrer sa capacité de fonctionner
• Comportement d'impatience, d'irritabilité ou colère • Maux de tête	• Communiquer ses pensées et ses sentiments à un proche, à une personne-ressource. Il est important de ne pas rester seul pour ne pas accroître une tension psychologique déjà élevée.
• Difficulté de concentration soutenue • Fatigue excessive, insomnie	• Se donner du temps pour récupérer, quitte à ralentir ses activités pendant quelques jours.
• Constance de pensées négatives liées à un sentiment de culpabilité, de réprobation	• Procéder à une analyse objective de l'événement ou de la situation afin de dédramatiser son impact et d'en accepter l'inéluctabilité: comprendre qu'il était impossible de faire davantage vu les circonstances et les ressources disponibles.
• Visualisation fréquente de certaines séquences de l'événement	• Ne pas être trop exigeant envers soi-même afin de ne pas déplacer le problème ou de le remplacer par un autre.
• Cauchemars	• Trouver une activité permettant d'oublier temporairement la situation et pratiquer au besoin une technique de relaxation.
• Perte d'estime de soi et de confiance • Repli sur soi	• Reconnaître que ces réactions sont étroitement liées à un événement bouleversant; les accepter comme des manifestations normales et consécutives à un stress intense.

1.4 LES RESPONSABILITÉS DU SECOURISTE

Lorsqu'il arrive sur les lieux d'une urgence, le secouriste évalue la gravité de la situation. Il doit assurer la sécurité des lieux et prendre les mesures nécessaires pour que la victime, les témoins et lui-même ne subissent pas de blessures. Cet aspect de la sécurité sera vu au chapitre 4, à la première étape du plan d'intervention du secouriste.

Le secouriste est responsable des premiers soins qu'il prodigue. Il applique seulement les techniques reconnues en secourisme jusqu'à l'arrivée des services d'urgence. Il doit agir de son mieux, tout en étant conscient de ses limites personnelles. Il ne peut donner des soins spécialisés exclus de son champ de compétence. Il n'administre pas de médicaments en raison des nombreuses complications qui pourraient survenir et qui aggraveraient l'état de la victime. Toutefois, lorsque la victime a en sa possession un médicament en cas d'urgence, le secouriste peut l'aider à le prendre, seulement si elle est consciente. Cela se produit, entre autres, dans les cas de crise cardiaque, de crise d'asthme, de réactions allergiques, etc.

Le secouriste ne fait rien avaler à une victime et ne met rien dans la bouche d'une personne inconsciente ou semi-consciente. Elle pourrait s'étouffer avec les produits en question ou avec ses vomissures si elle perdait subitement conscience. En outre, une victime pourrait souffrir de certaines complications durant une anesthésie si elle a bu ou mangé. Seules les victimes d'empoisonnement, de brûlures, de crampes musculaires, d'hypothermie et les diabétiques peuvent boire quelque chose lorsqu'elles sont conscientes. De même, le secouriste ne donne jamais d'alcool. Malgré le soulagement qu'il procure au début, l'alcool provoque un refroidissement corporel pouvant aggraver l'état de la victime et provoquer, par exemple, de l'hypoglycémie chez une personne diabétique.

Même si son rôle est limité et temporaire, le secouriste ne quitte jamais la victime dont il s'occupe avant l'arrivée des secours. Il en est responsable tant qu'elle n'a pas été prise en charge par les services préhospitaliers d'urgence tels que les ambulanciers, policiers, médecins, infirmiers, équipes d'urgence ou sa propre famille.

Rappelez-vous qu'il vaut mieux faire quelque chose, même si ce n'est pas parfait, que de ne rien tenter pour sauver une vie. En tant que secouriste, vous avez une responsabilité légale. Vous devez tenir compte de certains faits pour éviter des poursuites judiciaires. On traitera de l'aspect juridique du secourisme au chapitre 2.

1.5 L'IMPORTANCE DU SOUTIEN PSYCHOLOGIQUE AUX PERSONNES EN SITUATION D'URGENCE

1.5.1 L'importance de la communication en situation d'urgence

La communication dans une situation d'urgence est un élément indispensable. Entretenir un climat de confiance et rester maître de soi en présence d'une victime sont des attitudes fondamentales en premiers soins. Les messages du secouriste doivent être clairs, bien compris et sans ambiguïté lorsqu'il s'adresse aux témoins ou quand il communique avec les services préhospitaliers d'urgence. Pour inspirer confiance à une victime, il importe de dire la vérité même si, à l'occasion, il convient d'atténuer la gravité de certains renseignements pour éviter des chocs trop violents. Si le secouriste ne connaît pas la réponse exacte à une question, il doit dire les choses simplement. Il importe de tout mettre en œuvre pour que cette relation de confiance ne soit ni altérée ni annihilée.

Plusieurs facteurs peuvent influencer le comportement d'une victime. Le secouriste doit s'adapter à sa situation et à celle de ses proches en tenant compte, par ses paroles et ses gestes, des préoccupations de chacun.

1.5.2 La victime anxieuse

Dans le cas d'accident ou de maladie subite, les gestes d'urgence comportent toujours un aspect psychologique important. Il faut parler à la victime, car elle est angoissée. Pour elle et ses proches, il s'agit d'une situation traumatisante.

L'anxiété peut se manifester par plusieurs comportements qu'il importe de reconnaître. Certaines victimes parlent sans arrêt; d'autres pleurent, crient, rient sans motif apparent; d'autres encore restent figées sur place et sont incapables de parler. Une respiration rapide et incontrôlable est souvent une manifestation d'anxiété, tout comme les tremblements des membres, l'hésitation ou l'emploi de mots impropres.

L'anxiété de la victime peut aussi se présenter sous la forme d'une négation obstinée de la gravité de la situation et de ses blessures ou de ses malaises. « Ce n'est pas grave », répète-t-elle, ou « ça ira mieux dans quelques minutes ».

Le secouriste doit voir dans cette négation une sorte de moyen de défense et ne jamais négliger les inquiétudes de la victime, qu'il rassure.

Le secouriste évite l'emploi d'expressions banales ou irréalistes comme: « Il n'y a pas de problème; tout va bien aller; pensez à autre chose. » Une victime souffrante ou éprouvant de grands malaises n'est pas stupide. Elle sait que tout ne va pas pour le mieux. Le secouriste doit être franc, il dit la vérité, mais avec diplomatie lorsque les circonstances l'exigent. L'encadré 1.3 indique les comportements que le secouriste doit adopter en présence d'une victime anxieuse.

■ ENCADRÉ 1.3   Comportements à adopter avec une victime anxieuse

- Restez calme et évitez les mouvements brusques, saccadés.
- Placez-vous près de la victime de façon qu'elle vous voie sans difficulté.
- Présentez-vous à elle en vous identifiant. Offrez-lui votre aide en l'informant que vous avez des connaissances en premiers soins et que vous êtes qualifié pour intervenir dans cette situation d'urgence.
- Demandez à la victime son nom et utilisez-le chaque fois que vous lui parlez.
- Utilisez un vocabulaire facilement compréhensible pour la victime.

- Expliquez les motifs de vos soins. Demandez à la victime comment elle se sent, donnez-lui la possibilité de s'exprimer et laissez-lui du temps pour répondre.
- Éloignez les curieux et les personnes agitées qui entourent la victime.
- Regardez la personne dans les yeux lorsque vous lui parlez et, si vous portez des lunettes de soleil, enlevez-les.
- Spécifiez que vous resterez à ses côtés jusqu'à l'arrivée des services d'urgence.
- Informez la victime que les services d'urgence sont prévenus et qu'ils seront bientôt sur les lieux, si c'est le cas.

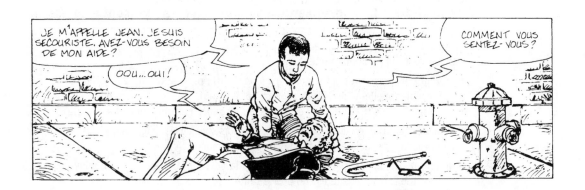

1.5.3 Les témoins affolés, surexcités, en état de crise

La panique est en quelque sorte une forme exacerbée d'anxiété. Les proches de la victime ou des témoins ne peuvent tolérer la réalité traumatisante de l'accident.

Ils cherchent refuge dans une activité physique effrénée, ils pleurent et crient de façon irrépressible. Deux ou trois personnes plongées dans cet état risquent de créer un climat de panique collective et de perturber les interventions du secouriste.

Celui-ci ne doit pas se sentir visé par certaines remarques ou par des reproches qu'expriment les témoins. Habituellement, ces paroles ne servent que de défoulement et ne sont pas dirigées personnellement contre le secouriste. L'encadré 1.4 donne des exemples de comportements que le secouriste doit adopter avec des témoins qui s'affolent dans une situation d'urgence.

■ **ENCADRÉ 1.4** **Comportements à adopter avec des témoins affolés**

- Prenez des mesures immédiates pour empêcher une panique généralisée.
- Protégez la victime des gestes impulsifs et inopportuns que pourraient poser les personnes présentes.
- Isolez et regroupez les personnes en état de panique.
- Confiez les témoins affolés à des personnes calmes qui comprennent bien ce qui se passe et qui leur permettront d'exprimer ce qu'elles éprouvent.

1.5.4 Les personnes agressives

Souvent, l'agressivité est la manifestation de problèmes émotifs importants et constitue le seul moyen dont disposent certaines personnes démunies psychologiquement pour exprimer des sentiments d'impuissance, de frustration, de panique. Elle peut être associée à une consommation d'alcool, de drogues ou de médicaments. La maîtrise de soi, le jugement et les perceptions sont alors perturbés. Le comportement devient irrationnel et souvent impulsif et agressif, même si, dans les minutes précédentes, la personne semblait calme. L'encadré 1.5 suggère au secouriste des façons d'agir s'il se trouve en présence d'une personne agressive.

■ **ENCADRÉ 1.5** **Comportements à adopter avec une personne agressive**

- Délimitez un périmètre de sécurité ou faites évacuer les lieux et tenez-vous à bonne distance de la personne violente.
- Protégez les personnes qui se trouvent à proximité, puis, autant que possible, la personne violente elle-même. Toute approche physique risque d'être dangereuse. Elle peut envenimer une situation que l'on aurait pu résoudre par une approche verbale.
- Prenez la situation en main et appelez les secours spécialisés, par exemple, une équipe d'intervenants spécialement formés ou des policiers.
- Ne tentez pas de maîtriser ou d'immobiliser la personne violente, car elle deviendra plus agitée, même si elle est de petite taille.

- Limitez la distance entre vous et une personne potentiellement violente : c'est un élément capital pour garantir votre sécurité. Toute proximité peut être perçue comme une menace. Lorsque vous devez intervenir dans ces circonstances, vous ne devriez jamais le faire seul ou avec des personnes peu qualifiées.

- Ne tentez pas de la toucher. La meilleure attitude corporelle consiste à se tenir à côté de la personne, de biais, à une distance d'au moins un mètre.

- Parlez-lui constamment d'une voix calme, posée. Il ne faut pas la provoquer ni la contredire. Dites-lui que vous comprenez la difficulté, le choc qui la secoue.

- Apportez une attention particulière à votre comportement non verbal en attendant l'arrivée des secours. La personne agressive verbalement est peu rationnelle et tend à se concentrer sur des indices non verbaux. La position des mains est un élément important. Gardez-les bien visibles, si possible de chaque côté du corps.

- Approchez-vous de la personne lentement, sans geste brusque, tout en lui parlant constamment et en lui expliquant les motifs de votre intervention. Dites-lui que vous ne désirez pas vous emparer d'elle.

1.5.5 Les personnes sous l'effet de l'alcool, de drogues

Un grand nombre d'accidents et d'agressions se produisent lorsque des individus sont sous l'effet de l'alcool ou de drogues. Souvent, le secouriste se trouve aux prises avec une situation où la victime ou des témoins ont un comportement perturbé par l'alcool ou la drogue. La personne qui se trouve sous l'effet de ces substances a alors un besoin urgent d'aide tant médicale que psychologique, et elle doit recevoir les traitements appropriés.

Toute personne a droit au respect de ce qu'elle est. Les individus qui se trouvent sous l'effet de l'alcool ou de drogues ont besoin de sécurité afin de ne pas augmenter davantage les tensions psychologiques qu'ils vivent. L'encadré 1.6 indique les attitudes que devrait adopter le secouriste en présence d'un individu sous l'effet de l'alcool ou de la drogue.

◼ **ENCADRÉ 1.6   Comportements à adopter avec une personne sous l'effet de l'alcool ou de la drogue**

- Gardez la victime éveillée en lui parlant constamment. Il est très important que la victime reste consciente afin d'éviter des complications sur le plan de l'état de conscience et de la respiration.

- Couchez la victime sur le côté, même si elle est consciente, afin de prévenir des complications respiratoires. Des secousses musculaires du visage, des bras ou des jambes, la rigidité des spasmes musculaires indiquent souvent l'imminence d'une crise convulsive. Lorsque l'état de conscience est modifié, intervenez toujours selon l'ordre des priorités de « L'ABCD » (voir chapitre 4).

- Identifiez le produit toxique et indiquez-en la nature aux intervenants de la santé. Il est important de mentionner aussi la dose consommée, la fréquence d'utilisation et la combinaison possible avec d'autres drogues au moment de l'appel aux services d'urgence, si cette information est connue.

- Gardez une attitude calme, compréhensive. Ne portez pas de jugement dans le but d'établir un climat de confiance.

- Procédez à l'évaluation secondaire, afin de déceler des blessures possibles à la tête ou aux membres. Dans certaines situations, il est parfois difficile voire impossible de déceler toutes les blessures subies parce que les perceptions de la victime sont troublées.

Activité d'apprentissage corrigée

MISE EN SITUATION 1

Par un bel après-midi d'automne, vous décidez de faire une balade en voiture. Soudain, un bruit énorme vous fait sursauter. Vous assistez à une collision frontale impliquant deux motocyclistes. Vous arrivez le premier sur les lieux de l'accident. Vous ne connaissez pas beaucoup le secourisme, mais malgré cela, vous décidez de porter secours aux victimes.

A) Quel est votre rôle en tant que secouriste dans cette situation?

Comme secouriste, je suis la première personne présente sur les lieux, qui interviendra pour sauver des vies, aider les victimes en détresse en assurant la prise en charge de la situation, la continuité de l'information quant à l'événement, l'état de la victime et l'appel aux SPU. Mon rôle est primordial, limité et temporaire.

B) Nommez:

Une façon d'intervenir dans cette situation d'urgence	Deux aptitudes ou qualités nécessaires du secouriste
• *Intervenir selon une démarche précise.* • *Improviser du matériel si nécessaire et donner des premiers soins de qualité jusqu'à l'arrivée des secours.*	• *Demeurer calme.* • *Analyser rapidement la situation.* • *Établir les priorités avec discernement.* • *Créer un climat de confiance.* • *Faire preuve d'objectivité.* • *Déployer son leadership.* • *Collaborer avec les services préhospitaliers d'urgence.*

C) Quelles sont les responsabilités du secouriste? Nommez-en deux.

• *Évaluer la gravité de la situation.*

• *Sécuriser les lieux et prendre les mesures nécessaires pour que la victime, les témoins et lui-même ne subissent pas de blessures.*

• *Administrer les premiers soins de façon responsable.*

• *Assurer le suivi auprès de la victime jusqu'à l'arrivée des services préhospitaliers d'urgence.*

MISE EN SITUATION 2

Depuis que vous avez tenté de sauver un bambin de trois ans de la noyade, malheureusement sans succès, vous rêvez à cette situation traumatisante presque toutes les nuits depuis deux semaines.

Quelles mesures pouvez-vous prendre pour maintenir votre équilibre psychologique ? Nommez-en au moins trois.

- *Communiquer mes pensées et mes sentiments à un proche, à une personne-ressource.*
- *Reconnaître que mes réactions sont étroitement liées à un événement ; les accepter comme des manifestations normales et consécutives à un stress intense.*
- *Procéder à une analyse objective de l'événement, de la situation afin de dédramatiser son impact et d'en accepter l'inéluctabilité.*
- *Se donner du temps pour récupérer, quitte à ralentir ses activités pendant quelques jours.*
- *Trouver une activité permettant d'oublier temporairement la situation et pratiquer au besoin une technique de relaxation.*

MISE EN SITUATION 3

Sophie, sept ans, est tombée dans une canalisation où elle jouait avec son ami Mathieu. Elle est consciente mais ne peut sortir seule du canal de ciment haut de quatre mètres. Elle pleure et crie sans arrêt. Vous arrivez sur les lieux et constatez que vous êtes incapable de sortir Sophie du trou.

Quelles interventions effectuerez-vous pour soutenir Sophie ? Nommez-en au moins deux.

- *Contacter les services préhospitaliers d'urgence (911) en premier.*
- *Rester calme et offrir mon aide à la victime.*
- *Demander son nom à la victime et l'utiliser chaque fois que je lui parle.*
- *Éloigner les curieux.*
- *Spécifier à Sophie que je reste sur les lieux, non loin d'elle, jusqu'à l'arrivée des services préhospitaliers d'urgence.*

Chapitre

2

L'ASPECT JURIDIQUE DU SECOURISME

 Activité d'apprentissage

CONTEXTE

Dans un contexte de soins d'urgence, plusieurs lois peuvent protéger le secouriste. Au Québec, les lois à cet égard sont claires et s'appliquent dans différentes situations auxquelles peuvent faire face les personnes qui portent secours aux gens en détresse.

TÂCHE

Prendre connaissance des lois qui protègent le secouriste dans ses interventions auprès d'une victime.

CONSIGNE

- Lire les mises en situation.
- Répondre aux questions à l'aide du volume.

INTENTION

- Connaître l'existence des lois provinciales en matière de premiers soins.
- Assimiler l'information pertinente sur ces lois afin de se familiariser avec le langage lié à ce domaine.

MISE EN SITUATION 1

Ce matin, en vous rendant au collège, vous croisez une dame, d'environ 30 ans, qui s'effondre devant vous. Votre premier réflexe est de vérifier son pouls et sa respiration ; vous constatez qu'elle ne respire plus. Vous demandez de l'aide à un passant pour qu'il avise les services préhospitaliers d'urgence et lui dites de revenir. Vous commencez à effectuer le massage cardiaque au meilleur de vos connaissances.

Deux mois plus tard, vous recevez l'appel d'un avocat ; il vous informe que vous êtes poursuivi pour dommages corporels parce que vous avez fracturé deux côtes à sa cliente au cours de votre manœuvre de réanimation.

A) Êtes-vous protégé contre cette poursuite ?

B) Si oui, quelles sont les lois ou la règle qui vous protègent ?

MISE EN SITUATION 2

Vous avez des connaissances en premiers soins. Lors d'une séance de patinage, une enfant de neuf ans tombe, se frappe la tête sur la glace et s'évanouit. Après quelques minutes, elle reprend conscience et dit qu'elle a mal au cœur. Tendu par cette situation, vous intervenez en lui disant d'aller se reposer chez elle.

À la maison, ses parents constatent qu'elle ne va pas bien et l'amènent à l'urgence d'un centre hospitalier. Le médecin diagnostique une hémorragie intracrânienne.

Pourriez-vous être poursuivi ? Justifiez votre réponse.

2.1 LA RÈGLE DU BON SAMARITAIN

Le but de cette règle est de favoriser l'accomplissement d'actes de civisme en exonérant de tout blâme la personne qui vient en aide à une autre personne.

Cette règle demande à chaque citoyen de porter secours à une autre personne dont la vie est en péril. Cette obligation existe pour tout individu témoin d'une situation où une intervention urgente est nécessaire en raison des conséquences dramatiques qui peuvent en découler. La règle du bon samaritain intègre l'article 2 du chapitre 1 de la *Charte des droits et libertés de la personne* du Québec et l'article 1471 du *Code civil* du Québec.

Une personne accomplit son devoir de secouriste chaque fois qu'elle apporte à une victime l'assistance physique nécessaire ou qu'elle obtient du secours en demandant l'aide des policiers, des pompiers ou des ambulanciers.

Attention ! Vous n'avez pas d'emblée l'obligation de porter secours à autrui.

En effet, vous pouvez vous en abstenir lorsqu'une intervention comporte un risque pour votre propre vie, pour la vie d'autres personnes ou pour tout autre motif raisonnable.

Par exemple, une personne est témoin d'un accident où une voiture plonge dans une rivière. Cette personne ne sait pas nager; elle n'a pas l'obligation d'essayer de sauver la vie du conducteur. Elle est toutefois obligée de chercher à obtenir du secours rapidement.

2.2 LA *CHARTE DES DROITS ET LIBERTÉS DE LA PERSONNE* DU QUÉBEC

L'article 2 du Chapitre 1 de la *Charte des droits et libertés de la personne* du Québec se lit comme suit:

> « Tout être humain dont la vie est en péril a droit au secours. Toute personne doit porter secours à celui dont la vie est en péril, personnellement ou en obtenant du secours, en lui apportant l'aide physique nécessaire et immédiate, à moins d'un risque pour elle ou pour les tiers ou d'un autre motif raisonnable. »

C'est une obligation civique que de prêter assistance à une personne dont la vie se trouve menacée. Toutefois, le secouriste ne doit agir que dans les limites de ses capacités. S'il existe un risque, pour lui ou pour un tiers, ou s'il peut invoquer un motif raisonnable (incapacité physique, insuffisance de connaissances), le secouriste n'est pas tenu d'intervenir directement auprès de la victime. Néanmoins, s'il lui est impossible de porter secours en administrant les premiers soins, il s'acquitte de son obligation en obtenant l'aide, par exemple, des ambulanciers, des policiers ou des pompiers.

La loi prévoit qu'une personne qui porte secours à autrui ne peut être tenue responsable des dommages que son intervention a pu provoquer. On appelle cette règle le moyen de défense du «bon samaritain».

Mais attention ! Comme secouriste, vous ne pouvez invoquer ce moyen de défense si les dommages que vous causez sont attribuables à une faute intentionnelle ou lourde de votre part.

On s'attend à ce que vous interveniez en cas de nécessité et que vous mettiez en œuvre tous les moyens raisonnables qui ont une chance de succès pour remédier à la situation.

Par faute intentionnelle, on entend une faute commise avec l'intention délibérée de causer un dommage à autrui. Ce serait le cas, par exemple, d'un secouriste qui profiterait d'une situation d'urgence pour exercer une vengeance contre la victime. Il retarderait le moment d'appeler les services préhospitaliers d'urgence de façon que la victime souffre de son état. Par faute lourde, on entend une imprudence énorme, une négligence grossière qui ne tient pas compte des intérêts d'autrui. Par exemple, un secouriste qui, voulant sauver la vie d'une victime, en blesserait plusieurs autres, alors que les blessures étaient prévisibles compte tenu de ses gestes.

2.3 LE *CODE CIVIL* DU QUÉBEC

L'article 1471 du *Code civil* stipule que :

> « La personne qui porte secours à autrui ou qui, dans un but désintéressé, dispose gratuitement de biens au profit d'autrui, est exonérée de toute responsabilité pour le préjudice qui peut en résulter, à moins que ce préjudice ne soit dû à sa faute intentionnelle ou à sa faute lourde. »

Le secouriste qui prête assistance à une victime dont la vie est en péril se trouve dégagé de toute responsabilité s'il agit de bonne foi et s'il prend les précautions nécessaires avant d'intervenir. Il administre les soins de la même manière qu'il souhaiterait les recevoir dans des circonstances identiques.

Le secouriste ne laisse pas la victime à elle-même. Lorsqu'il commence à lui administrer les premiers soins, il doit les poursuivre jusqu'à ce qu'elle soit placée entre les mains de services préhospitaliers d'urgence ou de ses proches.

S'il n'y a aucune chance de succès, mais que le secouriste choisit d'agir quand même, il commet alors une imprudence grave. La règle de conduite est simple : le sauveteur doit être ni trop téméraire ni trop imprudent, sinon il peut contribuer, par ses gestes, à aggraver une situation déjà critique.

Les tribunaux excusent le geste maladroit du sauveteur qui cause un dommage.

Par exemple, en pratiquant la réanimation cardiaque sur une victime, le sauveteur lui brise deux côtes. Il ne peut être tenu responsable de ce geste malencontreux.

Les tribunaux n'ont pas la même clémence lorsque la cause du dommage résulte d'un geste téméraire de la part du secouriste.

Au civil, il y aura verdict de responsabilité seulement si l'on peut prouver que la victime secourue a réellement subi un dommage plus grand que le risque qu'elle courait initialement. De plus, le jugement doit tenir compte du contexte dans lequel se sont déroulées les interventions du secouriste : nervosité, affolement, etc.

Au criminel, il faudrait aussi prouver que le secouriste a agi avec une intention coupable, chose des plus improbables.

2.3.1 Le refus d'être aidé

Que faire si une victime refuse l'aide du secouriste ?

L'article 11 du *Code civil* stipule, entre autres, que :

> « Nul ne peut être soumis sans son consentement à des soins, quelle qu'en soit la nature, qu'il s'agisse d'examens, de prélèvements, de traitements ou de toute autre intervention. »

L'article 13 du *Code civil* stipule aussi que :

> « En cas d'urgence, le consentement aux soins médicaux n'est pas nécessaire lorsque la vie de la personne est en danger ou son intégrité menacée et que son consentement ne peut être obtenu en temps utile. Il est toutefois nécessaire lorsque les soins sont inusités ou devenus inutiles ou que leurs conséquences pourraient être intolérables pour la personne. »

La personne, ici, est un adulte ou un adolescent de 14 ans et plus. Si elle est consciente et mentalement capable, sa volonté doit être respectée. Le refus du traitement doit être décidé en connaissance de cause et, si possible, devant témoin. Le secouriste doit informer la victime des conséquences possibles de son refus. Si, au contraire, la victime est inconsciente ou en état de crise, sous l'influence de l'alcool ou de drogues, ou mentalement désorientée, et que sa vie est menacée, les premiers soins peuvent lui être administrés. Il en est de même pour un enfant mineur au sens de cet article (âgé de moins de 14 ans): le consentement des parents ou de l'adulte responsable qui l'accompagne doit être obtenu, sauf si sa vie est menacée.

2.4 LA *LOI SUR LA SANTÉ ET LA SÉCURITÉ DU TRAVAIL*

La *Loi sur la santé et la sécurité du travail* comprend différentes règles sur les normes minimales de premiers secours et de premiers soins, dont les principales sont les suivantes:

> « L'employeur dans un établissement doit assurer la présence en tout temps, durant les heures de travail, d'au moins un secouriste par quart de travail où sont affectés 50 travailleurs ou moins, et d'un secouriste supplémentaire pour chaque centaine ou fraction de centaine de travailleurs additionnels affectés à ce quart de travail. »

L'employeur doit aussi munir son établissement d'un nombre suffisant de trousses de premiers soins. Elles doivent être situées dans un endroit facile d'accès, près des lieux de travail et accessibles en tout temps.

Un local facilement accessible doit être affecté à l'administration des premiers soins lorsque l'établissement ou le chantier de construction comprend plus de 100 travailleurs. La marche à suivre pour entrer en communication avec le service des premiers soins doit être clairement indiquée, de même que l'emplacement des trousses et du local de premiers soins.

2.5 LA *LOI VISANT À FAVORISER LE CIVISME*

Qu'arrive-t-il à un secouriste qui, en intervenant dans une situation d'urgence, perd la vie ou subit des blessures ou des dommages matériels?

L'État québécois a mis sur pied un système d'indemnisation, par la *Loi visant à favoriser le civisme*. Ce système a pour but d'accorder une indemnisation minimale au secouriste qui, de façon bénévole, vient en aide à autrui parce qu'il a un motif raisonnable de croire que la vie ou l'intégrité physique de cette personne est en danger et qui, ce faisant, subit un préjudice.

Malgré cette mesure, le secouriste a toujours le droit de poursuivre devant les tribunaux la personne responsable du préjudice dont il a souffert, afin de recouvrer le supplément d'indemnisation nécessaire pour équivaloir à la perte réelle subie.

Cette aide financière proposée par la *Loi visant à favoriser le civisme* n'est versée que si le secouriste n'a pas droit à une indemnité prévue par une autre loi québécoise, telles la *Loi sur les accidents du travail et les maladies professionnelles* ou la *Loi sur l'indemnisation des victimes d'actes criminels,* ou qu'il n'a pas opté pour l'obtention d'une compensation prévue en vertu de la *Loi sur l'assurance automobile.*

En cas de décès du secouriste, la loi prévoit que les personnes qui sont à sa charge peuvent recevoir l'indemnisation prévue à la *Loi visant à favoriser le civisme.*

De plus, dans le cadre de cette loi, des récompenses, des décorations et des distinctions sont décernées, chaque année, aux secouristes qui se sont illustrés dans certaines situations d'urgence par un acte de courage exceptionnel.

Activité d'apprentissage corrigée

MISE EN SITUATION 1

Ce matin, en vous rendant au collège, vous croisez une dame, d'environ 30 ans, qui s'effondre devant vous. Votre premier réflexe est de vérifier son pouls et sa respiration ; vous constatez qu'elle ne respire plus. Vous demandez de l'aide à un passant pour qu'il avise les services préhospitaliers d'urgence et lui dites de revenir. Vous commencez à effectuer le massage cardiaque au meilleur de vos connaissances.

Deux mois plus tard, vous recevez l'appel d'un avocat ; il vous informe que vous êtes poursuivi pour dommages corporels parce que vous avez fracturé deux côtes à sa cliente au cours de votre manœuvre de réanimation.

A) Êtes-vous protégé contre cette poursuite ?

Oui, car j'ai tenté de sauver la vie de la victime au meilleur de mes connaissances.

B) Si oui, quelles sont les lois ou la règle qui vous protègent ?

- *La règle du bon samaritain.*
- *La Charte des droits et libertés de la personne du Québec, chapitre 1, article 2.*
- *Le Code civil du Québec, article 1471.*

MISE EN SITUATION 2

Vous avez des connaissances en premiers soins. Lors d'une séance de patinage, une enfant de neuf ans tombe, se frappe la tête sur la glace et s'évanouit. Après quelques minutes, elle reprend conscience et dit qu'elle a mal au cœur. Tendu par cette situation, vous intervenez en lui disant d'aller se reposer chez elle.

À la maison, ses parents constatent qu'elle ne va pas bien et l'amènent à l'urgence d'un centre hospitalier. Le médecin diagnostique une hémorragie intracrânienne.

Pourriez-vous être poursuivi ? Justifiez votre réponse.

Oui. Dans ce cas, il y a faute lourde, car l'enfant n'était pas apte à retourner chez elle toute seule. Il aurait d'abord fallu appeler les parents ou les services préhospitaliers d'urgence avant de la laisser partir.

Chapitre

3

● LA TROUSSE DE PREMIERS SOINS

Activité d'apprentissage

CONTEXTE

Afin d'intervenir convenablement en situation d'urgence, le secouriste a besoin d'une trousse de premiers soins adaptée à des usages multiples.

TÂCHE

Déterminer ce que doit contenir une trousse de premiers soins.

CONSIGNE

■ Lire la mise en situation.

■ Répondre aux questions à l'aide du volume.

INTENTION

Comprendre l'utilité des éléments contenus dans une trousse de premiers soins en fonction des activités exécutées.

MISE EN SITUATION

Vous planifiez une randonnée de ski de fond pour une fin de semaine avec trois de vos amis. Vous coucherez dans un refuge sans eau ni électricité situé à mi-chemin du parcours. Le bois de chauffage et une hache sont fournis.

Constituez une trousse personnelle de premiers soins adaptée à vos besoins pour cette randonnée.

Objets contenus dans ma trousse	Utilité

3

3.1 LA TROUSSE DE BASE

Une trousse de premiers soins doit répondre à des besoins déterminés et être adaptée au milieu où elle est utilisée. Son contenu doit toujours être en bon état et vérifié régulièrement. On doit remplacer immédiatement le matériel usé ou périmé afin d'éviter des surprises désagréables en situation d'urgence.

Les trousses doivent être rangées dans un endroit facile d'accès et être accessibles en tout temps sans qu'on ait besoin d'une clé. Elles doivent être portatives, peu encombrantes et aisément manipulables.

Il existe actuellement sur le marché plusieurs types de trousses qui répondent aux besoins des secouristes: veste, trousse-brassard, étui pliable, boîte de plastique, sac en bandoulière, etc. L'encadré 3.1 dresse la liste des articles qu'une trousse de premiers soins de base doit contenir.

■ **ENCADRÉ 3.1   Contenu d'une trousse de base**

- Un masque de ventilation de poche.
- Un carton plastifié, indiquant les numéros de téléphone d'urgence, fixé à l'intérieur du couvercle.
- 7 bandages triangulaires, et même davantage, pour usages multiples.
- 12 compresses de gaze stériles de 10 cm × 10 cm.
- Un calepin et des crayons à mine bien taillés.
- Un rouleau de bande de gaze (Kling) de 5 cm de largeur pour fixer les pansements en remplacement du diachylon.
- Une paire de ciseaux.
- 12 petits pansements adhésifs pour les petites plaies.
- Une pince à épiler, utile pour extraire des échardes.
- Un rouleau de ruban adhésif (diachylon) de 2,5 cm de largeur.
- Un savon non parfumé pour nettoyer les plaies mineures et remplacer le désinfectant.
- Des épingles de sûreté, de grosseurs variables, utiles pour fixer les bandages.
- 3 ou 4 chiffons jetables pour nettoyer une surface souillée.
- Un petit morceau de cellophane utile pour le traitement des plaies pénétrantes au thorax et des plaies abdominales avec éviscération.
- Une couverture de survie formée d'une fine pellicule de papier d'aluminium, de la grandeur d'un drap, qui conserve la chaleur.
- Une couverture de laine.
- Une lampe de poche compacte.
- Des gants en vinyle jetables, indispensables pour la protection du secouriste et de la victime contre certaines infections telles l'hépatite, le sida, la tuberculose.
- Un manuel de premiers soins, référence appréciée dans les cas difficiles.

À la maison, il est préférable d'ajouter un thermomètre électronique et une bouteille de sirop d'ipéca, vomitif nécessaire dans certains cas d'empoisonnement, surtout s'il y a de jeunes enfants à la maison.

N'oubliez pas d'avoir à portée de main le numéro de téléphone du centre antipoison. Au Québec, composez le 1 800 463-5060.

3.2 LES TROUSSES SPÉCIALISÉES

Dans sa publication intitulée *Secourisme en milieu de travail*, la CSST précise ceci :

> « Le règlement sur les normes minimales de premiers secours et de premiers soins définit les principaux éléments qui doivent être mis en place pour assurer les premiers secours : dans un établissement, sur un chantier de construction, dans un véhicule destiné au transport ou à l'usage des travailleurs. »

Ce règlement décrit le matériel que doit contenir la trousse de premiers secours et l'équipement du local mis à la disposition des secouristes dans les établissements de 100 travailleurs et plus. Les trousses destinées aux centres sportifs, aux gymnases, aux terrains de jeux, au local de premiers soins et aux activités de plein air requièrent de l'équipement particulier.

Pour constituer une trousse spécialisée, il faut ajouter à la trousse de base les articles énumérés au tableau 3.1.

■ **TABLEAU 3.1   Contenu d'une trousse spécialisée**

Centres sportifs, gymnases, terrains de jeux	Activités de plein air	Local de premiers soins
• Des sacs de compresses froides instantanées ou des sacs de compresses froides réutilisables gardés au réfrigérateur.	• Des barres alimentaires pour la survie et de l'eau.	• Un bassin pour recueillir les vomissures, les sécrétions.
• Un collier cervical si l'on soupçonne une fracture à la colonne cervicale.	• Un canif.	• Des attelles pour l'immobilisation de fractures avant un déplacement.
• Un canif.	• Des sacs à ordures en plastique, de couleur orangée ou voyante.	• Un fauteuil roulant.
• Des pansements pour les yeux et des coquilles en plastique.	• Un sifflet et un miroir portatif pour attirer l'attention en cas d'égarement en forêt.	• Un brancard et une planche dorsale, au cas où les services ambulanciers ne sont pas accessibles.
• Des pansements compressifs pour les hémorragies graves.	• Des allumettes rangées dans un contenant hermétique.	• Une bouteille d'oxygène pleine.
• Une veste de secouriste de premiers soins qui constitue un signe de reconnaissance des secouristes sur les lieux de situations d'urgence.		• Une veste de secouriste de premiers soins qui constitue un signe de reconnaissance des secouristes sur les lieux de situations d'urgence.
		• Une couverture de laine.

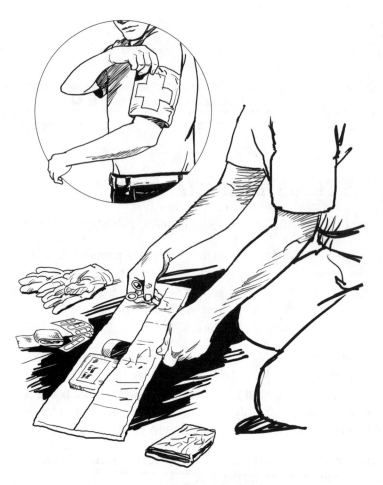

3.3 LA TROUSSE DU DÉBROUILLARD

Plusieurs secouristes aiment bien constituer eux-mêmes leur trousse. Le coût s'en trouve souvent réduit, et le matériel répond aussi bien à leurs besoins en situation d'urgence. L'encadré 3.2 propose certains articles que peut contenir la trousse du débrouillard.

■ **ENCADRÉ 3.2   Contenu de la trousse du débrouillard**

- Une revue servant à immobiliser un membre fracturé.
- De vieux draps coupés en triangle servant à faire les bandages triangulaires.
- Un petit contenant de plastique pouvant recueillir un membre sectionné.
- Un coffret de pêche servant de contenant pour inclure les objets de la trousse.
- Un sac de plastique pouvant recueillir les vomissures, les sécrétions.
- Une couche de bébé (pour bébé de petit poids), très absorbante dans les cas d'hémorragie.
- Des feuilles de papier recyclé coupées en deux et agrafées pour en faire un calepin.
- Un crayon à mine bien taillé.
- Des épingles de sûreté.

Notez qu'une boussole est très utile pour s'orienter et pourrait faire partie d'une trousse de survie.

De même, la calamine pourrait faire partie d'une pharmacie personnelle transportable, mais non d'une trousse de base de premiers soins, car elle est considérée comme un médicament.

Activité d'apprentissage corrigée

Vous planifiez une randonnée de ski de fond pour une fin de semaine avec trois de vos amis. Vous coucherez dans un refuge sans eau ni électricité situé à mi-chemin du parcours. Le bois de chauffage et une hache sont fournis.

Constituez une trousse personnelle de premiers soins adaptée à vos besoins pour cette randonnée.

Objets contenus dans ma trousse	Utilité
Certains éléments de la trousse de base contenus dans un sac à dos : • bandages triangulaires (4) • compresses stériles (8) • rouleau de bande de gaze – Kling • pansements adhésifs (10) • ruban adhésif • paire de ciseaux • épingles de sûreté (4) • lampe de poche • allumettes • masque de ventilation de poche • gants de vinyle jetables.	Pour avoir tout l'équipement nécessaire pour intervenir en cas d'urgence.
• Un canif.	Pour couper les aliments.
• Des sacs à ordures en plastique de couleur orangée ou voyante.	Pour que les skieurs se repèrent visuellement s'ils se perdent.
• Un sifflet et un miroir portatif.	Pour que les secours repèrent la position des skieurs en cas d'égarement.
• Un téléphone cellulaire, s'il peut être utilisé dans la région.	Pour appeler les secours.

DEUXIÈME PARTIE

J'interviens

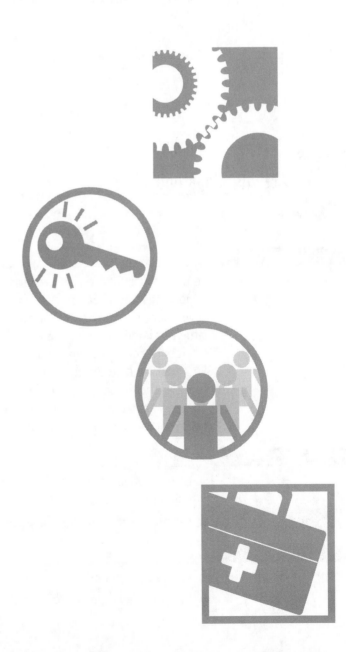

Chapitre

4

LE PLAN D'INTERVENTION DU SECOURISTE

Activité d'apprentissage

CONTEXTE

Le plan d'intervention du secouriste est une démarche de base qui encadre son action dans une situation d'urgence. Il est fondamental pour le secouriste de concevoir son intervention de façon sécuritaire et adéquate. Le plan d'intervention situe l'action du secouriste à l'intérieur de normes reconnues. Celui-ci doit évaluer la victime adéquatement pour être en mesure d'intervenir de façon appropriée. En situation d'urgence, vous aurez à utiliser une méthode d'intervention structurée et dictée par ce plan d'intervention. De plus, vous serez à même d'appliquer les mesures de prévention des maladies infectieuses au cours de vos interventions en premiers soins.

TÂCHE

■ Utiliser adéquatement le plan d'intervention du secouriste pour agir dans une situation proposée.

■ Décrire les moyens de prévention à utiliser.

CONSIGNE

■ Lire la mise en situation.

■ Répondre aux questions à l'aide du volume.

INTENTION

- ▪ Se familiariser avec la séquence d'intervention en secourisme.
- ▪ Appliquer le plan d'intervention du secouriste.
- ▪ Se familiariser avec les moyens de prévention pour le secouriste.

MISE EN SITUATION

15 h Charles Patenaude, âgé de 32 ans, se tient debout devant vous dans une file d'attente au cinéma. Une amie l'accompagne. Soudain, il se sent mal, a chaud, est étourdi et transpire abondamment. Il explique à son amie qu'il ne se sent pas bien, puis tombe dans vos bras. Il ne répond pas aux stimuli verbaux et douloureux. Sa respiration est rapide et superficielle. Il a la peau moite et le teint pâle. Il porte un bracelet au poignet droit précisant qu'il est allergique aux piqûres d'insectes.

Son amie vous dit qu'il a mangé vers midi. Selon elle, il ne souffre d'aucune maladie et ne prend aucun médicament.

1 Nommez les étapes du plan d'intervention.

_____

_____

2 De quelle façon allez-vous assurer la sécurité des lieux?

_____

_____

3 Quelles seront les étapes à suivre dans l'évaluation primaire et secondaire de la victime?

_____

_____

4 Déterminez les actions urgentes à entreprendre.

_____

_____

5 Quels outils allez-vous utiliser pour collecter les données et de quelle façon allez-vous les classer?

_____

_____

6 Quel moyen de prévention devrez-vous utiliser pour vous-même dans cette situation?

_____

_____

4.1 L'ÉVALUATION DE LA SITUATION

Lorsqu'un secouriste arrive sur les lieux d'une urgence, il doit évaluer la gravité de la situation. Il s'agit de la première étape du plan d'intervention du secouriste, qui encadre ses actions dans une situation d'urgence et dont le but est d'éviter toute ambiguïté au moment de l'intervention. Ce plan est essentiel à la qualité des interventions du secouriste, quel que soit le contexte. L'encadré 4.1 en présente les cinq étapes.

■ ENCADRÉ 4.1   Plan d'intervention

1re étape : l'évaluation de la situation

2e étape : la prise en charge de la situation

3e étape : l'évaluation de la victime (primaire et secondaire)

4e étape : l'administration des premiers soins

5e étape : l'observation de la victime

L'évaluation de la situation exige de juger, d'observer et d'analyser les faits. Le tableau 4.1 présente des pistes d'observation et d'analyse ainsi que les actions à entreprendre à cette étape.

■ TABLEAU 4.1   Pistes d'observation et d'analyse

Pistes d'observation et d'analyse	Justifications
• Les lieux sont-ils sécuritaires ? • Y trouve-t-on encore une source de danger ? • Y a-t-il des personnes qui peuvent mettre votre vie ou celle de la victime en danger ? • Que s'est-il passé et depuis quand ?	Cherchez des indices sur les circonstances entourant cette situation d'urgence et des signes et symptômes potentiels.
• Y a-t-il des victimes et combien sont-elles ?	Vérifiez s'il y a d'autres victimes que le secouriste ne peut voir du premier coup d'œil. Par exemple, un jeune enfant inconscient, dissimulé derrière la banquette avant d'une voiture, peut passer inaperçu. Une portière ouverte peut être le signe qu'une personne a été éjectée du véhicule.

4.1.1 La protection du secouriste

Le secouriste doit tenir compte de ses limites et faire appel à des ressources pour l'aider au besoin. Il ne met jamais sa propre vie en danger. L'encadré 4.2 présente quelques exemples de situations au cours desquelles le secouriste doit se protéger.

■ **ENCADRÉ 4.2 Exemples de situations où le secouriste doit se protéger**

- Respectez vos capacités. Si vous souffrez de maladie cardiaque ou respiratoire, assurez-vous d'intervenir selon vos capacités.
- Protégez-vous afin de ne pas être blessé pendant le sauvetage.
- Utilisez des mécanismes de barrière pour vous protéger contre certaines maladies, comme le port de gants et l'utilisation d'un masque protecteur pour la ventilation de secours.

L'une des craintes que les secouristes éprouvent est de contracter une maladie infectieuse en administrant les premiers soins. L'encadré 4.3 résume les mesures de protection que le secouriste doit respecter au moment d'une intervention.

■ **ENCADRÉ 4.3 Mesures de protection pour le secouriste**

- Évitez de toucher à mains nues aux liquides organiques de la victime, de recevoir des éclaboussures ou de toucher à des objets ou à des vêtements pouvant être contaminés.
- Utilisez des barrières de protection entre vous-même et les liquides organiques de la victime. Par exemple :
  - utilisez la main de la victime plutôt que la vôtre pour comprimer une hémorragie externe si vous n'avez pas à votre disposition de pansement ou de linge propre et sec ;
  - portez des gants en vinyle, qui réduisent les risques de transmission d'infection de la victime au secouriste et du secouriste à la victime ; il s'agit de l'une des méthodes les plus efficaces de protection lorsque vous êtes en contact avec des liquides organiques ;
  - utilisez un masque de poche jetable ou à valve unidirectionnelle lorsque vous faites le bouche-à-bouche. Ces types de masques évitent le contact direct entre la bouche de la victime et la vôtre.
- Si vous avez manipulé du sang ou d'autres liquides, lavez-vous soigneusement les mains à l'eau et au savon antiseptique immédiatement après avoir administré les premiers soins, même si vous avez porté des gants. Le lavage des mains est la mesure la plus importante pour prévenir la propagation d'infections lorsqu'il y a contact direct avec les liquides organiques. En cas d'éclaboussures sur la peau ou les muqueuses, ou encore si vous avez touché à une partie de votre corps avant le lavage des mains, lavez copieusement avec du savon la région éclaboussée ou touchée et rincez-la par la suite.
- Si vous vous blessez avec un objet tranchant pointu et pensez vous être contaminé :
  - laissez le sang s'écouler normalement si le saignement n'est pas trop abondant. Cela permet un meilleur nettoyage de la plaie.
  - lavez la surface contaminée sans la brosser et rincez-la. Puis, désinfectez la plaie avec une solution antiseptique et couvrez-la d'un pansement.
  - en cas de plaies profondes ou de contact direct d'une plaie avec les liquides organiques de la victime, consultez votre médecin pour recevoir un traitement approprié.

4.1.2 Les situations à risques pour le secouriste, la victime ou les témoins

Dans toute situation d'urgence, le secouriste doit, avant d'intervenir, se demander si une source de danger est encore présente (voir encadré 4.4). Si c'est le cas, il en tiendra compte en appliquant les mesures de protection nécessaires et en composant le 911 pour obtenir de l'aide ou le secours des services préhospitaliers d'urgence.

■ **ENCADRÉ 4.4   Exemples de situations qui représentent une source de danger**

- Il y a présence de fumée ou émanation de gaz toxique.
- La victime a été électrocutée.
- La victime est en train de se noyer.
- La victime est un accidenté de la route.
- La victime tente de se suicider ou veut attaquer une autre personne.
- La victime est en contact avec des matières dangereuses.

4.1.3 La protection de la victime

Le secouriste doit également protéger la victime contre :
- un autre accident ;
- les personnes dont la présence peut être dérangeante ;
- le vol de ses objets personnels ;
- les comportements néfastes de personnes incompétentes, surexcitées ou agressives.

En règle générale, on ne déplace pas et on ne remue pas un accidenté de la route ou une victime ayant subi une chute. Évidemment, les cas d'incendie de voiture font exception. Le secouriste doit alors déplacer la victime de la façon la plus sécuritaire possible, car sa vie est en danger à cet endroit.

4.1.4 Les cas où il y a plusieurs victimes

Lorsqu'un accident se produit et fait plusieurs victimes, le secouriste doit évaluer l'état de chacune d'entre elles avant d'administrer les premiers soins. Il respecte l'ordre des priorités tant pour les blessures que pour les victimes.

Le secouriste doit repérer les victimes dont l'état est le plus grave et s'en occuper rapidement.

En premier lieu, le secouriste doit sauver la vie. Il doit agir selon l'ordre des priorités de l'examen primaire, communément appelé « L'ABCD ». Il est possible que deux ou trois victimes représentent une urgence vitale en même temps.

L'évaluation minutieuse et complète de chacune des victimes est donc primordiale.

Ainsi, une hémorragie abondante doit être traitée immédiatement et devient prioritaire à cause des conséquences subites possibles : état de choc physiologique et arrêt cardiaque. Un témoin peut effectuer une compression locale pour arrêter une hémorragie pendant que le secouriste s'occupe des autres victimes requérant des soins immédiats.

S'il y a plusieurs victimes sur les lieux d'un accident, le secouriste ne doit pas nécessairement accorder la priorité à celles qui attirent le plus d'attention par leurs cris ou leurs pleurs. Il pourra souvent les confier à des témoins calmes si leur vie n'est pas en péril. Un examen minutieux s'impose auprès des autres victimes, surtout si elles sont inconscientes.

Dans chaque situation, vous devez toujours intervenir selon l'ordre des priorités de « L'ABCD » et selon la disponibilité des véhicules de transport.

4.1.5 Le triage

Le triage est une mesure de classement des victimes permettant d'établir la priorité des soins à prodiguer sur les lieux d'une catastrophe ayant fait un grand nombre de victimes : accident d'autobus, déraillement d'un train de passagers, écrasement d'avion, explosion dans un édifice abritant plusieurs personnes, etc.

Le triage est un processus continu confié, au Québec, aux services de santé. Le modèle de classification utilisé est le SMPAU (système médicalisé de priorisation des appels urgents). Il associe un ensemble de signes et symptômes à un diagnostic. Il fut élaboré par le Dr Jeff Clawson et adopté par le gouvernement du Québec en 1986.

Les cinq étapes d'intervention d'une opération de triage sont le sauvetage, le premier triage, la stabilisation, les triages ultérieurs et le transport des victimes.

Le sauvetage

Le but du sauvetage est de mettre les victimes en sécurité et de les amener à la zone de triage. Cette opération relève du service de sauvetage municipal généralement constitué de pompiers, de policiers et d'ambulanciers.

Le premier triage

Le premier triage relève des services de santé. Son but est d'établir les priorités afin de stabiliser et de transporter les victimes le plus rapidement possible.

À cette étape, on utilise des étiquettes de triage sur lesquelles sont indiquées les priorités à observer dans la stabilisation et le transport des victimes. Elles servent aussi à consigner un minimum de renseignements utiles sur l'état des victimes et les soins qu'ils ont reçus sur les lieux du sinistre et pendant leur transport.

On classifie les victimes au moyen d'un code de couleur établi selon la priorité des soins à accorder. L'encadré 4.5 présente cette classification.

■ **ENCADRÉ 4.5   Classification des victimes**

- Le ROUGE désigne le premier groupe prioritaire. Ces victimes sont en danger de mort, mais elles ont des chances raisonnables de survivre. Elles sont inconscientes et présentent des troubles respiratoires et circulatoires.
- Le JAUNE désigne le second groupe prioritaire. Ces victimes peuvent tolérer une attente minimale avant d'être évacuées. Elles sont conscientes et peuvent souffrir de fractures, de brûlures.
- Le VERT désigne le groupe des victimes pouvant se déplacer par elles-mêmes. Elles peuvent tolérer une attente, même prolongée, avant d'être évacuées.
- Le NOIR désigne les victimes décédées ou n'ayant aucune chance de survivre.

La stabilisation

La stabilisation est l'ensemble des soins prodigués aux victimes sur les lieux du sinistre, avant qu'elles ne soient évacuées.

Les triages ultérieurs

Le triage est une opération constante. Toute intervention auprès d'une victime peut entraîner un nouvel étiquetage. Même si l'état de certaines victimes a été stabilisé, toutes doivent être retriées périodiquement. Cette opération ne doit cependant pas ralentir l'évacuation des victimes.

Le transport des victimes

Le transport des victimes doit se faire selon le code de couleur suivant:

1. ROUGE: par transport ambulancier ou l'équivalent;

2. JAUNE: par transport ambulancier ou l'équivalent;

3. VERT: par tout véhicule adéquat;

4. NOIR: par des véhicules assignés par le coroner.

4.2 LA PRISE EN CHARGE DE LA SITUATION

Lorsqu'une situation d'urgence se produit, la présence d'un meneur est indispensable.

Comme secouriste, évaluez la gravité de la situation et prenez la situation en main en respectant certaines étapes.

Être meneur suppose qu'on est en mesure de s'affirmer sur les lieux. Ce comportement exige la maîtrise de soi, la confiance en soi, une capacité d'analyse rapide, des connaissances et des habiletés en premiers soins bien acquises. Les étapes de la prise en charge de la situation sont décrites ci-dessous.

4.2.1 L'information sur ses compétences

Le secouriste doit d'abord se présenter, informer les gens présents qu'il est secouriste et qu'il possède ainsi les compétences pour intervenir, afin d'éviter toute confusion au sujet de la personne qui assume la prise en charge des lieux. Si la victime est consciente, il lui demande son nom et continue de l'interpeller par son nom pendant ses interventions. Il offre son aide à la victime ou à un proche pour obtenir un consentement, préalablement à l'administration des premiers soins. En cas de refus, il s'assure de la sécurité des lieux et vérifie si une personne s'occupe de la victime.

Si un autre secouriste a déjà pris la situation en main, il lui demande s'il a besoin d'aide et l'assiste, le cas échéant.

4.2.2 L'appel à l'aide

Lorsque la situation l'exige, le secouriste va faire appel à des services préhospitaliers d'urgence (SPU), par exemple, les policiers, les pompiers, un centre antipoison.

Dans ce cas, il désigne une personne en particulier – de préférence un témoin calme –, la regarde dans les yeux et lui demande de s'identifier. Par la suite, il lui dit d'appeler les SPU tandis qu'il reste auprès de la victime pour administrer les premiers soins. Il demande à cette personne de revenir le voir après l'appel pour l'informer du délai d'arrivée des SPU. Cette personne doit composer le 911.

La répartiteur, au centre d'appel, dirigera la demande selon les besoins. L'encadré 4.6 présente les principaux services vers lesquels les demandes d'aide pourraient être acheminées.

■ **ENCADRÉ 4.6   Principaux services préhospitaliers d'urgence**

- Le service ambulancier, pour le transport de victimes.
- Le centre antipoison, dans les cas d'empoisonnement.
- Le service policier, dans les cas de catastrophes ou de victimes violentes.
- Les pompiers, dans les cas d'incendie, de dégagement de fumée, d'émanation, de gaz, de matières suspectes ou pour l'utilisation de l'appareil de décarcération.
- Le fournisseur d'électricité, dans les cas d'électrocution causés par des fils électriques à haute tension.
- Le centre de prévention du suicide, si la personne traverse une crise suicidaire.
- Urgence-Environnement, lorsque des matières dangereuses sont en cause.

Façon d'alerter les services préhospitaliers d'urgence.

- Identifiez-vous et précisez l'endroit d'où vous appelez.

- Décrivez le plus fidèlement possible le lieu où se trouve la victime et indiquez s'il s'agit d'un accidenté.

- Précisez le nombre de victimes et leur âge approximatif, s'il y en a plusieurs.

- Décrivez sommairement l'état de la victime. Est-elle consciente ou inconsciente ? Respire-t-elle ? Souffre-t-elle d'une hémorragie importante ?

- Ne raccrochez pas avant que votre interlocuteur n'ait lui-même raccroché, car il pourrait, au dernier moment, avoir besoin de renseignements supplémentaires.

4.2.3 La délégation des tâches

Le secouriste doit démontrer du leadership. Il demande aux passants et aux témoins de le seconder dans l'exécution de certaines tâches précises. Il leur explique clairement ce qu'ils doivent faire. Voici quelques exemples de délégation des tâches :

- demander d'établir un périmètre de sécurité pour empêcher les curieux d'approcher la victime ;

- désigner, en cas d'accident de la route, des personnes pour ralentir et diriger la circulation ;

- envoyer chercher le matériel dont il a besoin : couvertures, tissus propres, objet pour immobiliser un membre, etc. ;

- demander à une personne de se poster à l'entrée du bâtiment ou sur le bord de la route, selon le cas, pour y attendre les services d'urgence ;

- confier à une personne calme et réfléchie le soin de s'occuper des témoins affolés et de rassurer les proches de la victime.

4.3 L'ÉVALUATION DE LA VICTIME

Dès son arrivée sur les lieux, le secouriste commence l'évaluation de la victime, tout en tenant compte de la situation. Il recherche tout indice qui peut l'aider à orienter les soins, notamment les premiers signes apparents de blessures ou les symptômes ressentis par la victime.

Ces signes sont des manifestations observées par les sens : la vue, le toucher, l'ouïe et l'odorat. Le secouriste peut les découvrir à la suite d'un examen détaillé, comme dans le cas d'une plaie ou d'une malformation d'un membre.

Les symptômes sont des signes que la victime reconnaît par expérience sensorielle, mais qui ne peuvent être perçus par le secouriste. La douleur, les nausées, la perte de sensation peuvent être des symptômes associés à différents problèmes nécessitant des premiers soins.

4.3.1 L'évaluation primaire

L'évaluation primaire consiste à vérifier les fonctions vitales de la victime afin de dépister en priorité tout danger pour sa vie et de la traiter adéquatement.

L'évaluation primaire fait partie intégrante du plan d'intervention du secouriste et comprend l'évaluation de l'état de conscience, de la respiration et de la circulation, de toute hémorragie grave et de l'état de choc physiologique.

Cet examen se fait en relation avec l'évaluation de la situation. Si le secouriste soupçonne une blessure à la tête ou à la colonne vertébrale – par exemple, dans les cas de chutes ou d'accidents routiers –, il doit en tenir compte dans l'évaluation de la respiration et de la ventilation de secours.

La catégorisation des victimes selon l'âge et la masse corporelle

En réanimation, les victimes sont classées en trois groupes : adultes, enfants et bébés. Cette classification se base sur l'âge et la masse corporelle. On considère comme adulte toute personne âgée de plus de 8 ans et dont la masse corporelle dépasse 36 kg. Un enfant est une personne dont l'âge varie de 1 an à 8 ans et dont la masse corporelle se situe entre 9 et 36 kg. Quant au bébé, il est âgé de 0 à 12 mois et a une masse corporelle inférieure à 9 kg.

Si vous doutez de l'âge d'un enfant à qui vous venez en aide, vous devez vous fier à votre jugement pour décider de la façon de pratiquer la réanimation. La masse corporelle, le volume du thorax de la victime et votre propre force physique sont des indices qui vous guideront.

INTERVENANT DÉSIGNÉ

Les professionnels de la santé évaluent l'âge différemment. Pour ce qui est du poids des personnes, la façon reste la même que celle déjà décrite.

Ainsi, on considère comme adulte toute personne dont l'âge est supérieur à 12 à 14 ans, soit l'âge la puberté.

Un enfant est une personne dont l'âge se situe entre 1 an et celui de la puberté, soit 12 à 14 ans.

Quant au bébé, il est âgé de 0 à 12 mois. Cela exclut tous les bébés confiés aux soins néonatals.

Les composantes de l'évaluation primaire selon « L'ABCD »

La méthode de « L'ABCD » détermine l'ordre de priorité des interventions dans une situation d'urgence. Le tableau 4.2 donne le détail de chaque donnée clinique.

TABLEAU 4.2 Évaluation primaire selon la méthode de « L'ABCD »

Sigle	Donnée clinique	Caractéristique
« L »	État de conscience	Le bon fonctionnement des activités cérébrales.
« ' »	Appel à l'aide	Toute personne inconsciente nécessite des soins prioritaires. L'apostrophe nous rappelle qu'il faut prévenir les SPU dans un tel cas.
« A »	Aération	Les voies respiratoires doivent être libres. L'air pénètre dans l'organisme par la bouche ou le nez, puis s'engage successivement dans le pharynx, le larynx, la trachée et les bronches, pour terminer son trajet dans les poumons.
« B »	Bouche-à-bouche	La respiration, la ventilation de secours. L'air insufflé dans les poumons ou expiré est soumis au mécanisme de la respiration. Il y a captation d'oxygène par le sang et rejet de gaz carbonique par les alvéoles pulmonaires.

« C »	Circulation	Le cœur propulse le sang dans les artères, qui acheminent le sang oxygéné aux cellules, tandis que les veines ramènent au cœur le sang chargé de gaz carbonique qui sera envoyé aux poumons pour y être purifié. C'est aussi l'occasion de vérifier tout saignement abondant qui pourrait mettre la vie de la victime en danger. De plus, à cette étape de L'ABCD, le secouriste doit s'assurer que la victime ne souffre pas d'un choc physiologique.
« D »	Défibrillation rapide	Le cœur, au moment d'une « crise cardiaque », peut s'emballer et n'être d'aucune efficacité pour propulser le sang dans l'organisme. Ce phénomène se nomme fibrillation ventriculaire. Un des moyens très efficaces pour redonner un rythme cardiaque adéquat à la victime, c'est de lui donner un choc électrique ciblé à l'aide d'un appareil appelé défibrillateur.

Lorsque la vie d'une victime est en péril, il faut éviter toute perte de temps ou confusion au sujet de la priorité des soins à donner. Donc, une victime inconsciente a préséance sur une victime consciente.

Le secouriste s'assure que son évaluation de l'état de conscience de la victime est exacte. Puis, il évalue la respiration, la circulation et donne les soins requis, s'il y a arrêt respiratoire ou absence de circulation.

Si la victime respire, a un pouls et demeure inconsciente, il la place sur le côté, en position de recouvrement, pour prévenir les complications respiratoires. Si elle se réveille au moment de l'évaluation de son état de conscience, sa respiration et sa circulation sont dès lors moins menacées. Le secouriste peut à ce moment passer à une autre urgence.

Il est primordial de respecter l'ordre d'intervention de L'ABCD.

Si l'évaluation primaire n'est pas exécutée avec attention et de façon ordonnée, il en résultera une perte de temps et de la confusion au sujet des priorités à traiter. En respectant l'ordre de L'ABCD, vos interventions ont plus de chances d'être efficaces et de sauver des vies.

Attention ! Les cas d'hémorragies externes graves font exception à la règle de L'ABCD.

Mettre fin à une hémorragie est en effet prioritaire, car les conséquences d'une telle condition médicale peuvent être irréversibles et provoquer un arrêt cardio-respiratoire. Il en va de même pour une victime consciente qui présente des malaises respiratoires ou circulatoires importants et pour celle qui porte un bracelet médical. Elles doivent recevoir une attention minutieuse et être dirigées rapidement vers des services préhospitaliers d'urgence, car leur état peut se détériorer très rapidement.

Les gestes à poser pour évaluer L'ABCD

L'état de conscience (le « L »)

La victime est-elle consciente, somnolente ou inconsciente ?

 MARCHE À SUIVRE
pour déterminer l'état de conscience de la victime

1. Approchez-vous très près de la victime, préférablement en venant de ses pieds vers sa tête de sorte qu'elle vous voie sans avoir à bouger la tête, et interpellez-la : «Est-ce que ça va ?» Parlez à haute voix dans chaque oreille. En présence d'un bébé, criez : «Bébé ! Bébé !» Il est important de parler à la victime avant de la toucher. Faites du bruit en tapant des mains près de ses oreilles.

2. Tapez légèrement les épaules de la victime. Si c'est un bébé, tapez-lui légèrement les pieds.

■ **FIGURE 4.1**

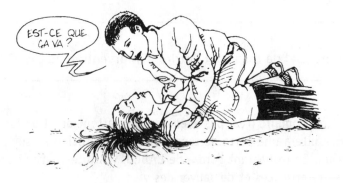

L'appel à l'aide (« ′ »)

Dès que vous constatez que la victime ne réagit pas, qu'il s'agisse d'un adulte, d'un enfant ou d'un bébé, appelez de l'aide dans l'environnement immédiat.

Si quelqu'un répond, demandez-lui d'aller appeler les SPU et dites-lui de revenir vous le confirmer. Si vous êtes seul, allez appeler les SPU immédiatement, puis poursuivez l'évaluation.

Les nouvelles lignes directrices de réanimation cardiorespiratoire (RCR) et de soins d'urgence cardiaque (SUC) publiées par la Fondation des maladies du cœur du Québec insistent sur l'appel immédiat aux SPU dès que le secouriste a constaté l'état d'inconscience d'une victime ou de celle qui le devient subitement. Souvent, ces victimes subissent un arrêt cardiaque et ont un urgent besoin de soins spécialisés. Cette intervention augmente leurs chances de survie. S'il n'y a pas de téléphone à proximité, administrez les premiers soins essentiels et appelez les SPU dès que possible.

INTERVENANT DÉSIGNÉ

Dès que vous constatez que la victime ne réagit pas, qu'il s'agisse d'un adulte, d'un enfant ou d'un bébé, appelez de l'aide dans l'environnement immédiat.

Si quelqu'un répond, demandez-lui d'aller appeler les SPU. Si vous êtes seul et que vous êtes en présence d'un enfant ou d'un bébé, faites 2 minutes de manœuvre de RCR et allez appeler les SPU. Les nouvelles lignes directrices de RCR et de SUC de la Fondation des maladies du cœur du Québec insistent sur l'appel immédiat aux SPU quand il s'agit d'adultes. Les recherches démontrent que la cause de l'inconscience chez les adultes est souvent l'arrêt cardiaque. Ces victimes ont donc besoin de recevoir des soins spécialisés le plus rapidement possible. Chez les enfants et les bébés, l'arrêt cardiaque est peu fréquent. L'inconscience de la victime peut être causée par d'autres problèmes que l'arrêt cardiaque, telle l'asphyxie. Dès que vous constatez l'état d'inconscience chez un enfant ou un bébé, et que vous êtes seul, vous effectuez les manœuvres de RCR durant 2 minutes, puis vous allez appeler les SPU. Que ce soit pour un enfant ou un adulte, il faut demander aux SPU d'apporter le défibrillateur externe automatisé (DEA).

Il importe d'accorder le temps nécessaire à l'évaluation et de l'exécuter soigneusement, car il faut déterminer si la victime est réellement inconsciente.

Cette première étape oriente les interventions du secouriste et lui évite d'accomplir des gestes inutiles.

Si la victime est sur le ventre et que vous ne pouvez déterminer si elle respire ou non, tournez-la sur le dos, mais seulement si vous ne suspectez pas de fracture à la colonne et à la tête. Si vous avez de tels soupçons, il faut la tourner en bloc avec grande précaution. Si la victime respire, laissez-la dans cette position afin d'éviter des manipulations inutiles et parfois dangereuses. Puis couvrez-la.

Si la situation le permet, il est préférable que la victime soit manipulée par au moins deux secouristes pour s'assurer que le corps est tourné en bloc.

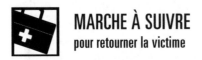

MARCHE À SUIVRE
pour retourner la victime

■ **FIGURE 4.2**

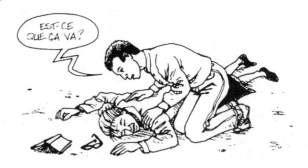

1. Placez les bras de la victime vers le haut, droits.

■ **FIGURE 4.3**

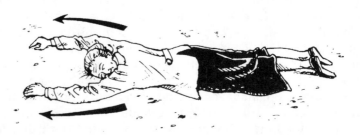

2. Agenouillez-vous à côté de la victime. Une de vos mains est alors près de sa tête. Glissez cette main sous le bras qui est de votre côté, puis placez votre main sur la nuque de la victime. L'autre main est posée sur son bassin.

3. Poussez la victime sur le dos dans un même mouvement, sans torsion du cou, du dos ou de la tête.

■ FIGURE 4.4

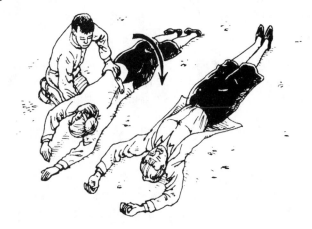

4. Allongez la victime à plat sur le dos, placez-lui les bras le long du corps, puis poursuivez l'évaluation primaire.

S'il est nécessaire de déplacer la victime dans un lieu sécuritaire, prenez garde de ne pas créer de torsion du cou.

L'aération (le « A »)

Les voies respiratoires de la victime sont-elles ouvertes ? Sont-elles libres ?

MARCHE À SUIVRE
pour déterminer si la victime respire librement

1. Desserrez les vêtements au cou et à la taille, car ils peuvent exercer une pression sur la trachée et le diaphragme.

2. Si la situation l'exige, regardez dans la bouche pour vérifier s'il n'y a pas de gomme ou d'autre corps étranger ; si vous en apercevez un, enlevez-le.

3. Ouvrez les voies respiratoires.

La langue est la cause la plus répandue de l'obstruction des voies respiratoires dans les cas d'inconscience. Quand une victime est inconsciente, ses muscles se relâchent, et sa langue peut retomber à l'arrière de la gorge. Elle obstrue alors les voies respiratoires, agissant comme une valve qui empêche le passage de l'air.

La méthode la plus efficace et la plus simple pour ouvrir les voies respiratoires d'une victime inconsciente est de lui placer la tête en extension tout en lui soulevant le menton. Plus précisément, on procède comme suit :

4. Renversez la tête vers l'arrière en appuyant la main la plus proche de sa tête sur son front.

5. Soulevez doucement la partie osseuse de sa mâchoire inférieure, près du menton, avec les doigts de l'autre main. Pour que les voies respiratoires soient bien ouvertes, le menton de la victime adulte doit être sur la même ligne verticale que les lobes de ses oreilles.

6. Enlevez les dentiers seulement s'ils ne restent pas en place.

■ **FIGURE 4.5**

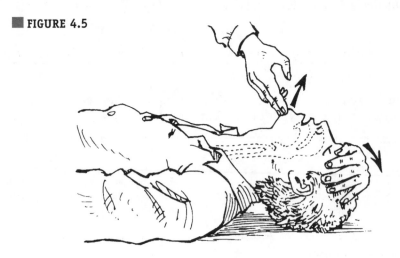

Étant donné que la langue est attachée à la mâchoire inférieure, le fait de placer la tête en extension et de soulever le menton amènera la mâchoire inférieure vers l'avant et placera la langue à l'avant de la gorge.

———————————————————————————————————————●●●

Parfois, ces gestes suffisent pour que la personne inconsciente recommence à respirer spontanément.

Si la victime est un bébé, basculez sa tête légèrement vers l'arrière en appuyant une main sur son front et soulevez-lui doucement le menton. Ce mouvement déplace sa langue vers l'avant lorsqu'elle est logée dans l'arrière-gorge. Toutefois, une extension trop prononcée de sa tête peut bloquer le passage de l'air par l'affaissement des voies respiratoires. Étant donné la fragilité de la colonne cervicale, un mouvement d'extension trop brutal pourrait causer des blessures.

Pour l'adulte, on procède de la même façon que pour l'enfant.

Si vous soupçonnez une blessure à la tête ou à la colonne vertébrale d'un adulte, d'un enfant ou d'un bébé, ne bougez pas sa tête.

MARCHE À SUIVRE
pour effectuer une traction mandibulaire

Pour dégager les voies respiratoires, déplacez la mâchoire vers le haut en effectuant une traction mandibulaire sans basculer la tête. Cette manœuvre permet d'éviter bien des complications et est aussi efficace que celle de la tête en extension avec le menton soulevé, car elle peut être effectuée sans bouger le cou.

1. Placez vos mains de chaque côté de la tête de la victime afin de la garder immobile et assurez-vous que vos coudes reposent sur la même surface que celle de la victime.

2. Placez deux doigts de chaque main derrière l'angle de la mâchoire (les coins arrière sous les oreilles).

3. Placez la base des pouces sur les joues et les pouces sur le menton.

4. Tenez la bouche légèrement ouverte en appuyant vos pouces sur le menton et poussez la mâchoire vers le haut avec vos deux mains. Comme la langue est fixée à la mâchoire, ce mouvement lèvera la langue et ouvrira les voies respiratoires.

5. Prenez garde que la tête ne soit pas renversée en arrière ni tournée d'un côté ou de l'autre.

6. Enlevez les dentiers s'ils ne restent pas en place.

■ **FIGURE 4.6**

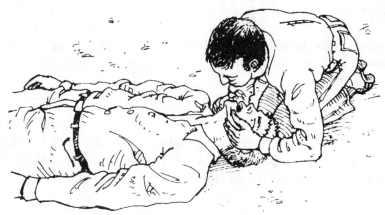

Le bouche-à-bouche ; la respiration (le « B »)

Pour évaluer la respiration d'une personne, vous devez garder ses voies respiratoires ouvertes (tête en extension avec menton soulevé ou traction mandibulaire) et procéder à l'examen indiqué ci-dessous.

■ **FIGURE 4.7**

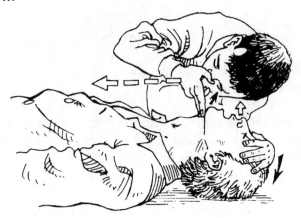

- Regardez si la poitrine et le ventre se soulèvent et s'affaissent.
- Écoutez, en plaçant votre oreille tout près de la bouche et du nez de la victime, pour détecter tout bruit de respiration.
- Sentez sur votre joue, placée à environ 5 centimètres de la bouche de la victime, l'air qui peut sortir de sa bouche et de son nez.

Une évaluation minutieuse de la respiration prend au plus 10 secondes. Ce temps est nécessaire et suffisant pour constater un cycle complet de respiration, soit l'inspiration et l'expiration.

Lorsque vous évaluez la respiration, deux situations anormales peuvent se présenter : difficulté respiratoire ou absence complète de respiration.

En cas de difficulté respiratoire, la respiration s'accompagne de bruits inhabituels causés par un surplus de salive dans la bouche, une obstruction partielle des voies respiratoires ou une respiration laborieuse.

En cas d'absence de respiration, vous devez procéder immédiatement à la ventilation de secours en donnant deux ventilations lentes (voir p. 96-99).

■ **FIGURE 4.8**

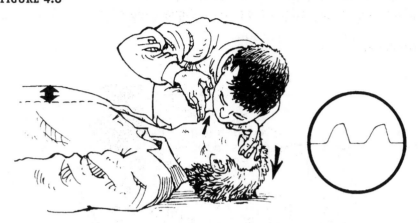

Au début de la ventilation de secours, il se peut que la poitrine de la victime ne se soulève pas. Cela signifie que l'air n'entre pas dans ses voies respiratoires en raison de leur obstruction. Les causes possibles peuvent être :

• une mauvaise position de la tête. Soit que la langue nuise au passage de l'air en reposant dans l'arrière-gorge, soit que les voies respiratoires ne soient pas suffisamment ouvertes. Vous devez ouvrir de nouveau les voies respiratoires en replaçant la tête en extension et en soulevant le menton, ou en effectuant une simple traction mandibulaire sans basculer la tête, si vous soupçonnez une blessure à la tête ou à la colonne ;

• la présence d'un corps étranger (nourriture, objet) dans les voies respiratoires.

Si la poitrine ne se soulève pas pendant la ventilation, vous devez vous assurer de bien placer la tête pour ouvrir suffisamment les voies respiratoires. Vous devez donc repositionner la tête et essayer de ventiler de nouveau. Si l'air ne passe toujours pas, il faut commencer les manœuvres de dégagement des voies respiratoires (DVR). Cette technique sera expliquée au chapitre 6.

La circulation (le « C »)

La circulation du sang dans les artères est l'indicateur qui nous révèle si le cœur fonctionne ou non. De façon générale, le mode d'évaluation pour conclure à un arrêt cardiorespiratoire est l'absence de réaction à la suite des ventilations administrées par le secouriste. Si la victime ne réagit pas aux ventilations, il faut amorcer le massage cardiaque, expliqué en détail au chapitre 6.

La présence ou l'absence de pouls permet de vérifier s'il y a circulation du sang. Chaque fois que le cœur se contracte, le sang propulsé crée une impulsion qui peut être ressentie dans tout le système artériel.

D'après les plus récentes lignes directrices de la Fondation des maladies du cœur du Québec, la prise du pouls est une technique difficile qui requiert un temps précieux et qui demeure très imprécise. Ainsi, pour le secouriste, elle n'est plus nécessaire. Si la victime ne répond pas aux deux ventilations de secours initiales, le secouriste doit déduire qu'il y a arrêt cardiaque et procéder immédiatement au massage cardiaque.

Vérifiez s'il y a la présence d'une respiration normale, d'une toux ou d'un mouvement des membres en réponse à la ventilation de secours.

INTERVENANT DÉSIGNÉ

La Fondation des maladies du cœur du Québec recommande, dans ses lignes directrices de 2005, de prendre le pouls et d'allouer au plus 10 secondes pour l'évaluer.

S'il y a absence de pouls, vous devez conclure qu'il y a arrêt cardio-respiratoire et commencer immédiatement les manœuvres de RCR.

La prise du pouls chez un adulte et un enfant (pouls carotidien)

Le cou constitue l'endroit le plus sûr pour la prise du pouls. Parfois, lorsque le pouls est faible, c'est le seul endroit où il reste perceptible. Pour prendre le pouls carotidien, on procède comme suit :

1. Gardez la tête de la victime en extension en plaçant une main sur son front afin de maintenir ouvertes les voies respiratoires et de mieux percevoir les pulsations de la carotide.

2. Repérez la pomme d'Adam avec le majeur et l'index de l'autre main.

3. Glissez vos doigts dans le creux près de la pomme d'Adam, situé à la face latérale du cou, du côté le plus près de vous. N'utilisez jamais le pouce.

4. Palpez la carotide en exerçant une légère pression.

5. Maintenez la pression pendant au plus 10 secondes pour bien vous assurer de la présence ou de l'absence du pouls.

■ **FIGURE 4.9**

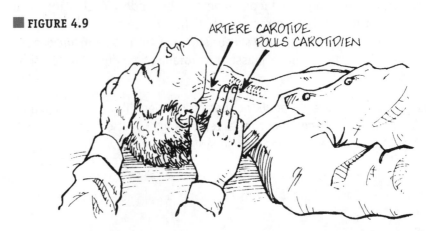

ARTÈRE CAROTIDE
POULS CAROTIDIEN

La prise du pouls chez un bébé (pouls brachial)

Le pouls brachial se prend sur le bras vis-à-vis de l'os (humérus), à la face interne, entre le coude et l'aisselle. On privilégie cet endroit parce que le cou du bébé est trop petit pour qu'on puisse y placer les doigts et parce qu'il faut éviter d'exercer une pression sur la trachée.

Pour trouver le pouls brachial, procédez de la façon suivante.

1. Gardez la tête du bébé en extension en plaçant une main sur son front afin de garder ouvertes les voies respiratoires.

2. Éloignez doucement le bras du bébé de son corps.

3. Tournez la paume de sa main vers le haut.

4. Placez votre pouce sur le côté externe du bras du bébé, juste au-dessus du coude, votre index et votre majeur sur la face interne du bras entre le coude et l'aisselle, puis exercez une légère pression vis-à-vis l'os pour percevoir le pouls.

■ **FIGURE 4.10**

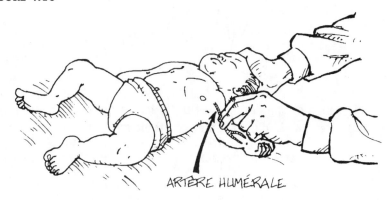

ARTÈRE HUMÉRALE

Si, après 10 secondes d'évaluation, vous ne percevez pas de pouls et qu'il n'y a aucun signe de circulation, vous devez conclure immédiatement à l'arrêt cardiorespiratoire et commencer immédiatement la réanimation cardiorespiratoire.

Si vous disposez d'un défibrillateur externe automatisé (DEA), vous devez l'utiliser. Par contre, si l'appareil n'est disponible que plus tard, vous devrez interrompre vos manœuvres de réanimation et l'installer ensuite.

●●●

La défibrillation (le « D »)

Le rythme cardiaque normal chez l'adulte se situe entre 60 et 100 battements par minute, celui d'un enfant, entre 80 à 120 battements par minute et celui du bébé, entre 100 à 150 battements par minute. La désorganisation de ce rythme peut entraîner l'arrêt de la circulation sanguine, provoquant une diminution de l'oxygénation des principaux organes du corps (cœur, poumon, cerveau).

La fibrillation est le trouble du rythme cardiaque le plus perturbateur, car il désorganise le cœur. L'absence de synchronisme induit alors la perte de toute activité mécanique du cœur entraînant ainsi l'arrêt cardiaque. La défibrillation rapide est le moyen le plus efficace de redonner un rythme cardiaque adéquat à la victime. En premiers soins, la seule façon de rétablir ce rythme est d'utiliser un défibrillateur externe automatisé (DEA).

■ FIGURE 4.11

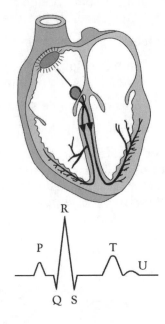

Le DEA est un appareil qui détecte la fibrillation et qui peut analyser la pertinence de donner un choc pour régler ce problème.

L'utilisation du DEA est restreinte aux personnes détenant une formation.

INTERVENANT DÉSIGNÉ

En ce qui concerne les intervenants de la santé, les lignes directrices de la Fondation des maladies du cœur du Québec de 2005 recommandent que la défibrillation fasse partie de leur formation de base en RCR.

Le DEA doit être installé le plus rapidement possible chez l'adulte ou l'enfant. Lorsque vous détectez l'absence du pouls carotidien chez la victime, vous amorcez les manœuvres de RCR et, dès l'arrivée du DEA, l'installez en suivant les instructions concernant l'appareil.

À l'arrivée des SPU, vouz transmettez les renseignements suivants :

• L'heure à laquelle la victime s'est effondrée ;

• Les indications des témoins sur les circonstances de l'événement et du malaise de la victime ;

• La durée des manœuvres de RCR ;

• Le nombre de chocs donnés.

Nous expliquerons en détail l'utilisation du DEA à la page 121.

La figure 4.12 résume toutes les étapes du plan d'intervention du secouriste.

FIGURE 4.12 Plan d'intervention du secouriste

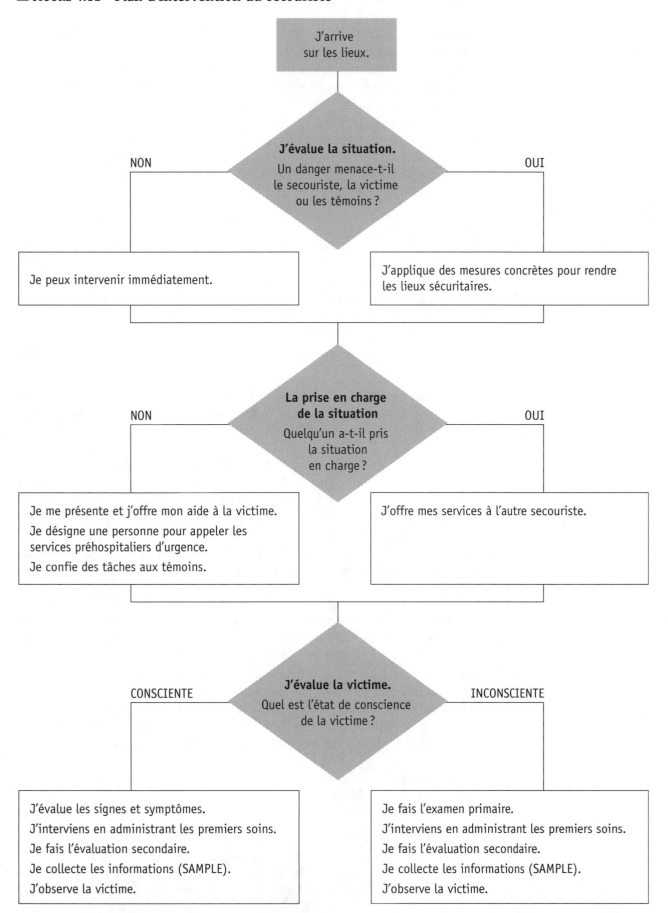

4.3.2 L'évaluation secondaire

L'évaluation secondaire est un examen minutieux et complet de la victime, de la tête aux pieds, pour déceler la présence de blessures cachées, par exemple, des plaies, un écoulement de sang ou des malformations sous les vêtements ou à des endroits non visibles (tête, dos). Certaines de ces blessures peuvent mettre la vie de la victime en danger ou aggraver son état si elles ne sont pas traitées.

On procède à l'évaluation secondaire seulement après avoir donné les soins prioritaires à une victime. Celle-ci doit respirer et présenter des signes de circulation sanguine.

Rappelez-vous que les blessures ne sont pas toujours apparentes. Vous devez aussi aussi de tenir compte des causes et des circonstances de la situation d'urgence. Ces éléments fournissent des indices précieux pour déceler des blessures.

Il ne faut pas déplacer inutilement la victime avant de procéder à l'évaluation secondaire. Durant l'examen, le secouriste demeure attentif à toute modification possible de « L'ABCD ».

L'examen de la victime doit être soigné et rapide. Le secouriste observe les moindres détails anormaux sur la victime. Il la palpe en ayant soin de porter des gants jetables avec grande minutie sans provoquer de mouvement. S'il soupçonne une blessure à un endroit, il ralentit son examen et palpe plus doucement. Il commence l'examen par la tête, puis il poursuit avec le visage, le cou, le dos, la cage thoracique, l'abdomen et le bassin, après quoi il termine par les membres supérieurs et inférieurs.

Il faut toucher le moins possible la personne et toujours comparer les deux côtés du corps. Le secouriste cherche des indices pouvant révéler une blessure sous-jacente, comme une enflure de la peau, une anomalie dans sa couleur, un durcissement ou un changement de la température de la peau à un endroit précis ou une plaie cachée. Il recherche aussi d'autres indices concernant les os, comme une malformation, un enfoncement ou une induration, entre autres, dans le cou et le dos. Une blessure à la colonne vertébrale est toujours à redouter chez toute victime. Le secouriste observe si des liquides s'échappent par la bouche, le nez, les oreilles ou s'il y a présence de sang sous les vêtements.

■ **FIGURE 4.13**

1

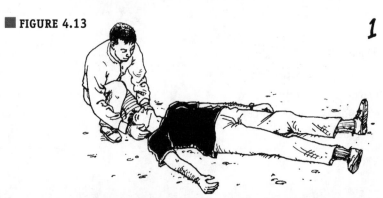

FIGURE 4.14

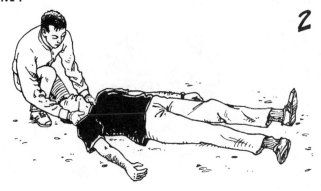

2

FIGURE 4.15

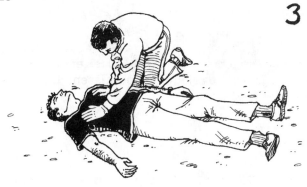

3

FIGURE 4.16

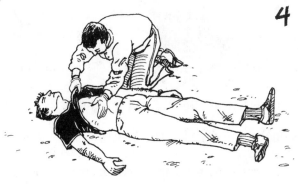

4

FIGURE 4.17

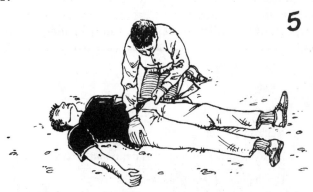

5

■ **FIGURE 4.18**

■ **FIGURE 4.19**

■ **FIGURE 4.20**

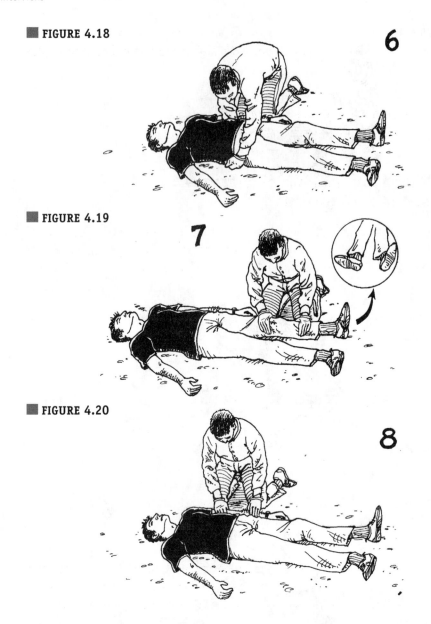

4.3.3 La collecte d'informations

La collecte d'informations est une étape qui permet de recueillir des renseignements pertinents en lien avec le problème de la victime. La méthode «SAMPLE» est une procédure efficace et rapide qui permet de recueillir ces éléments. Le tableau 4.3 détaille les éléments relatifs à cette procédure.

■ **TABLEAU 4.3   Collecte d'informations selon la méthode «SAMPLE»**

Lettres	Signification
S	Signes ou symptômes observés.
A	Allergies connues.
M	Médicaments que prend la victime.
P	Passé médical: les maladies dont souffre la victime.
L	Lunch: quand la victime a-t-elle mangé?
E	Événement: que s'est-il passé?

Selon l'état de la victime, le secouriste l'interroge ou questionne les personnes présentes au moment de l'accident ou du malaise subit afin d'obtenir le plus d'informations possible.

• A-t-on bougé ou déplacé la victime ?
• Souffre-t-elle d'une maladie quelconque ?
• Est-ce la première fois que ces malaises se produisent ?

La collecte d'informations en présence d'une victime inconsciente

Le secouriste cherche des sources externes de renseignements comme un bracelet médical au poignet, un pendentif médical ou des cartes médicales contenues dans le portefeuille ou le sac à main. Il est préférable d'effectuer cette recherche en présence d'un témoin.

L'âge peut aussi être un indice important pour l'évaluation. Le secouriste examine alors l'ensemble du corps pour détecter un changement de la couleur de la peau ou tout autre élément anormal.

La collecte d'informations en présence d'une victime consciente

Le secouriste obtiendra les renseignements que peut donner la victime elle-même. Il n'a pas à l'examiner pour chercher des blessures hypothétiques ; il doit lui demander où se trouve la blessure ou le foyer de douleur et il examine cette région en premier. Il s'assure par la suite que la douleur, l'absence de malaise ou l'effet de médicaments ou de drogues ne masque pas d'autres blessures.

Si la victime a fait une chute ou reçu un choc physique au dos, le secouriste doit lui demander si elle ressent une sensation d'engourdissement, de picotement aux membres supérieurs et inférieurs et si elle peut les bouger en exécutant des mouvements délicats.

Si la victime porte un bracelet médical, vous devez lui accorder une attention spéciale, surtout si la victime est inconsciente, agitée ou anxieuse. L'information révélée par son bracelet peut être primordiale pour évaluer la gravité de son état et prévenir des complications irréversibles. Certains symptômes associés ou signes que vous observez précisent avec plus de certitude le type de blessure ou de malaise en cause.

Vous devez aussi tenir compte du fait que, sous l'effet d'un choc, plusieurs victimes ne ressentent aucun malaise dans les minutes qui suivent. Une surcharge d'adrénaline diminue leur perception de la douleur. Toutefois, à brève échéance, la victime pourrait percevoir des symptômes.

Les éléments qui influencent l'évaluation primaire et secondaire

Il importe de déterminer, si possible, les causes et les circonstances de l'accident ou du malaise subit, car elles orientent le secouriste vers les soins prioritaires à prodiguer.

Les causes de l'accident ou du malaise subit

Les causes d'accident ou de malaise subit sont nombreuses et diversifiées : asphyxie à la suite d'une noyade, intoxication, allergie, blessure causée par un projectile ou une arme à feu, activité ou effort physique intense, électrocution, prise de médicament, incendie, contact avec une substance dangereuse ou suspecte.

À titre d'exemple, les signes et symptômes sont peu évidents dans les cas d'électrocution, mais les dommages internes subis par la victime peuvent être très graves et lourds de conséquences.

Les circonstances de l'accident

Les circonstances sont la manière dont s'est produit l'événement. Elles varient généralement pour un même type d'accident.

Si la victime est inconsciente et qu'il n'y a personne d'autre sur les lieux, on peut envisager la possibilité d'une chute.

Sur la route, les conditions climatiques, une vitesse excessive, la consommation d'alcool ou de drogue, une infraction au code de la route sont souvent des circonstances menant à un accident.

On doit s'informer sur les circonstances en s'adressant directement à la victime ou, si elle est dans l'impossibilité de répondre, en interrogeant un témoin calme. Il faut écouter attentivement la description de l'accident, car elle peut fournir des renseignements précieux permettant de déceler, entre autres, des blessures à la tête, des lésions à la colonne vertébrale ou un cas de malaise subit. La distance de projection de la victime, dans le cas d'un accident de la route, ou la hauteur d'une chute sont des indices importants pour évaluer une victime.

Cherchez des indices, comme un escabeau renversé, et vérifiez bien si, près de la victime, se trouve un objet qui aurait pu lui causer des blessures.

4.4 L'INTERVENTION EN PREMIERS SOINS

Secourir une victime, c'est lui administrer immédiatement les premiers soins essentiels qui peuvent lui sauver la vie, puis ceux qui peuvent empêcher l'aggravation de ses blessures.

Le secouriste sait qu'il lui sera peut-être impossible de traiter les blessures exactement comme il a appris à le faire. Il adaptera ses connaissances et ses habiletés à la situation, tout en tenant compte des principes de base des premiers soins. Il gardera toujours à l'esprit l'importance d'avoir confiance en son bon jugement.

Il est primordial de communiquer avec la victime tout en lui expliquant le pourquoi des soins prodigués, même si elle est inconsciente. Elle entend peut-être, et ses proches seront ainsi plus rassurés. On apportera une attention particulière à éviter des remarques et paroles inutiles qui, souvent, traduisent de l'anxiété, de la nervosité de la part du secouriste. Celui-ci doit rassurer constamment la victime tout en lui donnant calmement et avec assurance les soins qu'exige son état.

4.5 L'OBSERVATION DE LA VICTIME

Le secouriste surveille les fonctions vitales de la victime jusqu'à l'arrivée des services d'urgence. Des attitudes de base, notamment en ce qui concerne la communication, faciliteront cette attente.

On apportera une attention de tous les instants à « L'ABCD » afin d'observer tout changement et ainsi d'intervenir immédiatement en tenant compte des nouvelles priorités.

L'observation d'une victime peut se traduire par différents faits et gestes, comme l'indique l'encadré 4.7.

■ **ENCADRÉ 4.7   Observation d'une victime**

- La victime demeure-t-elle toujours consciente ou son état de conscience se détériore-t-il progressivement ? Si elle est inconsciente, son état est-il stable ou s'aggrave-t-il ?
- L'état d'inconscience est-il accompagné d'une respiration bruyante, difficile, plus rapide ? Une fréquence respiratoire de plus de 25 respirations par minute est considérée comme rapide ; une fréquence de moins de 9 respirations à la minute est considérée comme lente.
- La victime présente-t-elle des signes de circulation comme la respiration, la toux et les mouvements corporels ?
- Sa peau devient-elle plus chaude, ou froide et humide (moite)? La couleur de la peau et des extrémités se modifie-t-elle ? Devient-elle plus pâle, bleutée, rouge ?

Une peau blanche, pâle, grisâtre indique une circulation insuffisante, et elle est le signe d'un choc physiologique ou d'une crise cardiaque. La peau bleutée (cyanosée) témoigne d'une insuffisance respiratoire et même d'une obstruction respiratoire résultant d'une insuffisance ou d'une absence d'oxygénation dans les poumons. Une peau rouge est souvent associée à un coup de chaleur, à une augmentation de la tension artérielle ou de la température corporelle. L'observation de la couleur de la peau est un point important dans l'évaluation d'une victime, car elle peut aussi indiquer une détérioration des fonctions vitales.

Activité d'apprentissage corrigée

15 h Charles Patenaude, âgé de 32 ans, se tient debout devant vous dans une file d'attente au cinéma. Une amie l'accompagne. Soudain, il se sent mal, a chaud, est étourdi et transpire abondamment. Il explique à son amie qu'il ne se sent pas bien, puis tombe dans vos bras. Il ne répond pas aux stimuli verbaux et douloureux. Sa respiration est rapide et superficielle. Il a la peau moite et le teint pâle. Il porte un bracelet au poignet droit précisant qu'il est allergique aux piqûres d'insectes.

Son amie vous dit qu'il a mangé vers midi. Selon elle, il ne souffre d'aucune maladie et ne prend aucun médicament.

1 Nommez les étapes du plan d'intervention.

Le plan d'intervention comprend cinq étapes :

1re étape : l'évaluation de la situation ;

2e étape : la prise en charge de la situation ;

3e étape : l'évaluation de la victime (primaire et secondaire) ;

4e étape : l'administration des premiers soins ;

5e étape : l'observation de la victime.

2 De quelle façon allez-vous assurer la sécurité des lieux ?

Je protégerai la victime en éloignant les personnes qui se trouvent autour de nous.

3 Quelles seront les étapes à suivre dans l'évaluation primaire et secondaire de la victime ?

Faire L'ABCD, puis procéder à l'évaluation secondaire ; ensuite, collecter les informations (SAMPLE).

4 Déterminez les actions urgentes à entreprendre.

Dès la prise en charge de la situation, je demanderai à son amie d'appeler les secours et de revenir me voir. Je m'assurerai que les voies respiratoires de la victime sont ouvertes. Je surveillerai sa respiration et tout signe de détérioration de son état. J'installerai la victime en position latérale de recouvrement.

5 Quels outils allez-vous utiliser pour collecter les données et de quelle façon allez-vous les classer ?

J'utiliserai les données recueillies par la collecte d'informations (SAMPLE) et par l'observation des signes et symptômes de la victime.

Le classement des données se fait ainsi :

S : Charles Patenaude se sent mal, il a chaud et il transpire abondamment, il est étourdi et perd conscience. Il ne répond pas aux stimuli verbaux et douloureux. Sa respiration est rapide et superficielle. Il a la peau moite et le teint pâle.

A : il porte un bracelet au poignet droit précisant qu'il est allergique aux piqûres d'insectes.

M : il ne prend aucun médicament.

P : il ne souffre d'aucune maladie.

L : son amie m'a dit qu'il a mangé vers midi.

E : perte de conscience

6 Quel moyen de prévention devrez-vous utiliser pour vous-même dans cette situation ?

Je me laverai soigneusement les mains à l'eau et au savon antiseptique immédiatement après avoir administré les premiers soins.

Chapitre

···· **5** ····

LES TROUBLES DE L'ÉTAT DE CONSCIENCE

Activité d'apprentissage

CONTEXTE

- Des modifications de l'état de conscience sont fréquentes ; différentes situations peuvent les causer.
- La vérification de l'état de conscience est donc importante avant toute intervention, et le secouriste doit évaluer la victime adéquatement pour être en mesure d'intervenir de façon appropriée.
- Le secouriste doit aussi connaître les risques auxquels peut être exposée une victime inconsciente.

TÂCHE

- Utiliser adéquatement le plan d'intervention du secouriste pour agir dans une situation donnée.
- Intervenir adéquatement dans une situation d'urgence en présence d'une victime inconsciente ou sur le point de perdre conscience.
- Placer une personne en position de recouvrement si la situation le permet.

CONSIGNE

- Lire la mise en situation.
- Répondre aux questions à l'aide du volume.

INTENTION

- Évaluer une victime présentant des modifications de l'état de conscience.
- Intervenir auprès de personnes ayant des modifications de l'état de conscience.
- Appliquer la technique de la position de recouvrement.

MISE EN SITUATION

23 h 30 Annie, 23 ans, revient d'une partie de volleyball. Elle vous dit qu'elle a eu une dure journée de travail et n'a presque rien mangé aujourd'hui. Elle se sent mal, est étourdie, et sa vision est brouillée. Elle est pâle et elle transpire. Elle a un rythme respiratoire de 18 respirations par minute. Vous savez qu'elle prend des anovulants et qu'elle ne souffre d'aucune maladie ou allergie connue.

1 À quelle étape du plan d'intervention du secouriste évaluerez-vous l'état de conscience d'Annie ?

_____
_____
_____

2 Quels moyens utiliserez-vous pour vérifier son état de conscience ?

_____
_____
_____

3 Que devez-vous surveiller chez Annie ?

_____
_____
_____

4 Quels renseignements pertinents devez-vous recueillir ?

_____
_____
_____

5 À quel moment devez-vous appeler les SPU ?

_____
_____
_____

6 Quelles sont les causes des réactions d'Annie ?

_____
_____
_____

5.1 L'ÉVALUATION DU DEGRÉ DE CONSCIENCE

Le degré de conscience d'une victime est un indice majeur pour l'évaluer. Une diminution du degré de conscience indique une aggravation de son état. Elle reflète une atteinte du système nerveux central, particulièrement du cerveau.

Il est extrêmement important de noter tout changement du degré de conscience d'une victime dans une situation d'urgence. Le degré de conscience peut aller de la confusion légère à un coma profond, provoqué par un traumatisme crânien, un empoisonnement ou une autre cause.

Parfois, la victime inconsciente se réveille et semble normale, puis redevient subitement inconsciente.

L'évolution des signes et symptômes de l'état de conscience indique si l'on doit appeler les services préhospitaliers d'urgence.

Lorsqu'un secouriste s'approche d'une victime consciente, préférablement en venant des pieds vers la tête de la victime, il doit s'adresser de la façon suivante :

- Ne bougez pas s'il vous plaît, je m'approche de vous.
- Que s'est-il passé ? Où avez-vous mal ?
- Êtes-vous seul ? Où allez-vous ?
- Comment vous appelez-vous ?

En donnant des directives comme « Ouvrez les yeux, serrez ma main », le secouriste peut obtenir des réponses verbales ou gestuelles de la victime. Une paupière qui se soulève, une main qui bouge sont des indications importantes du degré de conscience.

En l'absence de réponse de la victime, le secouriste peut l'estimer inconsciente.

Pourtant, il est possible que l'ouïe soit intacte et que la victime entende tout ce qui se dit autour d'elle. Toute parole inutile peut être mal interprétée par la victime apparemment inconsciente. L'ouïe est le dernier sens à être perturbé.

Il arrive que des victimes inconscientes perçoivent les paroles prononcées à leur chevet ; certaines ont même affirmé avoir craint que des intervenants mettent fin prématurément aux mesures d'urgence.

Le secouriste doit toujours être au fait de l'état de conscience de la victime. À cette fin, il lui parle sans arrêt. En l'interrogeant fréquemment, il suscite des réponses qui le guident pour évaluer toute modification immédiate de l'état de conscience. Une diminution ou une interruption des réactions supposent qu'il y a abaissement du degré de conscience à un degré plus profond, même comateux. Cet état s'accompagne la plupart du temps de troubles respiratoires, circulatoires et thermiques.

Le tableau 5.1 présente les différents indicateurs de l'état de conscience d'une victime.

■ TABLEAU 5.1   Indicateurs de l'état de conscience d'une victime

État de veille	État de semi-conscience	État d'inconscience
• Ouvre les yeux spontanément. • Répond exactement à une question précise. • Sait son nom, l'endroit où elle se trouve, le jour de la semaine. • Peut parler correctement, tenir des propos lucides et sensés. • Est capable d'exécuter un geste comme ouvrir la main, bouger les jambes, les bras.	• Ouvre les yeux seulement en réaction à la voix, au bruit ou à la douleur. • Répond vaguement à une question précise ou peut répondre à certaines questions, mais pas à d'autres. • N'a pas toujours une bonne idée de l'endroit où elle se trouve, du jour de la semaine. • Parle d'une façon confuse, incompréhensible. • Est somnolente. • Réagit à la douleur (les muscles se contractent légèrement à l'endroit où on la pince, par exemple à la face interne de l'avant-bras). • Manifeste encore les réflexes de sécurité (toux, déglutition).	• N'ouvre pas les yeux. • Ne répond pas aux questions posées. • Ne réagit pas au bruit, à la douleur (sauf par intermittence). • Respire plus difficilement en produisant des bruits causés par l'encombrement des voies respiratoires par la salive. • N'a plus de réflexes de sécurité.

Toutefois, en cas de blessure à la colonne, il se peut que la victime, même consciente, soit dans l'impossibilité d'exécuter ces gestes.

Chaque fois qu'un secouriste se trouve devant une victime inconsciente, celle-ci devient une priorité dans le choix des victimes à trier lors d'un événement grave. Il doit d'abord procéder à l'évaluation primaire et pratiquer, s'il y a lieu, les techniques de réanimation. Par la suite, lorsque la victime respire et qu'elle montre des signes visibles de circulation sanguine, le secouriste la couche sur le côté, en position de recouvrement, si elle n'a pas de blessures à la tête ou à la colonne.

Le tableau 5.2 présente les différentes réactions d'une victime consciente ou devenant inconsciente.

TABLEAU 5.2   Réactions d'une victime selon son état de conscience

Réactions	Victime consciente	Victime semi-consciente	Victime inconsciente
Ouverture des yeux	Spontanée	Sur ordre verbal En réaction à la douleur ou au bruit	Yeux fermés
Réponse verbale	Lucide Cohérente	Confuse, propos incohérents, articulation incompréhensible	Aucune réaction
Réponse motrice	Obéit aux directives et indique la région douloureuse.	Réagit à la douleur.	Réagit rarement à la douleur.

5.1.1 Les pupilles

Les pupilles sont l'orifice central de l'iris, à travers lequel passe la lumière. Elles ont normalement une forme circulaire et sont toutes les deux de même grandeur.

Lorsqu'on projette un faisceau lumineux ou qu'on soulève les paupières, il y a habituellement contraction rapide des pupilles. C'est un mécanisme normal de protection de l'œil. C'est aussi un indice du bon fonctionnement du système nerveux et d'une oxygénation suffisante du cerveau. Au moment de l'examen des pupilles, il faut tenir compte de la présence possible de lentilles cornéennes.

FIGURE 5.1

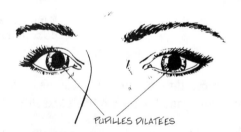

PUPILLES DILATÉES

Les pupilles sont de grandeurs inégales dans les cas de traumatisme crânien ou d'arrêt circulatoire dans une partie du cerveau, comme cela se produit dans le cas d'accidents vasculaires cérébraux.

Les pupilles sont dilatées dans les cas d'empoisonnement, d'intoxication par une drogue, d'état d'inconscience accompagné d'une oxygénation insuffisante dans les 30 secondes qui suivent un arrêt cardiaque. Cependant, l'ingestion de certains médicaments et les traumatismes crâniens enrayent la dilatation des pupilles.

5.2 L'ÉVANOUISSEMENT

L'évanouissement survient par suite d'une réaction soudaine du système nerveux ayant provoqué une dilatation provisoire des vaisseaux sanguins. Il se produit alors temporairement un apport insuffisant de sang oxygéné au cerveau, car le sang s'accumule dans les vaisseaux dilatés des autres parties du corps.

C'est à ce moment que se produit l'évanouissement, lorsque la quantité de sang dans le cerveau diminue de façon brusque et soudaine. L'évanouissement ne dure habituellement que quelques secondes, car aussitôt que la victime s'affaisse, elle se retrouve en position couchée, et la circulation au cerveau se rétablit.

L'encadré 5.1 mentionne les différentes causes de l'évanouissement.

■ **ENCADRÉ 5.1   Causes de l'évanouissement**

- Une grande fatigue
- La faim (manque d'énergie)
- Un état de surexcitation
- Du surmenage
- Une mauvaise aération ambiante
- La vue du sang
- Un accident
- Une douleur intense
- Une longue station en position debout
- Une blessure
- Une émotion intense
- Un stress intense

5.2.1 Les signes et symptômes de l'évanouissement

Lorsqu'elle est sur le point de s'évanouir, la victime :

- se sent faible, étourdie ;
- voit des points noirs devant elle ou ne voit rien du tout ;
- a une démarche chancelante, comme celle d'une personne en état d'ébriété ;
- peut bâiller, trembler et ressentir des bouffées de chaleur ;
- a la peau pâle et humide au toucher.

Puis la victime finit par s'affaisser sur le sol.

La victime reprend ensuite conscience, aussitôt après être tombée ou durant l'évaluation de l'état de conscience. Par la suite, elle peut répondre aux questions et obéir aux ordres.

5.2.2 Les premiers soins à la personne défaillante ou évanouie

L'intervention en premiers soins à la personne défaillante ou évanouie a pour but de prévenir une détérioration de son état de conscience lorsque l'évanouissement est imminent et d'augmenter l'apport de sang oxygéné au cerveau.

Le tableau 5.3 présente les différentes étapes d'intervention que le secouriste doit suivre pour venir en aide à une personne défaillante ou évanouie.

■ **TABLEAU 5.3** **Interventions en secourisme chez une victime défaillante ou évanouie**

1. Évaluer la situation	• Lorsque l'évanouissement est imminent, faites asseoir la victime, la tête penchée en avant (tête entre les genoux), ou faites-la s'allonger, la tête reposant sur le sol afin d'augmenter l'apport de sang oxygéné au cerveau.
2. Prendre charge de la situation	• Tentez d'amortir la chute au moment de l'évanouissement afin de prévenir les blessures à la tête, au cou ou ailleurs.
3. Évaluer la victime	• Effectuez L'ABCD dès que la victime s'affaisse. Normalement, elle redevient consciente assez rapidement. Sinon, envisagez la possibilité d'un état d'inconscience.
4. Intervenir en premiers soins	• Il est important de ne pas relever la victime ni de la déplacer pour que la circulation se rétablisse rapidement au cerveau. • Desserrez les vêtements au cou, à la poitrine et à la taille afin de faciliter la respiration. • Si c'est possible, faites respirer de l'air frais à la victime : ouvrez portes et fenêtres, aérez l'endroit et protégez-la des variations extrêmes de température. Éloignez les curieux pour que la victime obtienne la meilleure oxygénation possible. • Épongez le front de la victime avec une compresse d'eau froide afin d'activer la circulation à la tête. • Placez-vous face à la victime, parlez-lui, rassurez-la, ne la laissez pas dormir. Interrogez-la sur la cause possible de son évanouissement. • Installez la victime dans une position confortable, mais sans élever sa tête ; tournez-la sur le côté si elle est nauséeuse, si elle vomit ou si sa respiration est difficile. • Dites à la victime de demeurer couchée durant 10 à 15 minutes lorsqu'elle est revient à elle. Si elle se sent bien et non nauséeuse, vous pouvez lui faire boire lentement un peu de liquide par la suite. • Rassurez la victime sur la cause possible de son évanouissement.
5. Observer la victime	• Parlez constamment à la victime afin de ne pas la laisser dormir. • Refaites L'ABCD et assurez-vous que la victime n'a pas de blessure à la tête ni ailleurs si elle a chuté.

6. Faire le rapport aux SPU	• Communiquez :
	   – le nom complet et l'âge de la victime ;
	   – les éléments d'information recueillis selon la méthode « SAMPLE » ;
	   – les interventions effectuées ;
	   – observation et suivi de la victime.

■ **FIGURE 5.2**

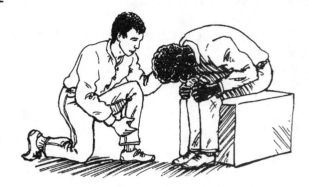

■ **FIGURE 5.3**

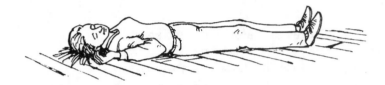

Si la défaillance ou l'évanouissement est causé par un facteur environnemental (présence de substances toxiques, excès de chaleur, air vicié dans un local surchauffé), évacuez immédiatement la victime.

Normalement, lorsqu'une victime s'évanouit, il n'est pas nécessaire d'appeler les services préhospitaliers d'urgence, sauf si :

- la cause de l'évanouissement n'est pas évidente ;
- la victime continue de se sentir mal après être revenue à elle et que son état est inquiétant ;
- l'évanouissement survient chez une victime âgée, précédé ou non de maux de tête violents, ou chez une personne ayant des antécédents de troubles cardiaques ;
- l'évanouissement se produit pendant ou peu après un exercice physique intense ;
- le secouriste observe des signes tels que des convulsions ou une incontinence pendant l'évanouissement ;
- la victime éprouve de la difficulté à respirer et souffre de douleurs thoraciques ;
- la durée de l'évanouissement se prolonge au-delà de 1 à 2 minutes.

5.3 L'ÉTAT D'INCONSCIENCE

La victime inconsciente ne peut répondre à divers stimuli tels que bruits, interpellations, directives.

Elle subit aussi une perte de sensibilité causée par un dysfonctionnement du cerveau et du système nerveux.

5.3.1 Les causes de l'état d'inconscience

Lors de l'évaluation primaire (L'ABCD) et de l'évaluation secondaire (examen de la tête aux pieds), le secouriste doit déterminer la cause de l'état d'inconscience d'une victime. L'encadré 5.2 dresse la liste des principales causes de l'état d'inconscience.

■ **ENCADRÉ 5.2 Causes de l'état d'inconscience**

- Une asphyxie causée par l'inhalation d'un gaz toxique
- Un arrêt respiratoire à la suite d'un étouffement
- Un empoisonnement, y compris l'absorption d'une trop grande quantité d'alcool ou de drogues
- Une blessure à la tête ou à la colonne vertébrale
- Une trop grande exposition à la chaleur ou au froid
- Une électrocution
- Certaines maladies, une crise cardiaque, un accident vasculaire cérébral, une crise d'épilepsie, le diabète (choc insulinique), une réaction allergique (choc anaphylactique), un arrêt cardiorespiratoire causé par une crise cardiaque
- Une hémorragie entraînant un état de choc hypovolémique

De plus, lors de sa collecte d'éléments d'informations (SAMPLE), le secouriste doit vérifier si la victime porte une carte ou un bracelet d'identification médicale (« Medic-Alert »). L'information recueillie auprès des proches et des témoins peut aussi être précieuse.

5.3.2 Les signes de l'état d'inconscience

Les signes de l'état d'inconscience sont les suivants :
- l'absence de réactions volontaires aux stimuli (lorsqu'on provoque la douleur, les muscles peuvent se contracter légèrement à l'endroit endolori) ;
- une respiration rapide, faible, parfois difficile à cause des sécrétions, qui sont abondantes lorsque l'état d'inconscience est profond (la langue peut provoquer un arrêt respiratoire lorsqu'elle tombe dans l'arrière-gorge, si la victime est couchée sur le dos) ;
- un pouls rapide, faible ou très lent et superficiel ;
- une peau moite, pâle, bleutée ;
- des muscles relâchés, flasques.

Il peut se produire une variation du degré d'inconscience. Une victime inconsciente peut aussi se trouver en état d'arrêt respiratoire ou cardiorespiratoire.

5.3.3 Les interventions en premiers soins en cas d'état d'inconscience

Les interventions en premiers soins en cas d'état d'inconscience ont pour objectif de maintenir les voies respiratoires dégagées afin de favoriser l'apport d'oxygène au cerveau.

Le tableau 5.4 présente les différentes étapes d'intervention que le secouriste doit suivre auprès d'une victime inconsciente.

■ TABLEAU 5.4   Interventions en secourisme chez une victime inconsciente

1. Évaluer la situation	• Tentez de savoir comment s'est produit la situation. Si vous ignorez ce qui est arrivé, traitez la victime comme si elle avait une blessure de la colonne vertébrale.
2. Prendre charge de la situation	• Sécurisez les lieux. • Appelez les SPU si les lieux ne sont pas sécuritaires (911).
3. Évaluer la victime	• Effectuez l'évaluation primaire (L'ABCD). Surtout, vérifiez si la victime est réellement inconsciente. • Lorsque vous constatez l'état d'inconscience et si les secours n'ont pas encore été avertis, faites-le maintenant. • Procédez à l'évaluation secondaire pour déceler la présence de blessures cachées : plaies, fracture, etc. • Recueillez les éléments d'information (SAMPLE) : témoins, carte ou bracelet d'identification médicale (« Medic-Alert »).
4. Intervenir en premiers soins	• Libérez les voies respiratoires. • Desserrez les vêtements à la poitrine et à la taille afin de faciliter la respiration. • Installez immédiatement la victime en position de recouvrement, si vous ne soupçonnez pas de blessures à la tête ou à la colonne, si la victime a un pouls et une respiration. • N'administrez rien par la bouche, car vous pourriez provoquer un étouffement. • Couvrez la victime afin d'éviter une perte de chaleur corporelle. • Stimulez constamment la victime ; parlez-lui, rassurez-la, car il est possible qu'elle vous entende. Ne dites rien qui pourrait créer de l'anxiété ou l'accroître.
5. Observer la victime	• Restez près de la victime et la rassurer. • Faites L'ABCD jusqu'à l'arrivée des SPU et notez toute modification de l'état de conscience de la victime.

6. Faire le rapport aux SPU	• Communiquez :
	  – le nom complet et l'âge de la victime ;
	  – les éléments d'information recueillis selon la méthode « SAMPLE » ;
	  – les interventions effectuées ;
	  – observation et suivi de la victime.

Une victime inconsciente ne doit pas demeurer sur le dos, car sa langue pourrait s'affaisser dans l'arrière-gorge et ainsi bloquer ses voies respiratoires. La victime risquerait alors de s'étouffer. De plus, l'accumulation des sécrétions et la possibilité de vomissements pourraient aggraver la situation. Si le secouriste doit s'absenter quelques instants pour appeler les services préhospitaliers d'urgence, il placera la victime en position de recouvrement afin d'éviter une obstruction respiratoire s'il ne soupçonne pas de blessure à la colonne vertébrale.

5.3.4 La position de recouvrement ou position latérale de sécurité

On place normalement la victime inconsciente en position de recouvrement : couchée sur le côté, avec la tête placée en extension et inclinée vers le sol.

La position de recouvrement aide à libérer les voies respiratoires des obstacles naturels : sécrétions, vomissements, chute de la langue dans l'arrière-gorge.

Si l'on détecte une respiration et un pouls et si la victime ne présente pas de risques de fracture de la colonne, on la place en position de recouvrement ou position latérale de sécurité.

MARCHE À SUIVRE
pour placer la victime en position de recouvrement ou en position latérale de sécurité

1. Desserrez les vêtements au cou, à la poitrine et à la taille.

2. Placez-vous, de préférence, à gauche de la victime afin de la tourner sur ce côté. Cette position permettra à la victime de tousser si elle en a besoin, de même qu'elle facilitera sa respiration et sa circulation sanguine.

3. Allongez le bras gauche de la victime au-dessus de sa tête. Allongez aussi ses jambes et fléchissez sa jambe droite.

■ **FIGURE 5.4**

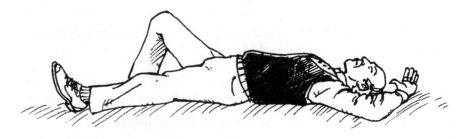

4. En soutenant la victime par les épaules et le genou droit, tournez-la prudemment sur le côté gauche, en bloc, d'un seul coup. Le genou droit replié empêche la victime de rouler sur le ventre.

FIGURE 5.5

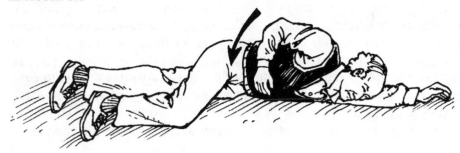

5. Dégagez de la poitrine le bras droit et pliez-le à angle droit. Placez ce bras sous le menton de la victime.

6. Placez le bras gauche en ligne droite avec le corps. La tête repose sur le bras allongé. Il faut placer la tête en extension, légèrement inclinée vers l'arrière, afin d'assurer une meilleure ouverture des voies respiratoires supérieures. De plus, dans cette position, la bouche est ouverte, ce qui permet l'écoulement de sécrétions et de vomissements éventuels.

FIGURE 5.6

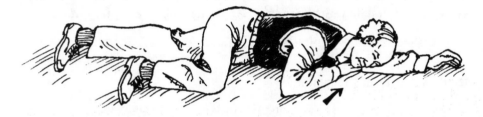

7. Couvrez la victime à l'aide d'une couverture.

FIGURE 5.7

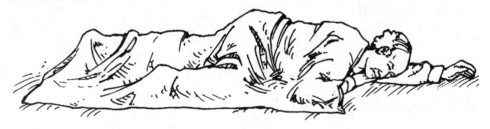

8. Si la victime doit rester dans la position de recouvrement pendant une longue période, changez-la de côté aux 30 minutes.

Activité d'apprentissage corrigée

23 h 30 Annie, 23 ans, revient d'une partie de volleyball. Elle vous dit qu'elle a eu une dure journée de travail et n'a presque rien mangé aujourd'hui. Elle se sent mal, est étourdie, et sa vision est brouillée. Elle est pâle et elle transpire. Elle a un rythme respiratoire de 18 respirations par minute. Vous savez qu'elle prend des anovulants et qu'elle ne souffre d'aucune maladie ou allergie connue.

1 À quelle étape du plan d'intervention du secouriste évaluerez-vous l'état de conscience d'Annie?

À la troisième étape, soit celle de l'évaluation de la victime.

2 Quels moyens utiliserez-vous pour vérifier son état de conscience?

La stimulation verbale et le toucher.

3 Que devez-vous surveiller chez Annie?

Les signes et symptômes que manifeste Annie et tous les changements qui surviennent: elle se sent mal, est étourdie, a une vision brouillée. La pâleur de son visage, la sudation, la respiration régulière à 18 respirations par minute.

4 Quels renseignements pertinents devez-vous recueillir?

SAMPLE S: Annie se sent mal, elle est étourdie, pâle et elle transpire, sa respiration est à 18/min. A: aucune. M: anovulants. P: aucune. Lunch: n'a pas beaucoup mangé. Événement: à la suite d'une partie de volleyball.

5 À quel moment devez-vous appeler les SPU?

Si la situation ne s'améliore pas ou si Annie devient inconsciente.

6 Quelles sont les causes des réactions d'Annie?

Une grande fatigue et la faim (manque d'énergie et possiblement hypoglycémie).

Notes

Chapitre

6

LA RÉANIMATION CARDIORESPIRATOIRE

Activité d'apprentissage

CONTEXTE

L'arrêt respiratoire à la suite d'une obstruction des voies respiratoires ou d'une asphyxie liée à l'inhalation de produits toxiques peut causer la mort. La maladie cardiovasculaire est responsable du plus grand nombre de décès au Canada. En 1998, elle a causé 35 % des décès chez les hommes et 38 % chez les femmes (Fondation des maladies du cœur).

La reconnaissance des signes et symptômes de l'étouffement, de l'arrêt respiratoire et d'une crise cardiaque et l'action rapide du secouriste peuvent contribuer à sauver une vie.

TÂCHE

■ Utiliser adéquatement le plan d'intervention du secouriste en reconnaissant les signes d'obstruction des voies respiratoires et les signes et symptômes de l'arrêt cardiorespiratoire.

■ Intégrer les étapes d'intervention applicables au cours des manœuvres de dégagement des voies respiratoires (DVR), d'urgence respiratoire et de réanimation cardiorespiratoire (RCR) chez l'adulte, l'enfant et le bébé.

CONSIGNE

■ Lire les mises en situation.

■ Répondre aux questions à l'aide du volume.

■ Appliquer les techniques de la ventilation de secours chez l'adulte, l'enfant et le bébé.

■ Appliquer les techniques de DVR et de RCR chez l'adulte, l'enfant et le bébé.

6

INTENTION

- Reconnaître les signes et symptômes chez une personne en situation d'obstruction des voies respiratoires ou de crise cardiaque.
- Acquérir des connaissances sur les techniques suivantes : la ventilation de secours, le DVR et la RCR.
- Exécuter les étapes de la ventilation de secours, du DVR et de la RCR chez l'adulte, l'enfant et le bébé.

MISE EN SITUATION 1

Josée prépare le souper. Elle croque une carotte et se met à tousser. Même si elle a de la difficulté à dégager ses voies respiratoires, elle peut respirer. À ce moment, vous arrivez dans la cuisine ; Josée parvient à vous adresser la parole.

1 Quelles étapes du plan d'intervention du secouriste devez-vous appliquer dans cette situation ?

_____

_____

2 Quelles recommandations pourrez-vous faire à Josée lorsqu'elle aura les voies respiratoires complètement dégagées ?

_____

_____

MISE EN SITUATION 2

Jonathan, 9 mois, et Julie, 5 ans, s'amusent avec des jouets sécuritaires. Julie, voulant varier les activités, va chercher une boîte contenant plusieurs boutons de grosseurs différentes. Subitement, Jonathan s'agite, est incapable d'émettre le moindre cri, et sa peau devient bleue. Aussitôt, Julie va chercher son père ; celui-ci constate que Jonathan ne bouge plus et qu'il semble inconscient.

Quelles étapes du plan d'intervention du secouriste devez-vous appliquer dans cette situation ?

_____

_____

MISE EN SITUATION 3

Alexandre, 4 ans, participe à une fête d'anniversaire. Pendant qu'il mange un morceau de gâteau, un autre enfant le saisit par les hanches, derrière lui, pour le surprendre. Vous arrivez sur les lieux au moment où Alexandre tombe sur le plancher. Il semble inconscient. Des parcelles de gâteau sont présentes sur ses lèvres et son visage est bleuté.

Quelles étapes du plan d'intervention du secouriste devez-vous appliquer dans cette situation ?

_____

_____

MISE EN SITUATION 4

Vous surveillez Charles, 10 ans, qui se baigne avec son ami Jonathan. À l'intérieur de la maison, le téléphone sonne. Vous décidez d'aller répondre parce que Jonathan attend un appel de sa mère. Lorsque vous revenez , vous entendez les appels à l'aide de Jonathan. Vous constatez que Charles, étendu sur le sol près de la piscine, a le teint bleuté et que sa poitrine se soulève peu. Vous entendez un faible bruit respiratoire, mais Charles ne réagit pas aux stimuli.

Pour chaque étape du plan d'intervention du secouriste, décrivez les interventions à faire.

1re : Évaluation de la situation _____

2e : Prise en charge de la situation _____

3e : Évaluation de la victime _____

4e : Intervention en premiers soins _____

5e : Observation de la victime _____

MISE EN SITUATION 5

Vous assistez à une fête de famille et vous remarquez que votre oncle Raymond ne se sent pas très bien. Il est pâle, transpire, se tient la poitrine et dit qu'il a de la difficulté à digérer le repas qu'il vient de terminer. Vous savez qu'il a des problèmes cardiaques et qu'il prend des médicaments sous forme de pulvérisateur pour traiter ses crises d'angine. Il est également diabétique et souffre d'hypertension. Vous le voyez qui se dirige vers la salle de bain. Il tombe par terre.

Quelles étapes du plan d'intervention du secouriste devez-vous appliquer dans cette situation ?

_____

_____

_____

_____

_____

_____

_____

_____

_____

6.1 L'OBSTRUCTION RESPIRATOIRE

L'air que nous inspirons par le nez ou la bouche s'engage successivement dans le pharynx, le larynx, la trachée et les bronches pour terminer son trajet dans les poumons. Un aliment que nous avalons passe tout d'abord par le pharynx, puis par l'épiglotte, qui forme une petite trappe. Cette dernière assure la protection des voies respiratoires en se fermant hermétiquement dès que nous avalons de la nourriture ou un liquide. L'aliment passera ensuite par l'œsophage pour aboutir dans l'estomac. Une mauvaise coordination de l'épiglotte entraîne parfois le passage d'un aliment dans les voies respiratoires. En outre, quand une victime est inconsciente, il se peut que l'épiglotte ne joue pas son rôle et demeure ouverte.

■ **FIGURE 6.1**

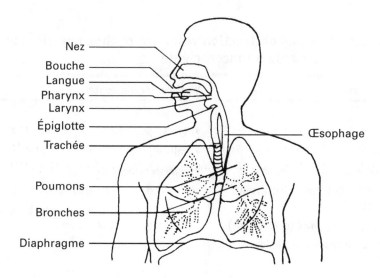

Nez
Bouche
Langue
Pharynx
Larynx
Épiglotte
Trachée
Poumons
Bronches
Diaphragme
Œsophage

Ne faites jamais ingérer de substances solides ou liquides à une victime inconsciente. Les risques d'aspiration de corps étrangers dans les poumons sont grands et peuvent être mortels.

L'obstruction respiratoire se produit lorsque les voies respiratoires sont partiellement ou complètement obstruées par un corps étranger. C'est ce qu'on appelle un étouffement. La victime tente de respirer et d'avaler en même temps. L'épiglotte essaie d'empêcher la nourriture ou autre objet de pénétrer dans la trachée, mais elle tente également de laisser passer de l'air. C'est alors que se produit l'étouffement. Le corps étranger reste généralement coincé dans l'arrière-gorge (pharynx). L'air ne peut alors plus pénétrer dans les poumons.

Si l'on applique la méthode de L'ABCD au cours de l'examen primaire, l'obstruction des voies respiratoires est un problème relevant de l'étape A, c'est-à-dire de la libre circulation de l'air dans les voies respiratoires. Ici, la victime ne respire plus. Même si l'on pratique la ventilation de secours, sa poitrine ne se soulève pas : l'air n'entre plus dans ses voies respiratoires, car elles sont obstruées. Il faut donc intervenir immédiatement afin d'expulser le corps étranger. Sinon, la victime perdra conscience sous peu et tombera en arrêt cardiaque.

Toutefois, si l'obstruction est causée par une blessure ou un gonflement des tissus des voies respiratoires supérieures résultant d'une réaction allergique ou d'une maladie, le recours à des SPU doit se faire immédiatement.

Le tableau 6.1 indique les causes d'obstruction respiratoire selon que la victime est consciente ou inconsciente.

■ **TABLEAU 6.1** **Causes d'obstruction respiratoire chez une victime consciente ou inconsciente**

Victime consciente	Victime inconsciente
• Aliments	• Langue
• Objets	• Sécrétions
• Spasme	• Salive
• Gonflement (enflure ou œdème)	• Vomissements
• Compression du larynx (pendaison, strangulation)	• Sang associé à un traumatisme
• Compression du thorax (écrasement)	• Toute cause ayant pu survenir lorsque la victime était consciente
• Inhalation de fumée, de chaleur intense	

6.1.1 Les premiers soins en cas d'obstruction respiratoire

Trois situations peuvent se présenter au moment d'une obstruction des voies respiratoires chez un adulte, un enfant ou un bébé : la respiration peut être efficace, inefficace ou absente.

Le tableau 6.2 présente les types de respiration que peut présenter une victime selon le genre d'obstruction, les signes qui y sont associés et les principales interventions à faire dans chaque cas.

■ **TABLEAU 6.2   Signes d'obstruction et interventions de secours**

Types de respiration et d'obstruction	Signes chez la victime	Interventions
Respiration efficace Obstruction partielle	• Respiration audible • Toux et sifflements • Capacité de parler ou d'émettre des sons	Encourager la victime à tousser.
Respiration inefficace Obstruction partielle	• Toux faible • Sons aigus et sifflants • Visage rouge foncé • Lèvres bleutées • Incapacité de parler	Effectuer des poussées abdominales.
Respiration absente Obstruction complète	• Toux absente • Sons absents • Visage et cou tendus • Visage bleuté • Incapacité de parler, de tousser, de respirer La victime porte ses mains à la gorge, elle semble effrayée, elle est agitée et dans un état de panique. Il est fréquent que la victime cherche à s'isoler. Elle se retire du groupe et, souvent, se dirige vers la salle de bains.	Effectuer des poussées abdominales.

■ **FIGURE 6.2**

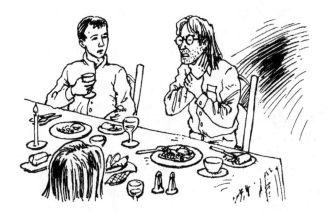

Lorsqu'une victime (adulte, enfant ou bébé) a les voies respiratoires complètement obstruées, il faut expulser immédiatement le corps étranger afin de renouveler l'oxygène contenu dans ses poumons, sinon le cerveau en manquera, et la victime perdra conscience en peu de temps. Un arrêt cardiaque se produira dans les 4 minutes qui suivront l'arrêt respiratoire.

FICHE SYNTHÈSE 5
→ p. 297

MARCHE À SUIVRE
en cas d'obstruction respiratoire complète chez un adulte ou un enfant conscient

1. Demandez à la victime, tout en la regardant dans les yeux :

   • Est-ce que ça va ?

   • Êtes-vous étouffé ?

   • Pouvez-vous tousser ?

■ **FIGURE 6.3**

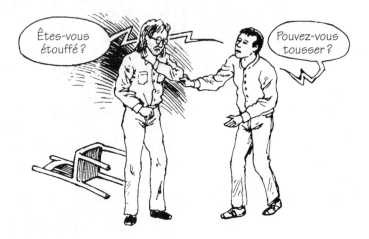

L'incapacité de répondre et de tousser confirme une obstruction complète. Le mouvement d'air est alors absent.

2. Dans ce cas, demandez de l'aide et rassurez la victime en vous présentant et en l'informant que vous êtes secouriste et que vous pouvez l'aider.

   Effectuez aussitôt des poussées abdominales, peu importe si la victime est debout ou assise. Les poussées abdominales sont une mesure d'urgence qui stimule la toux en vue de faire sortir l'air des poumons. Elles consistent en une série de poussées qui provoquent un soulèvement rapide du diaphragme, engendrant ainsi une pression interne qui expulsera le corps étranger.

3. Placez-vous derrière la victime. Écartez vos jambes comme dans un pas de marche afin d'assurer votre stabilité si la victime perd conscience.

   Placez votre jambe avant entre les jambes de la victime.

4. Localisez le nombril de la victime avec vos doigts.

■ **FIGURE 6.4**

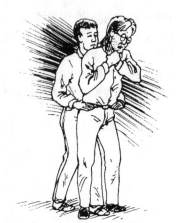

5. Laissez les doigts de votre main non dominante en place. Fermez le poing de l'autre main en plaçant le pouce à l'intérieur du poing. La face latérale, côté pouce, est placée contre l'abdomen juste au-dessus des doigts de la main non dominante située exactement au centre de l'abdomen. Habituellement, le point d'appui se trouve juste au-dessus du nombril, mais bien en dessous de la pointe du sternum (appendice xiphoïde).

■ **FIGURE 6.5**

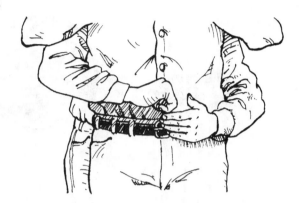

6. Inclinez la victime vers l'avant.

7. Saisissez votre poing avec la main non dominante, puis pressez fortement sur l'abdomen en exerçant des poussées fermes et rapides vers le haut en forme de « J ». Augmentez la force des poussées si elles ne sont pas efficaces dès le début. Chaque poussée devrait constituer un mouvement distinct.

8. Continuez les poussées jusqu'à ce que le corps étranger soit expulsé ou que la victime perde conscience.

■ **FIGURE 6.6**

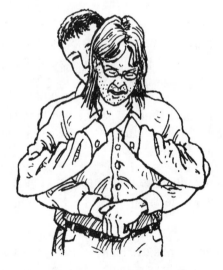

Cette manœuvre peut provoquer des vomissements. Si vous placez vos mains au bon endroit et exercez une pression suffisante, les probabilités de vomissement seront réduites.

Pour un enfant, effectuez les poussées abdominales de la même manière que pour un adulte, mais avec moins de vigueur.

■ **FIGURE 6.7**

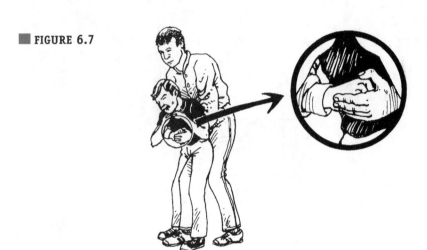

Lorsque la victime d'étouffement est une personne obèse ou une femme enceinte à un stade avancé de sa grossesse et que vous ne parvenez pas à encercler son abdomen de vos bras, les poussées abdominales sont inefficaces et dangereuses, car il n'y a pas assez d'espace entre la cage thoracique, le fœtus ou l'abdomen. Vous procéderez alors à l'administration de poussées thoraciques qui faciliteront l'expulsion du corps étranger.

MARCHE À SUIVRE
en cas d'obstruction respiratoire complète chez une personne obèse ou une femme enceinte consciente

1. Placez-vous derrière la victime et passez vos bras sous ses aisselles afin d'encercler le thorax. Si la victime est assise sur une chaise, utilisez le dossier comme point d'appui.

2. Placez la face latérale de votre poing, côté du pouce, à la mi-sternum.

   Si vous sentez la limite inférieure de la cage thoracique, votre poing est trop bas.

3. Saisissez votre poing avec l'autre main et exercez des poussées vigoureuses en ligne droite vers vous et vers la poitrine de la victime à une profondeur de 4 à 5 cm. Les poussées comprimeront le thorax et expulseront l'air des poumons. Effectuez des poussées thoraciques jusqu'à ce que le corps étranger soit expulsé ou que la victime perde conscience. Chaque poussée doit être distincte.

■ **FIGURE 6.8**

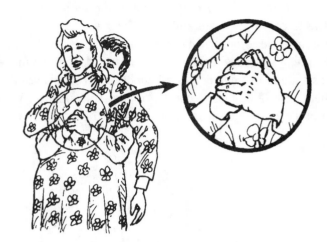

Suggérez à la personne qui a subi des manœuvres de dégagement des voies respiratoires de consulter un médecin pour vérifier s'il y a des blessures internes. Les poussées abdominales ou thoraciques peuvent causer, entre autres, des lésions au foie ou une contusion au cœur et provoquer, sous l'impact de la poussée, une hémorragie interne par la rupture d'un vaisseau sanguin.

Une personne qui s'étouffe et qui ne peut compter immédiatement sur l'aide d'une autre personne peut elle-même procéder à des manœuvres pour dégager ses voies respiratoires.

MARCHE À SUIVRE
en cas d'obstruction respiratoire complète pour une personne consciente
qui se trouve seule

1. Si vous êtes incapable de respirer, de parler et de tousser, tentez d'attirer l'attention en faisant du bruit afin d'obtenir de l'aide. Par exemple, lancez une assiette ou un objet sur le plancher ou composez le 911 si vous êtes près d'un téléphone.

2. Vous pouvez vous faire vous-même des poussées abdominales.

   Appliquez la technique indiquée pour une victime consciente. Placez le poing de votre main non dominante sur votre abdomen, le pouce vers l'intérieur au-dessus du nombril, mais bien au-dessous de la pointe du sternum (appendice xiphoïde). Prenez votre poing avec votre main dominante et appuyez vers le haut, vers le diaphragme, en effectuant un mouvement rapide et ferme.

3. Si vous ne réussissez pas, gardez le poing de votre main non dominante contre le centre de votre abdomen. Puis appuyez-vous contre une surface rigide, comme le dossier d'une chaise, le côté d'une table ou une rampe. Votre poing se trouve légèrement au-dessus de la ligne formée par les extrémités supérieures des os de la hanche. Exercez ensuite des pressions vers le haut jusqu'à ce que le corps étranger soit expulsé. Vous pourriez avoir besoin d'exécuter plusieurs poussées pour dégager vos voies respiratoires.

■ **FIGURE 6.9**

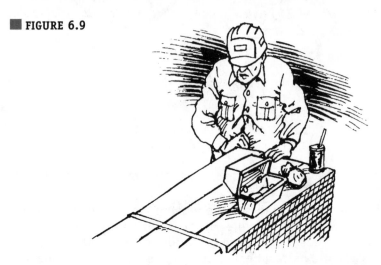

Un bébé qui vient de porter un objet à sa bouche peut s'étouffer; il devient bleu, ses lèvres sont bleuâtres ou grisâtres, il est incapable de respirer, de pleurer, de tousser. Un bébé peut aussi présenter une difficulté respiratoire soudaine, une toux inhabituelle, des cris faibles ou des bruits respiratoires aigus.

MARCHE À SUIVRE
en cas d'obstruction respiratoire complète chez un bébé conscient

FICHES SYNTHÈSE [6]
→ p. 298
[12]
→ p. 307

1. Placez le bébé à plat ventre sur votre avant-bras.

2. Soutenez la tête du bébé avec le pouce et l'index de chaque côté du menton en appuyant les autres doigts contre l'épaule afin d'éviter le ballottement de la tête. La fragilité des espaces intervertébraux exige de prendre cette précaution pour éviter de causer des blessures à la colonne vertébrale.

■ **FIGURE 6.10**

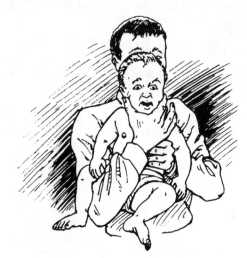

3. Placez les jambes du bébé de chaque côté de votre coude et immobilisez celle qui est entre le coude et le thorax en l'appuyant fermement sur le côté du thorax.

4. Appuyez votre avant-bras sur votre cuisse de façon que la tête du bébé soit gardée plus basse que le corps, afin de faciliter l'expulsion du corps étranger.

5. Donnez jusqu'à 5 tapes rapides dans le milieu du dos, entre les omoplates, avec le talon de la paume de la main. Chaque tape devrait être assez forte pour déloger le corps étranger.

■ **FIGURE 6.11**

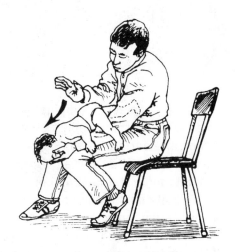

Si les voies respiratoires restent obstruées après cette manœuvre:

6. Donnez au bébé une position confortable en plaçant sur la partie postérieure de son cou et de sa tête la main avec laquelle vous lui avez donné des tapes dans le dos, votre poignet et votre avant-bras supportant le bas de son dos. La tête est ainsi gardée immobile.

■ **FIGURE 6.12**

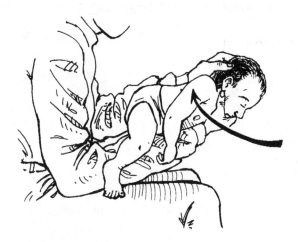

7. Tournez le bébé sur le dos, appuyez votre avant-bras sur vos cuisses et gardez sa tête plus basse que le tronc afin de faciliter l'expulsion du corps étranger. Si le bébé est instable dans cette position ou qu'il est trop lourd, placez-le sur une surface rigide.

■ **FIGURE 6.13**

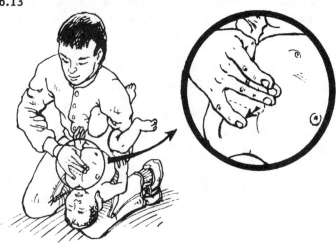

8. Effectuez jusqu'à 5 poussées thoraciques rapides au rythme de 1 poussée à la seconde. Pour ce faire, mettez 3 doigts en position sur le thorax. Tracez une ligne imaginaire entre les deux mamelons avec le doigt qui est le plus près de la tête du bébé. Relevez le premier doigt (index) et gardez les 2 autres doigts sur le sternum. Assurez-vous que vos doigts ne se trouvent pas sur la pointe du sternum, puis comprimez verticalement 5 fois à une profondeur variant entre 1/3 et 1/2 de l'épaisseur du thorax. Ces poussées verticales provoquent l'expulsion du corps étranger et de l'air enfermé dans les poumons du bébé. Aussitôt le corps étranger expulsé, le bébé conscient commencera à pleurer ou à tousser vigoureusement.

■ **FIGURE 6.14**

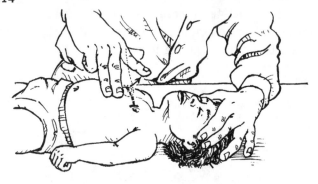

Si le corps étranger n'est pas sorti et que le bébé ne respire toujours pas :

9. Répétez rapidement les tapes dans le dos en alternance avec les poussées thoraciques, jusqu'à ce que le corps étranger soit expulsé, ou que le bébé perde conscience, ou que les SPU arrivent. Le temps ici est primordial.

Une fois les voies respiratoires dégagées, faites examiner le bébé par un médecin pour éviter toute complication causée par l'obstruction ou les manœuvres appliquées.

● ● ●

Lorsque la victime, qu'il s'agisse d'un adulte, d'un enfant ou d'un bébé, perd conscience pendant la manœuvre de dégagement, il faut soutenir sa tête et son cou et appeler à l'aide.

MARCHE À SUIVRE
en cas d'obstruction respiratoire complète chez un adulte, un enfant ou un bébé inconscient

FICHE SYNTHÈSE 7
→ p. 299

1. Déterminez l'état de conscience de la victime.

2. Sécurisez les lieux et demandez à une personne d'appeler les SPU et dites-lui de revenir par la suite. Si vous êtes seul, appelez immédiatement les SPU.

3. Placez la victime sur le dos et sur une surface dure et plane afin d'effectuer des compressions thoraciques efficaces.

4. Regardez dans la bouche en soulevant la machoire et la langue pour voir s'il y a un corps étranger et essayez de le retirer, si vous le voyez. Quand il s'agit d'enfant ou d'un bébé, si le corps étranger est visible, enlevez-le minutieusement avec le petit doigt en le glissant le long de la joue, car il pourrait facilement s'enfoncer plus profondément et aggraver l'obstruction.

5. Pour soulever la mâchoire et la langue, procédez comme suit: d'une main, saisissez avec le pouce et les doigts la langue et la mâchoire inférieure de la victime. Tirez-les vers le haut et l'avant pour lui ouvrir la bouche. Ce mouvement éloigne la langue de l'arrière-gorge et de tout corps étranger pouvant s'y trouver. La manœuvre peut être suffisante pour soulager une obstruction.

FIGURE 6.15

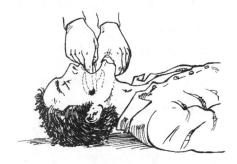

6. N'effectuez pas de balayage si la victime est consciente ou si elle souffre de convulsions.

7. Ouvrez les voies respiratoires en plaçant la tête en extension et en soulevant le menton.

8. Vérifiez la respiration.

9. Regardez, écoutez, sentez tout signe de respiration durant au plus 10 secondes.

FICHE SYNTHÈSE 13
→ p. 308

 INTERVENANT DÉSIGNÉ

- Si la victime est un adulte inconscient, appelez immédiatement les SPU.
- Si vous êtes seul avec un enfant ou un bébé inconscient, faites 5 cycles de 30 compressions et de 2 ventilations (environ 2 minutes) et appelez ensuite les SPU.

Si la victime respire normalement ou commence à respirer par elle-même :

10. Placez-la en position de recouvrement.

11. Demeurez avec la victime et couvrez-la. Refaites L'ABCD jusqu'à l'arrivée des secours.

Si la victime ne respire pas :

12. Donnez 2 ventilations (voir p. 97). Pour l'adulte, l'enfant ou le bébé, les ventilations ne doivent pas dépasser 1 seconde chacune.

Si la poitrine se soulève dès la première ventilation, c'est un signe que le corps étranger est absent ou qu'il s'est déplacé et que les voies respiratoires sont dégagées.

Il arrive souvent que les muscles des voies respiratoires se relâchent après une perte de conscience. L'air peut alors se rendre aux poumons même s'il y a encore obstruction.

Si la poitrine ne se soulève pas dès la première ventilation :

13. Repositionnez la tête ; il est possible qu'elle soit mal placée et qu'ainsi les voies respiratoires ne soient pas ouvertes.

14. Donnez ensuite une deuxième ventilation, d'une durée maximale de 1 seconde.

Si la poitrine ne se soulève toujours pas, il faut présumer que les voies respiratoires sont toujours obstruées. Dans ce cas :

15. Effectuez 30 compressions thoraciques (voir p. 111-114), que ce soit pour l'adulte, l'enfant ou le bébé.

■ **FIGURE 6.16**

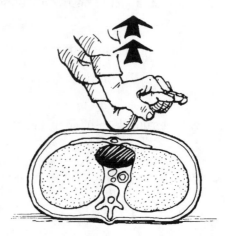

FIGURE 6.17

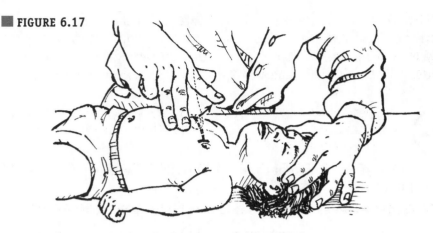

16. Regardez dans la bouche après 30 compressions.

17. Si le corps étranger est visible dans l'arrière-gorge, essayez de le retirer, puis regardez de nouveau dans la bouche.

18. Ouvrez la bouche en soulevant la mâchoire et la langue (voir p. 89). Puis, regardez dans l'arrière-gorge. Si vous y voyez un corps étranger, utilisez l'index pour le ramener vers la bouche et retirez-le.

19. Ouvrez les voies respiratoires en plaçant la tête en extension et en soulevant le menton.

20. Donnez 2 ventilations d'une durée maximale de 1 seconde chacune.

Si la poitrine ne se soulève pas dès la première ventilation:

21. Repositionnez la tête et donnez 1 autre ventilation lente.

Si la poitrine ne se soulève toujours pas, il faut conclure que les voies respiratoires sont toujours obstruées.

22. Recommencez la technique du dégagement des voies respiratoires avec des poussées thoraciques. Continuez de donner 2 ventilations suivies de 30 compressions thoraciques.

23. Regardez dans la bouche après chaque séquence de 30 compressions jusqu'à ce que le corps étranger soit expulsé et que la poitrine se soulève sous l'effet des ventilations ou jusqu'à l'arrivée des SPU.

N'arrêtez pas vos manœuvres : plus la victime restera longtemps sans oxygène, plus ses muscles se relâcheront, ce qui nuira au dégagement des voies respiratoires.

Si des changements apparaissent dans la condition de la victime, arrêtez les ventilations et les compressions thoraciques, puis refaites L'ABCD.

24. Placez la victime en position de recouvrement si elle respire, mais demeure inconsciente.

La victime étouffée, qu'elle soit adulte, enfant ou bébé, peut être trouvée inconsciente avant même que des manœuvres soient entreprises. Dans ce cas, il faut avoir recours au plan d'intervention du secouriste et appliquer la méthode de L'ABCD (voir tableau 4.2, p. 40).

Les premiers soins à administrer à une victime étouffée inconsciente ont pour but de :

- dégager les voies respiratoires le plus rapidement possible ;

- rétablir la respiration spontanée ou provoquée par la ventilation de secours ;

- prévenir un arrêt cardiaque et des dommages irréversibles au cerveau.

6.2 LES URGENCES RESPIRATOIRES

Durant une respiration normale, environ 500 ml d'air entre dans les poumons et en sort. Cet air inspiré contient environ 20 % d'oxygène. Durant la phase de l'expiration, 16 % d'oxygène est rejeté avec 4 % de gaz carbonique.

Durant une ventilation de secours, c'est l'air expiré des voies respiratoires du secouriste, contenant 16 % d'oxygène, qui est insufflé à la victime. Ce pourcentage est quand même suffisant pour permettre à l'organisme de la victime de l'utiliser.

Le sang traverse un fin réseau de vaisseaux, appelés capillaires pulmonaires, qui sont en contact étroit avec l'air contenu dans les alvéoles pulmonaires. C'est à l'intérieur de ces sacs alvéolaires que le sang se libère de son gaz carbonique et qu'il absorbe l'oxygène. Cet oxygène assure la vitalité des organes vitaux et des autres cellules de l'organisme.

■ **FIGURE 6.18**

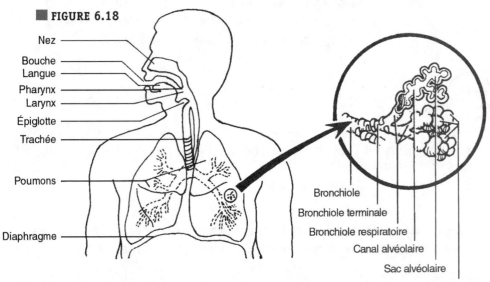

Aussitôt qu'une déficience ou qu'un arrêt respiratoire se produit, les fonctions vitales sont perturbées : confusion, état de choc physiologique, diminution de l'état de conscience et arrêt cardiaque. Un manque d'oxygène se manifeste sur la peau par une coloration bleuâtre (cyanose). Elle apparaît initialement aux extrémités du visage (ailes du nez, lobes des oreilles, lèvres) et à l'extrémité des doigts et des orteils, puis elle se généralise rapidement.

Si l'oxygène ne parvient plus aux cellules et le gaz carbonique n'arrive pas à en sortir, il y aura asphyxie entraînant la mort de cellules. Les cellules les plus vulnérables sont celles du cerveau, qui commenceront à mourir dans les 4 à 6 premières minutes d'asphyxie. Le manque d'oxygène causera alors des dommages permanents au cerveau.

Toutefois, cette mort cellulaire est retardée chez une victime souffrant d'hypothermie et chez un noyé ayant séjourné dans l'eau froide pendant moins de 45 à 60 minutes.

Le cerveau commande la respiration. Ce fonctionnement est involontaire, mais il peut aussi être commandé volontairement pendant de courtes périodes (si l'on retient son souffle, par exemple). Le centre réflexe de la respiration est très sensible à une augmentation de la concentration de gaz carbonique dans l'organisme. Lorsqu'une légère augmentation se produit, des mécanismes mettent en branle les muscles de la poitrine et du diaphragme, et les mouvements respiratoires s'accélèrent pour compenser les pertes d'oxygène.

La respiration permet de faire passer l'oxygène de l'air dans les poumons où, capté par le sang, il circule dans l'organisme. La respiration permet également l'expulsion du gaz carbonique rejeté par les cellules après absorption de l'oxygène.

6.2.1 L'arrêt respiratoire

Un arrêt respiratoire est une absence d'échange gazeux dans les poumons.

L'oxygène n'est plus capté par le sang, et le gaz carbonique n'est plus rejeté dans les poumons. Lorsque la respiration s'arrête, le cœur continue de battre et transporte vers le cerveau et le reste du corps l'oxygène résiduel emmagasiné dans les poumons. Lorsque cet oxygène est épuisé, la victime finit par perdre conscience, et un arrêt cardiaque se produit dans les 4 premières minutes après l'arrêt respiratoire.

Chez une victime inconsciente, la langue, projetée dans l'arrière-gorge, bloque le passage de l'air. Ce mécanisme est encore plus fréquent chez le bébé. Des vomissures et des sécrétions peuvent aussi s'accumuler dans les voies respiratoires.

Le tableau 6.3 présente un résumé des causes de l'arrêt respiratoire, selon différentes sources. Pour sa part, l'encadré 6.1 dresse la liste des signes pouvant faire suspecter un arrêt respiratoire chez une victime.

■ TABLEAU 6.3   **Causes de l'arrêt respiratoire**

Par obstruction des voies respiratoires	Par asphyxie	Par blessures	Par déficience respiratoire
• Un spasme des muscles des voies respiratoires dans le cas d'une noyade • La présence d'un corps étranger dans les voies respiratoires • Le gonflement des tissus des voies respiratoires causée par une réaction allergique • Une compression du larynx causée par une pendaison ou une strangulation • Une compression du thorax à la suite d'un écrasement par un objet	• L'inhalation de fumée ou de chaleur intense irritant la gorge et entraînant un spasme de la glotte ou un gonflement rapide des voies respiratoires • La suffocation par manque d'air dans un espace clos • La noyade	• Une fracture de la colonne cervicale accompagnée d'une rupture de la moelle épinière • Des blessures au thorax : fractures de côtes, perforation d'un poumon, etc. • Une fracture du crâne avec enfoncement à la région postérieure	• Une surdose de drogues ou de de médicaments • Un empoisonnement causé par l'inhalation ou par l'ingestion de substances toxiques • Une électrocution • Un état de choc physiologique • Une crise cardiaque ou un accident vasculaire cérébral

■ ENCADRÉ 6.1   **Signes de l'arrêt respiratoire**

- La peau est bleutée (cyanosée) au visage et aux extrémités.
- La poitrine ne se soulève pas.
- Aucun bruit respiratoire n'est perceptible.
- Aucune expiration n'est perceptible.
- Les vaisseaux sanguins peuvent être congestionnés à la tête et au cou.
- Aucun signe de circulation sanguine n'est visible.
- La victime est inconsciente.

Les premiers soins en cas d'arrêt respiratoire

Les premiers soins en cas d'arrêt respiratoire ont pour but de suppléer au manque d'oxygène dans les organes vitaux, entre autres au cerveau et au cœur, par la pratique de la ventilation de secours. Le secouriste doit d'abord éliminer la cause de l'arrêt respiratoire, si possible, et dégager la victime d'un endroit insalubre. Après avoir assuré sa propre protection, il peut commencer les manœuvres de ventilation de secours.

Si la victime a subi un arrêt cardiaque, appelez immédiatement les SPU.

Pour le secouriste, la ventilation de secours est une manœuvre consistant à insuffler de l'air provenant de ses voies respiratoires à une victime dont il a évalué l'absence de respiration.

C'est l'étape B de L'ABCD. La pratique de la ventilation de secours suppose que le secouriste a minutieusement évalué l'état de conscience et la respiration de la victime, et que ses voies respiratoires sont bien ouvertes, dégagées, libres de tout obstacle. Dans ce cas, dès la première ventilation, le secouriste constate que la poitrine de la victime se soulève, donc que l'air se rend bien jusqu'aux poumons.

Si la poitrine ne se soulève pas durant la ventilation, le secouriste doit repositionner la tête de la victime en modifiant le mouvement et le soulèvement du menton. Il s'assure ainsi que les voies respiratoires sont bien dégagées et que la langue n'est pas la cause de l'obstruction.

La méthode la plus utilisée pour la ventilation de secours est le bouche-à-bouche.

Toutefois, chez les bébés, on emploie la méthode bouche-à-bouche-nez, dans laquelle la bouche du secouriste recouvre la bouche et le nez du bébé. Avec les bébés, cette méthode est plus efficace à cause de la proximité de leur nez et de leur bouche : elle assure un contact hermétique, empêchant les fuites d'air.

Toutefois, dans les cas de blessures à la bouche chez le bébé, l'enfant ou l'adulte, on emploiera la méthode du bouche-à-nez.

Certaines erreurs sont fréquentes dans la pratique de la ventilation. La première réside dans la fréquence. Le secouriste ventile trop rapidement, étant porté à régler la fréquence des ventilations sur son propre rythme respiratoire.

Une autre erreur concerne le volume d'air insufflé, qui peut être insuffisant ou excessif. Un excès d'air envoyé dans les poumons de la victime et des ventilations trop brusques causent une augmentation de la pression dans les voies respiratoires. Il s'ensuit une pénétration d'air dans l'estomac, ce qui provoque une distension gastrique et des vomissements. D'où l'importance pour le secouriste de bien observer le mouvement de la poitrine et du diaphragme de la victime durant la ventilation.

Lorsque vous pratiquez la ventilation de secours, si vous constatez que la poitrine de la victime se soulève un peu, la quantité d'air insufflé est considérée comme suffisante. De plus, si vous soupçonnez que l'estomac est distendu, n'appuyez jamais sur le ventre. Cette manœuvre pourrait provoquer des vomissements ou faire pénétrer le contenu de l'estomac dans les poumons.

Les ventilations doivent aussi être courtes; le secouriste doit les donner durant une seconde afin de réduire au minimum la pression dans les voies respiratoires.

De plus, le secouriste surveillera attentivement la position de la tête de la victime durant la phase de ventilation afin de s'assurer que les voies respiratoires restent ouvertes.

Durant la phase d'expiration, le secouriste doit interrompre le contact avec la bouche, relâcher le nez de la victime et surveiller si la poitrine s'affaisse. L'expiration de l'air par la victime après chaque ventilation est un autre signe indiquant que l'air pénètre bien dans les poumons. On surveillera de près les mouvements de la poitrine au cas où se produirait une reprise spontanée de la respiration chez la victime, après chaque ventilation.

MARCHE À SUIVRE
pour pratiquer la ventilation de secours chez une personne en arrêt respiratoire

1. Ouvrez les voies respiratoires, soit en plaçant la tête en extension et en soulevant le menton de la victime, soit en pratiquant la traction mandibulaire si vous soupçonnez une blessure à la tête ou à la colonne vertébrale.

2. Évaluez ensuite la respiration durant au plus 10 secondes.

Pour évaluer la présence de la respiration pendant au plus 10 secondes :

- regardez les mouvements de la poitrine et du ventre (s'ils montent et descendent);

- écoutez si la victime respire;

- sentez le souffle de la victime sur votre joue tout en gardant les voies respiratoires ouvertes.

■ **FIGURE 6.19**

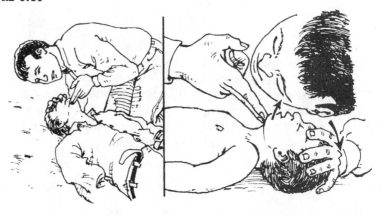

Si vous concluez que la victime ne respire pas ou qu'elle a de la difficulté à le faire, procédez immédiatement à la ventilation de secours; vous pouvez aussi constater que la victime a une respiration haletante réflexe ou fait des efforts faibles et inadéquats pour respirer. Elle est donc dans une situation d'arrêt respiratoire ou de respiration anormale.

3. Maintenez les voies respiratoires ouvertes.

4. Inspirez et donnez immédiatement 1 ventilation d'au plus 1 seconde, et regardez si la poitrine se soulève.

   Chaque ventilation doit être suffisante pour que l'on voie clairement la poitrine se soulever.

5. Attendez 1 seconde qu'elle s'affaisse afin de vous assurer que l'air sort après chaque ventilation, puis donnez 1 deuxième ventilation d'une durée d'au plus 1 seconde.

6. Parfois, le secouriste pratiquera la ventilation de secours pendant plusieurs minutes avant que la victime ne reprenne son rythme respiratoire (voir tableau 6.4, p. 99).

   Si la poitrine ne se soulève toujours pas après la première ventilation, repositionnez la tête et donnez une autre ventilation. Assurez-vous que la bouche et le nez sont bien scellés afin d'éviter des fuites d'air.

Si la victime (adulte, enfant, bébé) vomit pendant la ventilation de secours:

7. Tournez-la rapidement sur le côté afin de prévenir l'aspiration des vomissements dans les voies respiratoires et les poumons (pneumonie d'aspiration).

8. Essuyez la bouche de la victime avec un linge propre ou un vêtement, replacez-la sur le dos, puis continuez la ventilation de secours.

   Souvent, à la reprise de la respiration, la victime peut reprendre conscience, avoir des nausées et des vomissements. D'où l'importance de la placer en position de recouvrement aussitôt que la respiration est rétablie.

9. S'il y a reprise spontanée de la respiration, refaites L'ABCD en attendant l'arrivée des SPU et rassurez la victime.

 FIGURE 6.20

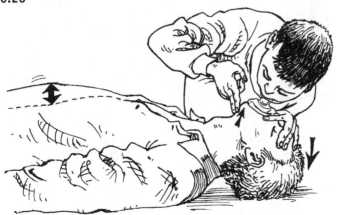

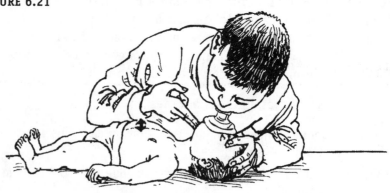

Les deux premières ventilations ont pour but :

• d'ouvrir les alvéoles pulmonaires, qui se sont probablement affaissées durant l'arrêt respiratoire ;

• d'augmenter le pourcentage d'oxygène dans les poumons.

Pour savoir quel volume d'air insuffler, on doit observer le mouvement de la poitrine. Un léger soulèvement indique que le volume d'air est suffisant. On apportera une attention spéciale aux bébés et aux enfants, car ils sont plus sensibles à un gonflement de l'estomac, à cause du volume restreint de leurs poumons.

Pour effectuer la ventilation de secours avec la méthode de la traction mandibulaire, le secouriste peut utiliser un masque de poche ou fermer les narines de la victime en appliquant fermement sa joue contre celles-ci lorsqu'il souffle dans la bouche.

■ **FIGURE 6.22**

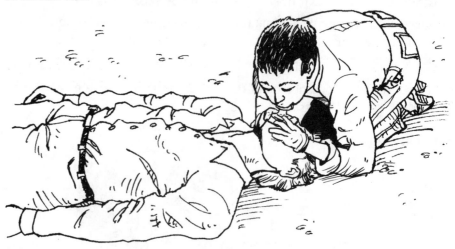

Le tableau 6.4 présente le volume, la durée et la fréquence des ventilations de secours à effectuer selon le type de victime.

■ TABLEAU 6.4   Ventilation de secours selon la victime

	Adulte	Enfant	Bébé
Volume	Ventiler jusqu'à ce que la poitrine de la victime se soulève.		
Durée	1 seconde par ventilation	1 seconde par ventilation	1 seconde par ventilation
Fréquence	1 ventilation aux 5 à 6 secondes pour un total de 24 ventilations en 2 minutes	1 ventilation aux 3 à 5 secondes pour un total de 40 ventilations en 2 minutes	1 ventilation aux 3 à 5 secondes pour un total de 40 ventilations en 2 minutes
	Après les 2 premières minutes, prendre 5 secondes pour vérifier si la victime recommence à respirer.		

6.2.2 La détresse respiratoire

En secourisme, il importe d'observer toute modification de la respiration et de reconnaître les signes et symptômes de détresse respiratoire. La respiration devient alors plus rapide ou plus lente. Le tableau 6.5 indique les normes sur lesquelles il faut se baser pour déterminer si une personne souffre de détresse respiratoire.

■ TABLEAU 6.5   Normes respiratoires (respirations/minute)

Adulte	Enfant	Bébé	Sportif
12 à 20 fois	20 à 26 fois	30 à 36 fois	8 à 12 fois

L'anxiété et l'agitation déclenchent souvent un état de détresse respiratoire. Plusieurs signes et symptômes peuvent laisser suspecter cet état, comme le montre l'encadré 6.2.

6

■ ENCADRÉ 6.2   Signes et symptômes de détresse respiratoire

- La voix est modifiée : elle devient rauque, éteinte.
- La respiration peut être plus rapide ou plus lente qu'en temps normal.
- Les mouvements respiratoires sont superficiels ou anormalement profonds ou irréguliers.
- Les narines sont grandes ouvertes durant l'inhalation.
- La respiration devient bruyante, et de la salive s'accumule dans la bouche.
- La toux, le sifflement et le ronflement signalent une obstruction partielle des voies respiratoires.
- Le mouvement d'expansion de la poitrine de la victime est anormal lorsqu'elle inspire. La respiration exige un effort.
- La victime peut ressentir au thorax une forte douleur provoquée ou aggravée par la respiration.
- La victime consciente recherchera une position confortable qui facilitera sa respiration : position assise ou penchée vers l'avant, ou recroquevillée sur le côté.
- La victime est habituellement très anxieuse et agitée.
- La peau peut être anormalement humide et bleutée, initialement sur les lèvres, les ailes du nez, les oreilles et les extrémités des doigts et des orteils, puis elle devient par la suite uniformément pâle ou bleutée.
- La victime peut aussi cracher du sang.

Les premiers soins en cas de détresse respiratoire

Les premiers soins en cas de détresse respiratoire ont pour but de garder ouvertes les voies respiratoires et d'installer la victime dans une position qui facilitera sa respiration.

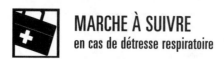

MARCHE À SUIVRE
en cas de détresse respiratoire

1. Appelez d'abord les SPU.

Si la victime est consciente :

2. Installez-la en position demi-assise ou dans une position confortable qui facilitera la respiration.

3. Rassurez la victime afin de diminuer son anxiété qui la pousse à accélérer sa respiration pour consommer plus d'oxygène.

4. Aérez l'endroit, si possible, et éloignez les curieux afin que la victime capte le maximum d'oxygène à chaque inspiration.

Si la victime est inconsciente :

5. Placez-la en position de recouvrement.

6. Assurez-vous que ses voies respiratoires sont bien ouvertes et que les sécrétions s'écoulent par la bouche.

7. Faites L'ABCD régulièrement et portez une attention particulière à la respiration de la victime.

8. Couvrez la victime afin d'éviter les pertes de chaleur et de prévenir les troubles circulatoires comme l'état de choc physiologique.

6.3 LES URGENCES CIRCULATOIRES

Contrairement aux urgences respiratoires, où la déficience en oxygène se manifeste d'abord dans le passage de l'air dans les voies respiratoires et dans l'absorption de l'oxygène par les poumons, les troubles circulatoires perturbent la distribution et l'utilisation de l'oxygène transporté par le sang. Le cœur, le cerveau, les vaisseaux sanguins et le sang sont alors en cause.

Qu'il s'agisse d'un infarctus du myocarde, d'un accident vasculaire cérébral (AVC), d'un arrêt cardiaque, d'une hémorragie ou d'un état de choc physiologique, un élément manque toujours dans tous ces cas : l'oxygène. Un taux d'oxygène anormalement bas dans le muscle cardiaque (myocarde) ou le cerveau déclenche une crise cardiaque ou un AVC. S'il se produit un déficit en oxygène dans le système circulatoire, à la suite d'une hémorragie ou d'un état de choc physiologique, les conséquences peuvent être néfastes pour les fonctions vitales et provoquer un arrêt cardiorespiratoire ou des dommages irréversibles au cerveau.

Dans les cas d'urgences circulatoires, respectez l'ordre des priorités de L'ABCD, afin de vous assurer de l'efficacité des manœuvres de réanimation.

6.3.1 Le système cardiorespiratoire

Le système cardiorespiratoire comprend le cœur, les vaisseaux sanguins, les poumons et les voies respiratoires.

Le cœur est un muscle creux, de la taille d'un poing fermé. Une cloison, située au centre, divise le cœur en deux parties, le côté droit et le côté gauche. Chaque côté du cœur se divise à son tour en deux cavités : la cavité supérieure (les oreillettes) et la cavité inférieure (les ventricules). Le cœur agit comme une pompe ; il fait circuler le sang dans tout l'organisme par les vaisseaux sanguins qui sont les artères et les veines. Il est situé entre les poumons, dans la cage thoracique, derrière le sternum. C'est le sternum qui sert de point d'appui au cours du massage cardiaque.

■ **FIGURE 6.23**

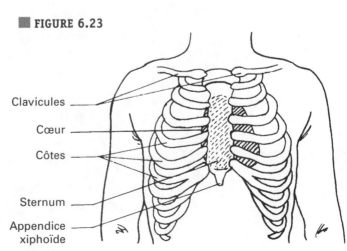

Clavicules

Cœur

Côtes

Sternum

Appendice xiphoïde

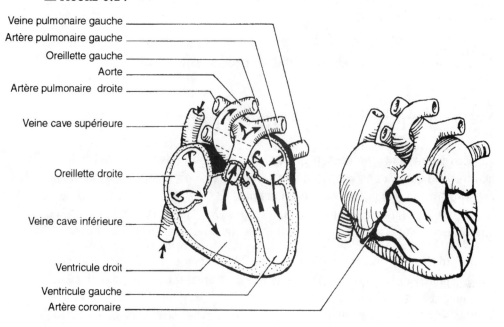

Veine pulmonaire gauche
Artère pulmonaire gauche
Oreillette gauche
Aorte
Artère pulmonaire droite
Veine cave supérieure
Oreillette droite
Veine cave inférieure
Ventricule droit
Ventricule gauche
Artère coronaire

Lorsque nous respirons, les poumons, par leurs alvéoles pulmonaires, captent l'oxygène de l'air pour le faire passer dans le sang. Ensuite, cet oxygène se rend immédiatement au cœur, dans l'oreillette gauche, par les veines pulmonaires.

Par la suite, le sang se rend dans le ventricule gauche, d'où il est propulsé, par une contraction musculaire, dans l'aorte et les diverses artères, entre autres les artères coronaires, qui alimentent le muscle cardiaque, et les artères carotides, qui irriguent le cerveau. Des impulsions électriques sont à l'origine des contractions du myocarde, qui propulsent le sang dans les artères.

Le sang propulsé alimente en oxygène toutes les cellules de l'organisme.

■ **FIGURE 6.25**

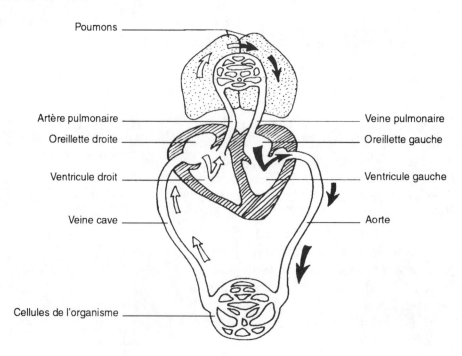

Poumons

Artère pulmonaire
Oreillette droite

Ventricule droit

Veine cave

Cellules de l'organisme

Veine pulmonaire
Oreillette gauche

Ventricule gauche

Aorte

Toutes les cellules du corps ont besoin d'oxygène. À titre d'exemple, si le cerveau est complètement privé d'oxygène pendant plus de 4 à 6 minutes, il peut subir des dommages irréversibles, les cellules cérébrales ayant commencé à se détériorer.

6.3.2 Les maladies cardiovasculaires

Les artères coronaires apportent l'oxygène et les éléments nutritifs nécessaires au muscle cardiaque, appelé myocarde. Ce dernier est très vorace en oxygène, surtout pendant les activités physiques et sportives. Le myocarde ne peut tolérer une interruption grave de son approvisionnement en sang oxygéné que pendant quelques secondes. Après quelques secondes, les cellules de ce muscle commencent à mourir, et les signes de l'infarctus se manifestent.

Les facteurs de risque des maladies cardiovasculaires

Divers facteurs de risque augmentent la probabilité pour une personne de subir une maladie cardiovasculaire. Plusieurs d'entre eux sont liés aux habitudes de vie; ce sont des facteurs modifiables; d'autres facteurs sont non modifiables par la personne. Le tableau 6.6 présente ces deux catégories de facteurs de risque.

■ **TABLEAU 6.6   Facteurs de risque des maladies cardiovasculaires**

Facteurs modifiables	Facteurs non modifiables
• Le tabagisme	• L'âge
• Un taux de cholestérol élevé	• Le sexe
• Une alimentation inadéquate	• Les tendances familiales de maladie cardiovasculaire
• L'obésité	• L'hérédité
• La consommation excessive d'alcool	
• La sédentarité	• Le diabète
• Le stress	• L'hypertension artérielle

Parmi les facteurs modifiables, l'hypertension artérielle fait des ravages, car elle est très fréquente; en effet, une pression excessive exercée sur les parois des artères endommage celles-ci et peut être responsable de lésions. Le cholestérol (corps gras) commence alors à s'y déposer progressivement jusqu'à obstruer certaines artères, en commençant par les plus petites, entre autres celles du cœur et du cerveau. C'est ce qu'on appelle l'athérosclérose.

■ **FIGURE 6.26**

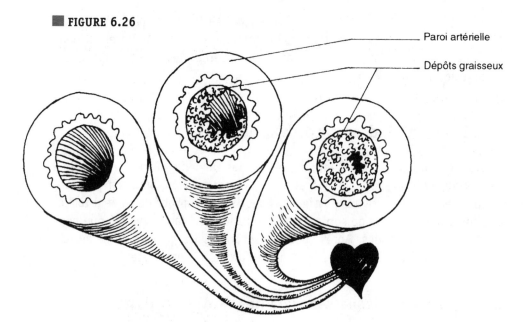

Chaque facteur de risque augmente la probabilité d'une maladie cardiaque. Leurs actions ne s'additionnent pas, mais se multiplient. Lorsque deux ou trois facteurs modifiables sont associés, par exemple, à l'âge ou aux tendances familiales, les risques de maladie cardiaque, dont l'infarctus du myocarde, sont beaucoup plus grands.

L'adoption de bonnes habitudes de vie (alimentation, exercice, détente) constitue une mesure préventive importante, surtout quand les tendances familiales entrent en jeu. À long terme, le taux de survie aux maladies cardiaques est plus élevé si les victimes potentielles modifient leurs comportements à risque. Le fait de prendre sa santé en main assure une plus grande efficacité du cœur et diminue la probabilité d'une maladie cardiovasculaire.

Un cœur bien irrigué est moins vulnérable à l'infarctus du myocarde causé par l'usage du tabac, par le cholestérol, la sédentarité, l'obésité ou l'hypertension.

L'infarctus du myocarde

L'infarctus du myocarde, ou « crise cardiaque », résulte de l'obstruction d'une artère coronaire qui apporte l'oxygène et les éléments nutritifs au muscle cardiaque.

La partie du cœur alimentée par cette artère est alors privée d'oxygène et meurt. Bien que cette atteinte soit grave, la victime d'un infarctus du myocarde ne subit pas forcément un arrêt du cœur. La gravité de l'infarctus dépend de la surface endommagée du muscle cardiaque. Si une partie trop importante du myocarde meurt, le cœur ne peut plus pomper le sang de manière efficace, et il y a risque d'arrêt cardiaque.

L'infarctus touche le plus souvent le ventricule gauche. À cet endroit, la paroi du cœur est plus épaisse, et la pression artérielle plus élevée. Ces caractéristiques font que le ventricule gauche est plus vulnérable à un manque d'oxygène.

Le processus d'obstruction des artères commence graduellement par le dépôt de corps gras et d'autres débris sur la couche interne des artères. Plus ces dépôts s'accumulent, plus le diamètre intérieur des artères se rétrécit. Les conséquences de ce rétrécissement sont d'abord une diminution de l'apport de sang oxygéné au muscle cardiaque, puis une soudaine obstruction d'une artère par suite de la formation d'un caillot. Il se produit alors un infarctus, et la partie du muscle cardiaque privée de sang oxygéné meurt.

■ **FIGURE 6.27**

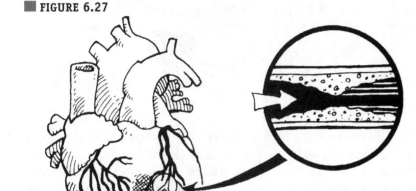

RÉTRÉCISSEMENT
(OBSTRUCTION PARTIELLE)

Localisation de la région
où il y a insuffisance de sang

L'angine de poitrine

L'angine de poitrine résulte d'un rétrécissement des artères coronaires qui rend la circulation insuffisante dans la région du myocarde. Ce rétrécissement est causé notamment par la formation de plaques de corps gras et d'autres débris dans les artères coronaires. Il s'accentue sous l'effet d'un stress intense ou d'un effort physique trop exigeant pour les capacités physiques de la personne. Les besoins du cœur en oxygène et en éléments nutritifs ne sont pas complètement satisfaits.

L'angine de poitrine survient surtout à la suite de gros efforts, au cours d'exercices physiques violents, d'un stress intense, de surmenage ou sous l'effet de conditions climatiques extrêmes (chaleur, froid ou vent). Ces facteurs contribuent à accroître la fréquence cardiaque.

Les signes et symptômes des maladies cardiovasculaires

Les maladies cardiovasculaires comprennent l'infarctus du myocarde et l'angine de poitrine. Il est très important d'en déceler les signes et symptômes et de connaître les mesures à prendre pour assurer la survie de la victime. Plus de 50 % des décès consécutifs à un infarctus du myocarde surviennent en dehors d'un centre hospitalier et moins de 2 heures après les premiers signes. Il s'écoule en moyenne 4 heures entre l'apparition des premiers symptômes et le moment où la victime appelle les secours.

Un secouriste averti prendra rapidement la situation en main et appellera les SPU. Les chances de survie de la victime sont d'autant plus grandes que les soins médicaux spécialisés sont administrés en moins de 2 heures à compter du début de la crise.

Le tableau 6.7 résume les signes et symptômes associés à l'angine de poitrine et à l'infarctus du myocarde.

■ **TABLEAU 6.7 Signes et symptômes de la maladie cardiaque**

Signes et symptômes	Angine	Infarctus
Douleur	• Poitrine • Durée de 3 à 10 minutes • Sous forme d'un serrement • Irradiation au cou, à la mâchoire, aux épaules, aux bras et au dos • Provoquée par l'air froid et le vent, un effort physique	• Poitrine • Durée de 30 minutes à plusieurs heures • Sous forme d'un serrement • Irradiation au cou, à la mâchoire, aux épaules, aux bras et au dos • Provoquée par aucun événement particulier
Nausées	• Parfois présentes • Ressemblent à un trouble digestif	• Présentes avec parfois des vomissements • Ressemblent à un trouble digestif
Essoufflement	Respiration rapide	Respiration rapide
Sueurs	Présence de transpiration profuse	Présence de transpiration profuse
Sentiment de peur	Sentiment de mort imminente	Sentiment de mort imminente
Fatigue	Sensation de faiblesse	Sensation de faiblesse, d'étourdissement
État de conscience	Aucune perte de conscience	Normalement pas de perte de conscience, sauf s'il y a arrêt cardiaque ou fibrillation

■ **FIGURE 6.28**

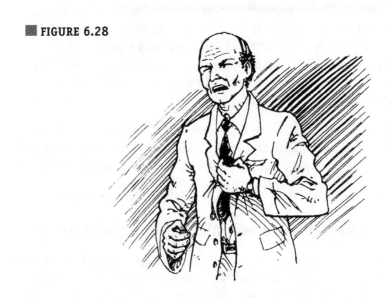

Dans le cas où la victime en est à sa première crise, ne tentez pas de faire la différence entre l'angine de poitrine et l'infarctus du myocarde. Si la victime n'a pas de médicaments d'urgence sur elle, la priorité est d'appeler les SPU.

Les premiers soins en cas de maladies cardiovasculaires

La réaction la plus répandue de la victime d'une première crise est de nier les signes et symptômes qui annoncent un infarctus du myocarde. Les raisons expliquant cette réaction sont variées, mais le secouriste ne doit pas se laisser influencer; il doit appliquer son plan d'intervention et se rappeler que la responsabilité d'agir immédiatement est trop importante pour la confier à la victime. Selon la situation, la famille, les amis ou l'entourage de la victime doivent appeler les SPU.

Il ne faut pas conduire soi-même la victime consciente à un centre hospitalier, sauf si les SPU ne peuvent arriver rapidement. Un arrêt cardiaque peut survenir à tout instant.

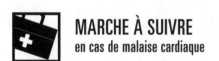 **MARCHE À SUIVRE**
en cas de malaise cardiaque

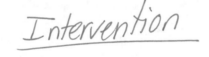 *Intervention*

Si la victime est consciente:

1. Évaluez la situation et vérifiez la sécurité des lieux.

2. Prenez la situation en main: présentez-vous à la victime et offrez-lui votre aide.

3. Désignez une personne, si possible, pour vous aider et demandez-lui d'appeler les SPU.

4. Interrompez les activités de la victime et placez-la dans une position confortable.

5. Évaluez les signes et symptômes de la victime et recueillez les renseignements requis à l'aide de la méthode SAMPLE.

6. Desserrez les vêtements de la victime au cou, à la poitrine et à la taille.

7. Si la victime possède des médicaments pour traiter les troubles cardiaques (nitroglycérine), aidez-la à les prendre.

8. Observez la victime; rassurez-la pour calmer son anxiété et ses craintes.

9. Demeurez calme et notez tout changement dans la condition de la victime en attendant l'arrivée des SPU.

Si la victime est inconsciente :

1. Évaluez la situation et vérifiez la sécurité des lieux.

2. Prenez la situation en main ; indiquez aux personnes présentes, s'il y a lieu, que vous êtes secouriste, et désignez une personne, si possible, pour appeler les SPU.

3. Évaluez la victime (L'ABCD) et recueillez les renseignements requis à l'aide de la méthode SAMPLE.

4. Pratiquez les manœuvres de RCR (voir p. 111 à 114) si la victime est en arrêt cardiorespiratoire.

5. Observez la victime ; rassurez-la pour calmer son anxiété et ses craintes si elle reprend conscience.

6. Demeurez calme et notez tout changement dans la condition de la victime en attendant l'arrivée des SPU.

■ **FIGURE 6.29**

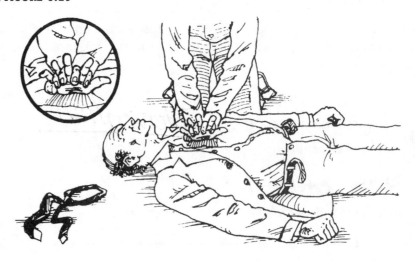

6.3.3 L'arrêt cardiorespiratoire ou mort subite

L'arrêt cardiorespiratoire est un arrêt soudain et imprévu des fonctions respiratoires et circulatoires. Cet arrêt survient lorsque le muscle cardiaque éprouve subitement des difficultés à se contracter, notamment dans le cas d'un infarctus du myocarde. Le cœur n'a plus la puissance nécessaire pour faire circuler efficacement le sang dans le corps. Le rythme est irrégulier, et les battements sont désordonnés ; cette manifestation s'appelle fibrillation ventriculaire. La victime perd rapidement conscience, sa respiration arrête et elle devient inerte. Il faut alors immédiatement pratiquer les manœuvres de RCR et prodiguer des soins spécialisés, comme la défibrillation à l'aide d'un défibrillateur externe automatisé (DEA) (voir p. 120).

Un recours rapide au défibrillateur peut contribuer davantage à sauver une vie que la réanimation cardiorespiratoire. Toutefois, il est important de pratiquer la RCR jusqu'à ce que l'on dispose d'un DEA.

Une administration rapide de la RCR et de la défibrillation à une victime augmente ses chances de survie à un arrêt cardiaque. C'est pour cette raison qu'il est primordial d'appeler les SPU dès les premières manifestations d'une crise cardiaque.

La mort subite peut aussi survenir à la suite d'un arrêt respiratoire consécutif à un étouffement, à une noyade, à une asphyxie due à une intoxication par le gaz ou à une suffocation.

D'autres situations, comme une électrocution, un traumatisme crânien ou une autre blessure, une réaction allergique grave (choc anaphylactique), un AVC, une surdose de médicaments ou de drogues peuvent provoquer en quelques secondes un arrêt subit du cœur. L'encadré 6.3 présente les principaux signes qui annoncent un arrêt cardiaque.

Signalons aussi le syndrome de la mort subite du nourrisson, qui survient entre l'âge de 0 et 12 mois. Des bébés pourtant en bonne santé cessent subitement de respirer durant leur sommeil, et un arrêt cardiaque se produit dans les minutes qui suivent. Les causes de cette mort subite sont encore inexpliquées.

■ **ENCADRÉ 6.3   Signes de l'arrêt cardiaque**

- Perte de l'état de conscience
- Peau bleutée (cyanosée), pâle, cireuse et froide
- Absence de respiration
- Absence de circulation

Les premiers soins en cas d'arrêt cardiaque

Les premiers soins en cas d'arrêt cardiaque ont pour objet d'éviter des dommages irréversibles au cerveau. Le facteur temps est primordial pour une intervention efficace. Les organes vitaux, le cerveau entre autres, ne peuvent tolérer un manque d'oxygène.

Il faut donc rétablir au plus vite le fonctionnement autonome de la respiration et de la circulation en pratiquant les manœuvres de réanimation cardiorespiratoire (RCR).

C'est l'étape C de L'ABCD. La réanimation cardiorespiratoire est une technique d'urgence vitale. Elle combine la ventilation de secours et le massage cardiaque. Elle rétablit le fonctionnement des poumons et du cœur afin d'éviter des complications irréversibles.

Son but est de remédier au manque d'oxygène des appareils respiratoires et circulatoires.

Il est très important de se rappeler qu'après quatre minutes d'arrêt circulatoire, les cellules cérébrales commencent à mourir. Vous devez pratiquer la réanimation immédiatement après l'arrêt cardiaque afin d'obtenir de meilleurs résultats et de rétablir une circulation satisfaisante dans le cerveau.

Durant les manœuvres de réanimation, le cerveau sera suffisamment alimenté en oxygène pour éviter une détérioration fatale. Un délai de plus de 6 minutes entre l'arrêt cardiaque et le commencement de la technique de réanimation diminue les chances de survie et rend probable l'apparition de lésions permanentes au cerveau. Il est donc essentiel d'agir rapidement.

MARCHE À SUIVRE
en cas d'arrêt cardiaque

1. Évaluez la situation, vérifiez si les lieux sont sécuritaires et utilisez des gants et un écran de protection, si possible.

2. Prenez la situation en main ; indiquez aux personnes présentes, s'il y a lieu, que vous êtes secouriste et désignez l'une d'elles pour appeler les SPU.

3. Évaluez la victime : effectuez L'ABCD et recueillez les renseignements pertinents à l'aide de la méthode SAMPLE.

4. Placez la victime en position dorsale sur une surface dure.

5. Pratiquez la RCR (voir p. 111 à 114).

6. Demeurez calme, observez la victime et notez tout changement dans sa condition en attendant l'arrivée des SPU.

Si vous soupçonnez une blessure à la tête ou à la colonne, il faut que vous en teniez compte au moment de l'ouverture des voies respiratoires ; pratiquez alors une traction mandibulaire.

En 2006, d'importants changements ont été apportés aux recommandations touchant la mise en pratique de la RCR. Selon les lignes directrices de la Fondation des maladies du cœur du Québec, il faut commencer la RCR aussitôt que le secouriste a fait une évaluation sérieuse et minutieuse de la victime : il a observé que la victime est inconsciente, ne respire pas et que sa poitrine ne se soulève pas après avoir repositionné sa tête lors des deux premières ventilations.

Ce qui est maintenant primordial, c'est d'éviter l'absence d'intervention auprès de personnes dont la survie dépend d'une action immédiate. L'objectif est d'éliminer les retards dans l'administration de compressions thoraciques. Le bienfait le plus important sera la diminution des occasions manquées de pratiquer la RCR chez des personnes victimes d'un arrêt cardiaque.

INTERVENANT DÉSIGNÉ

La prise du pouls carotidien reste la seule méthode d'évaluation des signes de l'arrêt cardiaque. Le professionnel de la santé devrait prendre au plus 10 secondes pour évaluer le pouls. S'il ne sent pas de pulsation cardiaque, il doit commencer rapidement les compressions thoraciques.

MARCHE À SUIVRE
en cas de réanimation cardiorespiratoire d'un adulte

FICHE SYNTHÈSE 1 → p. 293

1. Assurez-vous que votre évaluation de la victime est sérieuse, soignée et méthodique, et que les étapes de L'ABCD sont bien respectées (voir section 4.3.1, p. 39).

2. Commencez immédiatement la réanimation cardiorespiratoire.

La position des mains

Il est essentiel que les mains soient bien placées afin de minimiser tout danger ou toute complication. Malgré tout, la victime peut subir un traumatisme. Des blessures telles que des fractures de côtes ou du sternum peuvent résulter d'une mauvaise position des mains pendant un massage cardiaque.

3. Placez le bas du talon de la paume de votre main au centre de la poitrine de la victime et localisez son sternum.

■ **FIGURE 6.30**

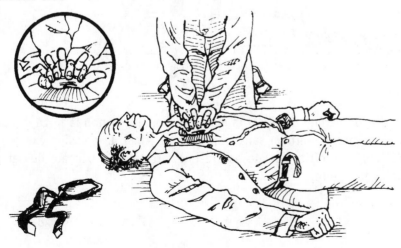

Si vous avez de la difficulté à placer vos mains l'une par-dessus l'autre ou si une blessure ou une douleur handicape le fonctionnement de vos poignets ou de vos mains, il existe une autre façon de procéder. Saisissez le poignet de votre main qui est sur la poitrine et qui servira à effectuer les compressions thoraciques.

■ **FIGURE 6.31**

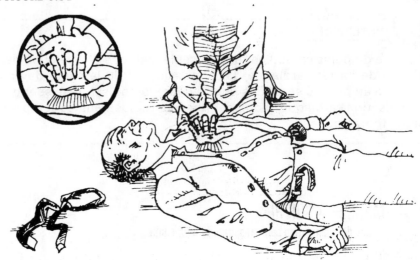

La position du corps

4. Gardez les bras bien droits sans plier les coudes. Les épaules doivent se trouver juste au-dessus des mains.

■ **FIGURE 6.32**

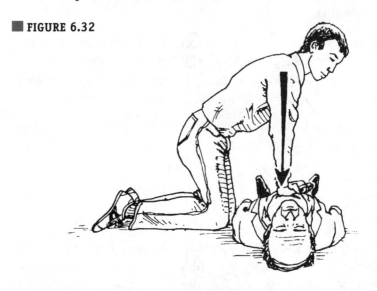

Cette position permet d'utiliser la masse corporelle, et non la force des bras, pour comprimer le sternum sans trop d'effort. Ainsi, la pression exercée est verticale et plus efficace. Elle assure une circulation optimale du sang et est moins fatigante.

Les compressions

5. Comprimez le sternum vers le bas, de 4 à 5 cm, afin de forcer le sang à sortir du cœur et à circuler dans les artères, et assurez-vous que les compressions sont efficaces.

■ **FIGURE 6.33**

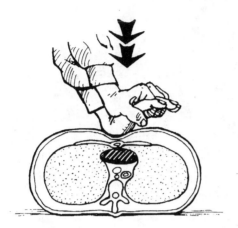

6. Après chaque compression, relâchez la pression tout en gardant la main sur le thorax, mais sans exercer de pression. Durant cette phase, le sternum revient à sa position normale et le cœur se remplit de nouveau de sang. Si vos mains glissent, placez-les de nouveau dans la bonne position.

■ **FIGURE 6.34**

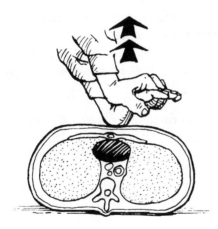

Le rythme des compressions

7. Adoptez un rythme de 100 compressions à la minute, soit un peu moins de 2 compressions à la seconde, afin d'obtenir une circulation sanguine optimale dans les organes vitaux. Effectuez 5 cycles de 30 compressions et de 2 ventilations (30:2).

Après chaque série de 30 compressions consécutives, donnez une première ventilation d'une durée maximale de 1 seconde et laissez la poitrine s'affaisser, puis donnez la deuxième ventilation. Avant de commencer un nouveau cycle, il est important que vous replaciez correctement vos mains au centre du thorax de la victime.

■ **FIGURE 6.35**

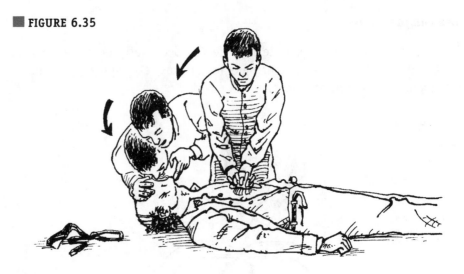

Un rythme de compressions thoraciques d'environ 100 à la minute permet d'obtenir une circulation qui satisfait de 25 à 30 % des besoins du corps en sang artériel.

Pour obtenir un rythme adéquat lors des compressions, comptez à haute voix jusqu'à 30 avec chaque compression. Le chiffre correspond au mouvement de compression, et l'intervalle, à celui du mouvement de relaxation du thorax. Les compressions doivent être comptées de la façon suivante: UN-DEUX-TROIS-QUATRE-CINQ, etc.

Cette façon de compter les compressions n'est pas une ligne directrice essentielle. C'est un moyen parmi tant d'autres de faciliter la manœuvre.

La RCR s'effectue sur une période de 2 minutes chacune. Cette période comprend 5 cycles de 30 compressions thoraciques et de 2 ventilations de 1 seconde chacune. Positionnez vos mains au centre du thorax au début de chaque cycle de compressions thoraciques afin d'éviter les fractures de côtes.

Certaines situations peuvent exiger l'arrêt des manœuvres de RCR. L'encadré 6.4 indique les circonstances où le secouriste doit interrompre la réanimation d'une victime d'arrêt cardiaque.

■ **ENCADRÉ 6.4 Situations qui amènent le sauveteur à arrêter la RCR**

- La respiration de la victime reprend spontanément.
- Un deuxième secouriste arrive sur les lieux et peut poursuivre les manœuvres de réanimation.
- Un médecin ou un intervenant placé sous la responsabilité d'un médecin ou d'une équipe de soins spécialisés prend la responsabilité de la réanimation.
- La victime est entre les mains du personnel des SPU, qui se charge des manœuvres de réanimation.
- Le secouriste est épuisé et incapable de continuer la réanimation.
- La situation devient trop dangereuse pour le secouriste.
- Une ordonnance de non-réanimation est remise au secouriste.
- Un médecin demande au secouriste d'arrêter la réanimation.

Le secouriste peut aussi vérifier si ses manœuvres donnent des résultats. L'encadré 6.5 résume les signes qui démontrent l'efficacité de la RCR.

■ **ENCADRÉ 6.5 Signes de l'efficacité de la RCR**

- La coloration de la peau de la victime et des extrémités s'améliore.
- Les pupilles réagissent à la lumière (une constriction des pupilles est le signe d'une irrigation efficace de sang oxygéné au cerveau).
- Un bruit respiratoire se manifeste spontanément.
- La victime peut bouger les bras ou les jambes par elle-même.
- La victime tente d'avaler.

MARCHE À SUIVRE
en cas de réanimation cardiorespiratoire d'un enfant

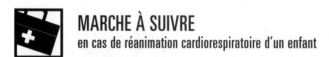

FICHE SYNTHÈSE 2 ↳ p. 294

La technique de réanimation de l'enfant s'effectue à 1 ou à 2 mains.

La position de la main

1. Trouvez le point d'appui en plaçant le talon de votre main sur le sternum de l'enfant, soit sur la partie dure de la poitrine.

2. Gardez le ou les bras bien droits, sans plier le ou les coudes. Les épaules doivent se trouver juste au-dessus de la main.

Vous pouvez utiliser 1 ou 2 mains pour le massage de l'enfant. Votre choix s'effectuera selon la grosseur de son thorax. Pour un petit thorax, 1 main est suffisante, mais les 2 mains seront requises pour un thorax plus gros.

Les compressions

3. Avec le talon de la main qui repose sur la poitrine de l'enfant, comprimez le thorax de 1/3 à 1/2 de l'épaisseur de celui-ci avec des poussées verticales et distinctes, suivies de 2 ventilations. Avant chaque ventilation, soulevez le menton pour bien ouvrir les voies respiratoires.

4. Adoptez un rythme d'environ 100 compressions à la minute.

   Après chaque série de 30 compressions thoraciques, faites 2 ventilations de secours de 1 seconde chacune.

   • Répétez 5 cycles de 30 compressions suivies de 2 ventilations (30:2), ce qui prendra un peu plus 2 minutes.

■ **FIGURE 6.36**

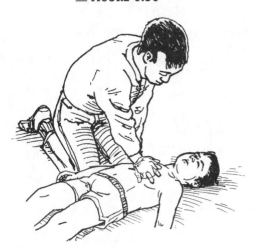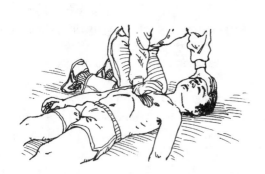

 INTERVENANT DÉSIGNÉ

Chez l'enfant, le pouls se prend toujours à l'artère carotide. La durée de la prise de pouls ne devrait jamais dépasser 10 secondes. En l'absence de pouls, amorcez rapidement le massage cardiaque.

 MARCHE À SUIVRE
en cas de réanimation cardiorespiratoire d'un bébé

FICHE SYNTHÈSE 3
→ p. 295

Souvent, chez les bébés, l'arrêt respiratoire précède l'arrêt cardiorespiratoire.

Les causes les plus fréquentes de détresse respiratoire sont l'étouffement, la noyade, une infection aiguë des voies respiratoires (croup, laryngite striduleuse, épiglottite), un empoisonnement ou le syndrome de la mort subite du bébé.

La technique de réanimation cardiorespiratoire du bébé se distingue par certains points de celle de l'enfant et de l'adulte. Les principes de base de RCR s'appliquent aussi chez le bébé. Il doit être couché sur une surface dure, et le secouriste doit effectuer L'ABCD. La poitrine d'un bébé étant plus flexible, on pratiquera les compressions avec 2 doigts seulement au rythme de 100 compressions par minute.

La défibrillation ne se fait pas chez le bébé de moins de un an.

●●●

1. Si vous constatez, à l'évaluation primaire, que le bébé ne respire pas, commencez immédiatement la réanimation cardiorespiratoire.

INTERVENANT DÉSIGNÉ

Il faut prendre le pouls brachial chez un bébé. La durée de la prise de pouls ne devrait jamais dépasser 10 secondes. En l'absence de pouls, amorcez rapidement le massage cardiaque.

●●●

FICHE SYNTHÈSE 10 → p. 305

6

La position des doigts

2. Gardez une main sur le front du bébé et, avec l'autre, celle qui est près des pieds du bébé, localisez le point d'appui.

3. Mettez 3 doigts en position sur le thorax. Tracez une ligne imaginaire entre les deux mamelons avec l'index. Relevez l'index du thorax et gardez les 2 autres doigts sur le sternum (moitié inférieure). Assurez-vous que vos doigts ne se trouvent pas sur la pointe du sternum pour éviter des blessures éventuelles.

■ **FIGURE 6.37**

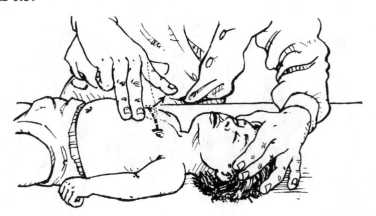

4. Comprimez verticalement à une profondeur de 1/3 à 1/2 de l'épaisseur du thorax.

Maintenez la tête en extension avec l'autre main tout en faisant les compressions thoraciques.

Le rythme des compressions

5. Faites des compressions distinctes afin d'obtenir un rythme d'au moins 100 compressions par minute.

6. Effectuez 5 cycles de 30:2 (chaque cycle est composé de 30 compressions suivies de 2 ventilations) durant environ 2 minutes.

Durant les ventilations, les doigts faisant les compressions demeurent sur la poitrine du bébé, tandis que l'autre main reste sur le front afin de garder les voies respiratoires ouvertes. Si la poitrine ne se soulève pas durant les ventilations, on soulève le menton avec les doigts servant aux compressions.

6.3.4 La réanimation cardiorespiratoire par deux intervenants désignés ou professionnels de la santé

La RCR peut se pratiquer à deux secouristes, en alternance ou en collaboration. Dans un centre hospitalier, la collaboration entre les intervenants est la plus courante, car le personnel est sur place et habitué à cette technique. Toutefois, à l'extérieur des hôpitaux, les secouristes ne sont pas nécessairement habitués à pratiquer la RCR à deux. La technique utilisée sera alors celle de l'alternance.

■ **FIGURE 6.38**

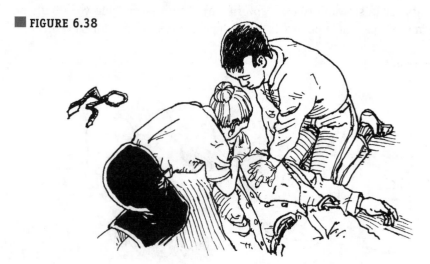

Le tableau 6.8 résume la RCR pratiquée à deux sauveteurs, en alternance et en collaboration, chez l'adulte, l'enfant et le bébé.

FICHES SYNTHÈSE 4
↳ p. 296

11
↳ p. 306

■ TABLEAU 6.8 RCR à deux sauveteurs chez l'adulte, l'enfant et le bébé

RCR en alternance Grand public et professionnels de la santé	RCR en collaboration Professionnels de la santé
Adulte	**Adulte**
Le sauveteur n° 1 fait la RCR seul, ratio 30:2.	Le sauveteur n° 1 fait la RCR seul, ratio 30:2.
Le sauveteur n° 2 s'identifie et demande si les SPU ont été appelés.	Le sauveteur n° 2 s'identifie et demande si les SPU ont été appelés.
Le sauveteur n° 2 prend la place du sauveteur n° 1 lorsque le sauveteur n° 1 le lui demande.	Le sauveteur n° 2 se place près du thorax de la victime pour faire les compressions thoraciques pendant que le sauveteur n° 1 effectue les ventilations de secours.
Le cycle de compressions reste le même, 30:2, et le changement de sauveteur s'effectue aux 2 minutes jusqu'à l'arrivée des SPU.	Le cycle de compressions reste le même, 30:2, et le changement de position des sauveteurs s'effectue aux 2 minutes jusqu'à l'arrivée des SPU.
Le changement de sauveteur ne doit pas prendre plus de 5 secondes.	Le changement de sauveteur ne doit pas prendre plus de 5 secondes.
Enfant/bébé	**Enfant/bébé**
Le sauveteur n° 1 fait la RCR seul, ratio 30:2.	Le sauveteur n° 1 fait la RCR seul, ratio 30:2.
Le sauveteur n° 2 s'identifie et demande si les SPU ont été appelés.	Le sauveteur n° 2 s'identifie et demande si les SPU ont été appelés.
Le sauveteur n° 2 prend la place du sauveteur no 1 lorsque le sauveteur n° 1 le lui demande.	Le sauveteur n° 2 prend se place près du thorax de la victime pour faire les compressions thoraciques pendant que le sauveteur n° 1 effectue les ventilations de secours.
Le cycle de compressions reste le même, 30:2, et le changement de sauveteur s'effectue aux 2 minutes jusqu'à l'arrivée des SPU.	Le cycle de compressions change. Le ratio devient 15:2 pour 2 minutes. Les sauveteurs changent de position après 10 cycles de 15:2 jusqu'à l'arrivée des SPU.
Le changement de sauveteur ne doit pas prendre plus de 5 secondes.	Le changement de sauveteur ne doit pas prendre plus de 5 secondes.

 INTERVENANT DÉSIGNÉ

Lorsque les voies respiratoires sont sécurisées pour la victime de tout âge (masque laryngé, combitube ou tube endotrachéal), donnez 1 ventilation toutes les 6 à 8 secondes, asynchrone avec les compressions thoraciques et sans arrêter celles-ci.

●●●

6

6.3.5 La défibrillation externe automatisée

C'est l'étape D de L'ABCD.

Le cœur contient un système électrique autonome qui transmet des impulsions électriques; celles-ci lui donnent un rythme régulier et lui permettent de se contracter. Ces contractions font circuler le sang dans le cœur. La coordination des impulsions électriques assure une régularité des contractions cardiaques. Le rythme cardiaque normal chez l'adulte se situe entre 60 et 100 battements par minute, celui d'un enfant, entre 80 et 120 battements par minute, et celui du bébé oscille entre 100 et 150 battements par minute.

■ **FIGURE 6.39**

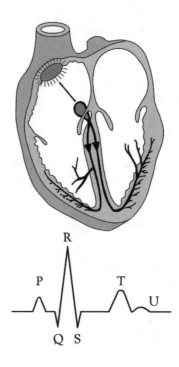

La défibrillation rapide est un moyen efficace pour redonner un rythme cardiaque régulier à une victime de troubles cardiaques. Le secouriste possédant une formation en défibrillation utilise alors un défibrillateur externe automatisé (DEA).

Lorsqu'on utilise un DEA rapidement, les chances de survie de la victime sont augmentées. Chaque minute de délai dans l'administration des chocs électriques réduit le taux de survie de 2 à 10 %. Celui-ci devient presque nul après 10 minutes. Le DEA s'utilise pour l'adulte et l'enfant, mais pas pour le bébé.

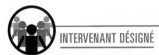

INTERVENANT DÉSIGNÉ

Le tableau 6.9 présente les étapes d'interventions comparées des techniques de RCR et de l'utilisation du DEA chez l'adulte et l'enfant.

FICHES SYNTHÈSE 8 → p. 301

9 → p. 303

■ **TABLEAU 6.9** **Techniques comparées de RCR et de l'utilisation du DEA chez l'adulte et l'enfant**

RCR et utilisation du DEA Adulte	RCR et utilisation du DEA Enfant
Faites l'évaluation de la situation.	Faites l'évaluation de la situation.
Faites l'évaluation de la victime. L : Vérifiez l'état de conscience. ` : En présence d'un témoin et si vous constatez que la victime est inconsciente, faites appeler les SPU et demandez le DEA. A : Ouvrez les voies respiratoires. B : Vérifiez la respiration (10 secondes). Si aucune respiration : 2 ventilations (1 seconde/ventilation). C : Prenez le pouls carotidien (10 secondes). Si aucun pouls, commencez la RCR pour 5 cycles (30:2) en attendant le DEA.	Faites l'évaluation de la victime. L : Vérifiez l'état de conscience. ` : En présence d'un témoin et si vous constatez que la victime est inconsciente, faites appeler les SPU et demandez le DEA. A : Ouvrez les voies respiratoires. B : Vérifiez la respiration (10 secondes). Si aucune respiration : 2 ventilations (1 seconde/ventilation). C : Prenez le pouls carotidien (10 secondes). Si aucun pouls, commencez la RCR pour 5 cycles (30:2) en attendant le DEA.
À l'arrivée du DEA	**À l'arrivée du DEA**
Cessez la RCR.	Terminez votre cycle de RCR avant d'utiliser l'appareil.
Allumez l'appareil.	Allumez l'appareil.
Installez les électrodes sur le thorax de la victime.	Installez les électrodes sur le thorax de la victime.
Demandez une analyse par l'appareil. • Si le choc est conseillé, suivez les indications de l'appareil en appuyant sur le bouton qui délivrera le choc. Reprenez la RCR pour 5 cycles (30:2) avant de demander une autre analyse. • Si le choc n'est pas conseillé, poursuivez la RCR pour 5 cycles (30:2) avant de demander une autre analyse.	Demandez une analyse par l'appareil. • Si le choc est conseillé, suivez les indications de l'appareil en appuyant sur le bouton qui délivrera le choc. Reprenez la RCR pour 5 cycles (30:2) avant de demander une autre analyse. • Si le choc n'est pas conseillé, poursuivez la RCR pour 5 cycles (30:2) avant de demander une autre analyse.
Transmettez l'information pertinente à l'arrivée des SPU.	Transmettez l'information pertinente à l'arrivée des SPU.

6

Activité d'apprentissage corrigée

MISE EN SITUATION 1

Josée prépare le souper. Elle croque une carotte et se met à tousser. Même si elle a de la difficulté à dégager ses voies respiratoires, elle peut respirer. À ce moment, vous arrivez dans la cuisine ; Josée parvient à vous adresser la parole.

1 Quelles étapes du plan d'intervention du secouriste devez-vous appliquer dans cette situation ?

Se présenter, si Josée est une inconnue.

Lui demander : Est-ce que ça va ? Êtes-vous étouffée ? Pouvez-vous tousser ?

Comme Josée peut parler et qu'elle tousse, l'encourager à tousser, car l'air passe bien dans ses voies respiratoires.

2 Quelles recommandations pourrez-vous faire à Josée lorsqu'elle aura les voies respiratoires complètement dégagées ?

Une carotte qui obstrue les voies respiratoires peut causer des lésions, une enflure (œdème) et des saignements. Vous conseillerez à Josée de se rendre à un établissement de soins pour faire vérifier l'état de ses voies respiratoires.

MISE EN SITUATION 2

Jonathan, 9 mois, et Julie, 5 ans, s'amusent avec des jouets sécuritaires. Julie, voulant varier les activités, va chercher une boîte contenant plusieurs boutons de grosseurs différentes. Subitement, Jonathan s'agite, est incapable d'émettre le moindre cri, et sa peau devient bleue. Aussitôt, Julie va chercher son père ; celui-ci constate que Jonathan ne bouge plus et qu'il semble inconscient.

Quelles étapes du plan d'intervention du secouriste devez-vous appliquer dans cette situation ?

Faire la technique de dégagement des voies respiratoires chez le bébé inconscient.

Jonathan a moins de un an. La technique de dégagement se fait comme suit : procéder à la désobstruction des voies respiratoires en faisant la RCR (voir fiche synthèse d'appréciation, p. 295).

MISE EN SITUATION 3

Alexandre, 4 ans, participe à une fête d'anniversaire. Pendant qu'il mange un morceau de gâteau, un autre enfant le saisit par les hanches, derrière lui, pour le surprendre. Vous arrivez sur les lieux au moment où Alexandre tombe sur le plancher. Il semble inconscient. Des parcelles de gâteau sont présentes sur ses lèvres et son visage est bleuté.

Quelles étapes du plan d'intervention du secouriste devez-vous appliquer dans cette situation ?

1re : Évaluation de la situation   *Sécuriser les lieux, éloigner les enfants.*

2e : Prise en charge de la situation   *Demander à un enfant d'appeler les SPU.*

3ᵉ : Évaluation de la victime	Faire L'ABCD.
4ᵉ : Intervention en premiers soins	Commencer le DVR chez la victime inconsciente (voir fiche synthèse d'appréciation, p. 299-300).
5ᵉ : Observation de la victime	Vérifier tout changement de l'état de la victime.

MISE EN SITUATION 4

Vous surveillez Charles, 10 ans, qui se baigne avec son ami Jonathan. À l'intérieur de la maison, le téléphone sonne. Vous décidez d'aller répondre parce que Jonathan attend un appel de sa mère. Lorsque vous revenez, vous entendez les appels à l'aide de Jonathan. Vous constatez que Charles, étendu sur le sol près de la piscine, a le teint bleuté et que sa poitrine se soulève peu. Vous entendez un faible bruit respiratoire, mais Charles ne réagit pas aux stimuli.

Pour chaque étape du plan d'intervention du secouriste, décrivez les interventions à faire.

1ʳᵉ : Évaluation de la situation   Sécuriser les lieux.

2ᵉ : Prise en charge de la situation   Demander à Jonathan d'appeler les SPU.

3ᵉ : Évaluation de la victime   Faire L'ABCD.

4ᵉ : Intervention en premiers soins   Commencer les ventilations de secours (voir chapitre 6, p. 96-99).

5ᵉ : Observation de la victime   Vérifier tout changement de l'état de la victime.

MISE EN SITUATION 5

Vous assistez à une fête de famille et vous remarquez que votre oncle Raymond ne se sent pas très bien. Il est pâle, transpire, se tient la poitrine et dit qu'il a de la difficulté à digérer le repas qu'il vient de terminer. Vous savez qu'il a des problèmes cardiaques et qu'il prend des médicaments sous forme de pulvérisateur pour traiter ses crises d'angine. Il est également diabétique et souffre d'hypertension. Vous le voyez qui se dirige vers la salle de bain. Il tombe par terre.

Quelles étapes du plan d'intervention du secouriste devez-vous appliquer dans cette situation ?

1ʳᵉ : Évaluation de la situation	Sécuriser les lieux, éloigner les membres de la famille.
2ᵉ : Prise en charge de la situation	Demander à une personne d'appeler les SPU.
3ᵉ : Évaluation de la victime	Faire L'ABCD.
4ᵉ : Intervention en premiers soins	Commencer la RCR chez la victime adulte (fiche synthèse d'appréciation, p. 293).
5ᵉ : Observation de la victime	Vérifier tout changement de l'état de la victime.

Chapitre

7

LES HÉMORRAGIES

Activité d'apprentissage

CONTEXTE

Le contrôle d'une hémorragie peut s'avérer vital pour une victime. Pour cela, le secouriste doit évaluer la victime adéquatement et intervenir de façon appropriée et sans tarder.

TÂCHE

■ Trouver les causes des différents types d'hémorragie et choisir la mesure préventive appropriée.

■ Prendre en charge une victime souffrant d'hémorragie externe ou interne, de perforations de la peau, de plaies mineures ou de saignement de nez, selon la situation donnée.

CONSIGNE

■ Lire la mise en situation.

■ Répondre aux questions à l'aide du volume.

INTENTION

■ Se familiariser avec les interventions en premiers soins dans les cas d'hémorragies et de plaies mineures.

■ Intégrer les habiletés nécessaires au traitement des hémorragies dans diverses situations.

MISE EN SITUATION 1

17 h Bruno travaille comme menuisier dans un chantier de construction depuis 7 h. Il est fatigué et n'a pas mangé depuis midi. Il effectue une dernière coupe avec sa scie. Par mégarde, il se coupe l'annulaire et le majeur de la main gauche. Les bouts de doigt tombent dans la sciure de bois. Le sang s'écoule des blessures par petits jets.

1 De quel type d'hémorragie s'agit-il ?

_____

2 Quelles sont les deux complications qui pourraient survenir ?

_____

_____

3 Nommez quatre interventions à effectuer dans un cas d'hémorragie grave.

_____

_____

_____

4 Quels sont les trois buts des premiers soins à apporter dans un cas d'amputation ?

_____

_____

_____

5 Que faites-vous avec les doigts amputés ?

_____

_____

_____

MISE EN SITUATION 2

Michel fait de la sculpture dans son atelier. Alors qu'il effectue un mouvement de rotation avec son ciseau à bois, celui-ci glisse et lui entaille profondément la paume de la main. La plaie saigne abondamment. Michel est paniqué et crie à sa conjointe de venir l'aider.

1 De quel type d'hémorragie s'agit-il ?

_____

2 Quelles sont les trois interventions prioritaires à effectuer dans cette situation ?

_____

_____

_____

3 Nommez trois symptômes susceptibles de se manifester chez Michel à la suite de cet accident.

_____

_____

_____

7.1 LES TYPES D'HÉMORRAGIE

Le sang joue un rôle important dans l'organisme. Entre autres, il apporte, par l'intermédiaire des artères, les aliments nutritifs et l'oxygène indispensables à la vie des cellules du cerveau, du cœur, du foie, des muscles, de la peau et des autres organes. Par les veines, il achemine aussi aux organes excréteurs, tels les poumons et les reins, les déchets produits par le travail de nutrition des cellules. Le sang maintient également le corps à une température constante en répartissant la chaleur produite par l'organisme.

Une perte rapide ou prolongée de sang perturbe les fonctions vitales, dont l'homéostasie (équilibre) et l'intégrité sont assurées par une circulation constante. Ce trouble fonctionnel a de graves répercussions, tel un déficit d'oxygène important au cerveau, au muscle cardiaque ou aux poumons, ce qui entraîne un état de choc physiologique (voir chapitre 8) et souvent l'arrêt cardiorespiratoire dans un laps de temps plus ou moins long.

L'hémorragie est un écoulement important de sang dans un temps relativement court. Il faut distinguer l'hémorragie du saignement; ce dernier est un écoulement de sang qui ne modifie pas gravement la circulation et qui n'est pas une blessure prioritaire. Le saignement s'arrête spontanément après cinq à huit minutes avec l'aide naturelle des mécanismes de coagulation. Le tableau 7.1 décrit les différents types d'hémorragie et leurs caractéristiques.

TABLEAU 7.1 Types d'hémorragie

Hémorragie externe le sang s'écoule à l'extérieur du corps par une plaie		Hémorragie interne	Hémorragie extériorisée	Hémorragie à retardement
Hémorragie artérielle • Le sang circule très rapidement. • Le sang est soumis à une forte pression. • Le sang est propulsé au rythme des contractions cardiaques. • L'écoulement est rapide, abondant et se fait par jets saccadés. • Le sang est rouge clair, vif. • L'hémorragie est plus difficile à arrêter. • Une artère sectionnée peut se resserrer et se refermer d'elle-même, même dans les cas d'amputation.	**Hémorragie veineuse** • Elle est plus fréquente, car les veines sont près de la surface de la peau. • L'écoulement est continu ou intermittent. • Le sang est rouge foncé, parfois un peu violacé.	• Le sang s'écoule à l'intérieur du corps et n'est habituellement pas visible. • La présence de sang crée des complications importantes lorsque celui-ci comprime un organe vital (cerveau, poumon). • Le sang peut aussi s'accumuler dans les cavités de l'organisme et y rester sans présenter de manifestations particulières. • L'évaluation de cet état est souvent difficile. Le secouriste doit être vigilant dans les cas de blessures causées par un choc violent.	Le sang s'écoule par un orifice naturel: • le nez, la bouche, sous la forme de vomissements ou de crachats; • les oreilles, l'urètre, l'anus ou le vagin en dehors des périodes menstruelles. Cette hémorragie doit être prise au sérieux, car elle indique habituellement une hémorragie interne.	Certaines plaies profondes ne peuvent saigner immédiatement. Les vaisseaux sont sectionnés, mais les bords de la coupure sont écrasés. Sous l'effet de la pression sanguine, ces vaisseaux s'ouvriront un peu plus tard, et une hémorragie se produira alors. Il en est de même lorsqu'un membre est broyé, mais non sectionné.
Hémorragie mixte Des hémorragies artérielles et veineuses en même temps. Si l'hémorragie est grave, la différence entre le sang artériel et le sang veineux n'est pas toujours visible. Il faut tenir compte de l'importance de l'hémorragie.				

7.2 LES CAUSES D'HÉMORRAGIE

Le tableau 7.2 résume les causes possibles des hémorragies externe, interne et extériorisée décrites dans la section précédente.

■ **TABLEAU 7.2** **Causes d'hémorragie selon le type**

Hémorragie externe	Hémorragie interne	Hémorragie extériorisée
• Accidents de travail • Accidents de la route • Blessures provoquées par des objets tranchants	• Fractures fermées s'accompagnant souvent d'une enflure marquée • Accidents de la route, de chasse, de travail ou de sport • Manœuvre de Heimlich (poussées abdominales brusques) • Plaies par perforations profondes, provoquées notamment par des objets pointus et tranchants • Plaies causées par des balles d'arme à feu • Blessures par écrasement ou par compression, par exemple à la suite d'un éboulement	• Ulcère d'estomac • Hémophilie (maladie qui diminue la coagulation du sang) • Traumatisme crânien • Fracture de côtes • Autres blessures internes

7.3 LES SIGNES ET SYMPTÔMES D'HÉMORRAGIE

La plupart des signes et symptômes de l'hémorragie sont les mêmes, peu importe qu'elle soit externe, interne ou extériorisée. Ils varient cependant selon le volume de sang perdu et la vitesse d'écoulement.

Les signes et symptômes habituels de l'hémorragie sont les suivants :
- La peau de la victime est pâle ou bleuâtre, froide et moite au toucher. Le sang ne peut plus circuler efficacement dans tout le corps. Il se produit une constriction des vaisseaux sanguins qui irriguent la peau pour acheminer le sang vers les organes vitaux.
- La victime ressent une sensation de faiblesse, des étourdissements, des troubles de la vision causés par une diminution du débit sanguin dans le cerveau. Il peut se produire une perte de conscience progressive.
- La victime éprouve de l'anxiété, de l'affolement, de l'agressivité. Elle s'agite et parle sans arrêt.
- La victime est nauséeuse et peut vomir.
- La respiration de la victime est superficielle, rapide et difficile, la poussant ainsi à bâiller, à soupirer et à chercher son souffle, car il se produit un déficit d'oxygène dans les organes vitaux.
- Le pouls de la victime est difficile à percevoir. Il est rapide et filant. Les artères se contractent pour compenser le manque de volume de sang, et le cœur pompe plus rapidement de manière à faire circuler le sang de façon plus efficace.

- La victime éprouve une vive sensation de soif causée par une réaction naturelle du corps qui cherche à compenser une perte de liquide.

- Dans les cas d'hémorragie interne, ces signes et symptômes peuvent se manifester à retardement par rapport à l'heure de l'accident ou du traumatisme. En plus, la victime ressent une forte douleur à l'endroit de l'impact. Sa peau est bleutée, sensible, et la région présente une enflure. Il peut y avoir un durcissement des tissus mous, tels ceux de l'abdomen.

- Dans les cas d'hémorragie extériorisée, le sang s'écoule par un orifice naturel : bouche, nez, oreille, voies génitales. Cet écoulement est souvent la conséquence d'une hémorragie interne.

Notons qu'une personne peut manifester ces signes et symptômes même si elle souffre d'un saignement léger, échelonné sur une longue période continue.

7.4 LES COMPLICATIONS POSSIBLES D'UNE HÉMORRAGIE

Un adulte moyen possède environ de 4 à 6 litres de sang. Une perte très rapide d'environ 10 % à 20 % de sang (de 500 ml à 1 litre), dans un intervalle de temps très bref, peut provoquer un état de choc physiologique grave, parfois suivi d'une perte de conscience ou d'un arrêt cardiorespiratoire. Nous étudierons les états de choc au prochain chapitre.

Chez un enfant, une perte minime de 10 % du volume sanguin (de 300 ml à 500 ml) en quelques minutes peut aussi provoquer un état de choc avec arrêt respiratoire et cardiaque. Chez un nourrisson, une perte minime de 25 ml à 30 ml sur un volume global de 300 ml peuvent avoir les mêmes conséquences graves.

Une lacération des principaux vaisseaux sanguins du cou, du bras ou de la cuisse peut causer une hémorragie mortelle en 1 à 3 minutes ou moins, si elle n'est pas maîtrisée. La rupture des principaux vaisseaux sanguins de la poitrine et de l'abdomen peut entraîner une hémorragie mortelle en moins de 1 minute.

Cependant, un adulte peut donner 300 ml de son sang à une collecte (Héma-Québec, Société canadienne du sang) en l'espace de 15 à 20 minutes, et il n'en ressentira aucun malaise. Durant cette période, l'organisme s'adapte automatiquement à cette perte sanguine par la mise en action de mécanismes homéostatiques.

Les complications de l'hémorragie non traitée sont l'état de choc physiologique, l'inconscience, le décès.

7.5 LES PREMIERS SOINS EN CAS D'HÉMORRAGIE

Les premiers soins à prodiguer en cas d'hémorragie ont pour but :
- de prévenir l'aggravation et la détérioration de l'état de la victime (état de choc, perte de conscience, arrêt cardiorespiratoire) ;
- d'éviter la contamination de la plaie.

7.5.1 Les premiers soins en cas d'hémorragie externe

Dans les cas d'hémorragie externe, le secouriste doit immédiatement arrêter l'écoulement de sang, puis appeler les SPU. Il est toutefois important qu'il prenne des mesures de protection pour réduire les risques de transmission de maladies par le sang (VIH, hépatite B, etc.). Le secouriste doit ériger une sorte de barrière entre la victime et lui lorsqu'il administre les premiers soins.

Le port de gants jetables en vinyle est fortement recommandé lorsqu'il y a présence de sang ou lorsque le secouriste doit pratiquer des manipulations directes autour d'une plaie. Toutefois, s'il ne peut se procurer de gants, il utilisera la main de la victime ou une pellicule de plastique pour exercer une compression locale. Il devra se laver les mains avec du savon immédiatement après avoir donné les premiers soins, même s'il a porté des gants.

Le secouriste doit aussi éviter de se toucher la bouche, le nez ou les yeux en donnant les premiers soins ou avant de s'être lavé les mains.

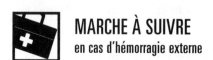

MARCHE À SUIVRE
en cas d'hémorragie externe

1. Effectuez une compression locale. Avec une compresse stérile, effectuez une compression directe et ferme sur la plaie afin d'empêcher l'écoulement sanguin et de favoriser la formation d'un caillot. Quand l'hémorragie se produit, le pansement s'imbibe de sang. On exerce donc une compression locale sur le pansement. Il ne faut pas appliquer de ouate sur une plaie, car des fibres peuvent s'y coller et causer une infection.

2. Maintenez la compression directe pendant au moins 10 minutes sur la plaie afin d'éviter la reprise de l'hémorragie.

3. Si le sang traverse le pansement d'origine, ne l'enlevez pas, afin de ne pas déloger le caillot ainsi formé, mais appliquez plutôt un autre pansement par-dessus et continuez d'exercer une compression jusqu'à ce que l'hémorragie cesse.

.... *Astuce* ....

Un linge propre, comme un linge à vaisselle, un *t-shirt* ou une serviette, peut remplacer la compresse stérile.

■ **FIGURE 7.1**

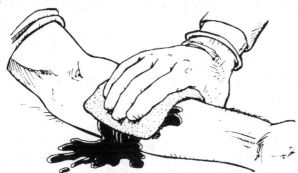

4. Élevez le membre blessé dès le début de la compression. Si l'on ne soupçonne pas la présence d'une fracture, on peut élever le membre au-dessus du niveau du cœur pour y diminuer la circulation, ralentir l'hémorragie et faciliter la coagulation.

■ **FIGURE 7.2**

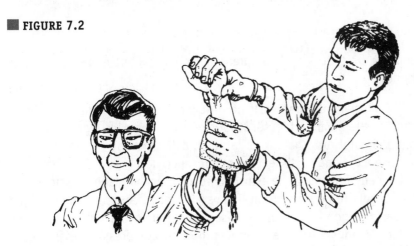

5. Mettez la victime immédiatement au repos. Étendez la victime sur le sol, tête à plat, afin d'augmenter la pression sanguine au cerveau et de prévenir l'état de choc physiologique.

■ **FIGURE 7.3**

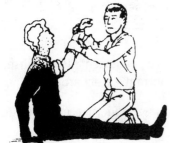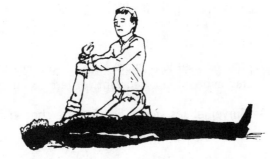

Si l'hémorragie est artérielle et que la compression locale reste inefficace, procédez immédiatement à une compression à distance(voir p. 133) en même temps qu'une compression locale (voir p. 130). Cette compression à distance diminuera la vitesse du flux sanguin dans la région de la plaie et aidera à maîtriser l'hémorragie.

6. Posez un pansement compressif après avoir exercé une compression locale durant au moins 10 minutes.

■ **FIGURE 7.4**

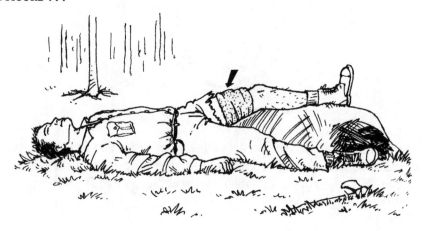

Ce pansement doit être suffisamment serré pour continuer de bloquer l'hémorragie.

Toutefois, le pansement compressif ne doit jamais arrêter complètement la circulation dans le membre blessé. Il faut pouvoir noter les signes suivants d'une bonne circulation : chaleur de la peau, coloration de l'extrémité (non bleutée), absence d'engourdissement et présence de pouls à l'extrémité du membre. On peut faire aussi le pansement avec un bandage élastique, un bandage triangulaire ou un coussin hémostatique. Le coussin hémostatique est un pansement individuel prêt à utiliser, muni d'un coussin de compresses et d'une bande pour l'attacher permettant une compression efficace et bien répartie.

.... **Astuce** ....

Un foulard, une cravate, une serviette ou un linge à vaisselle peuvent remplacer le pansement.

Vous devez faire immédiatement un pansement compressif, même si la plaie ne saigne pas (par exemple, si la peau est seulement écorchée).

● ● ●

7. Immobilisez le membre blessé si les blessures le permettent. Immobilisez la jambe en la surélevant, et le bras en le mettant en écharpe.

8. Surveillez les signes de l'état de choc et couvrez la victime pour qu'elle conserve sa chaleur corporelle.

9. Rassurez la victime.

10. Voyez au transport de la victime. Si l'hémorragie est importante, prévoyez un transport vers un centre hospitalier en appelant les SPU.

Le saignement du cuir chevelu

Voir les interventions en cas de lacération du cuir chevelu au chapitre 10, p. 183.

La compression à distance de l'artère

La compression à distance se fait à même des points de compression. Ces points de compression sont les endroits où vous pouvez comprimer une artère contre un os sous-jacent et empêcher ainsi l'écoulement du sang au-delà de ce point. Il importe d'effectuer la compression le plus près possible du point de rupture, entre la plaie et le cœur. Cette méthode n'est habituellement utilisée qu'à défaut d'une possibilité de compression locale efficace et dans les cas d'hémorragie artérielle seulement.

Il est très rare, toutefois, que la compression d'une artère principale suffise à arrêter complètement une hémorragie, à cause du nombre assez abondant de vaisseaux artériels collatéraux autour du point de compression. Néanmoins, la vitesse du sang en est fortement ralentie, et ce procédé peut aider à maîtriser l'hémorragie. Il importe de continuer d'appliquer une compression locale en même temps que la compression à distance jusqu'à ce que l'hémorragie cesse ou jusqu'à ce qu'une personne spécialisée prenne la relève.

Ci-dessous sont expliqués, pour trois régions du corps, les trois points de compression principaux que vous pouvez trouver afin de contrôler l'hémorragie. Exercez-vous à repérer ces trois principaux points de compression. Si vous êtes dans la bonne position pour exercer la compression à distance, vous devriez sentir le pouls avant d'exercer une forte pression.

Les plaies au cou

Bien qu'elles soient moins fréquentes, les plaies profondes au cou demandent une intervention rapide du secouriste. Pour les plaies de ce type, le point de compression se trouve à l'endroit même où l'on prend le pouls.

- Placez la main sur le cou de la victime, avec 4 doigts contre sa nuque, le pouce glissant le long du sillon entre la trachée et les muscles du cou.
- Appuyez fortement contre les muscles du cou sans écraser la trachée afin d'éviter d'obstruer la respiration.

Les plaies au bras et à l'avant-bras

Saisissez le bras de la victime et, à mi-chemin entre l'aisselle et le coude, entre les muscles du dessus et du dessous du bras (l'endroit où l'on sent la pulsation), pressez fortement avec les doigts. Vous comprimerez ainsi l'artère humérale contre l'os du bras (humérus).

7

■ **FIGURE 7.5**

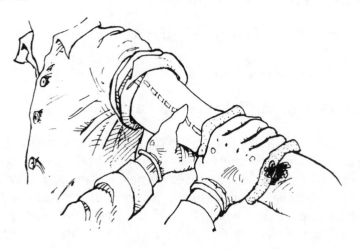

Les plaies à la cuisse ou à la jambe

Pour exercer une compression efficace sur une artère, il faut appuyer fortement sur l'os sous-jacent. Ici, la victime étant couchée sur le dos:

• Appuyez verticalement avec la paume de la main ou avec le poing sur le pli du creux de l'aine et vis-à-vis l'os du pubis. Vous comprimez ainsi l'artère fémorale.

■ **FIGURE 7.6**

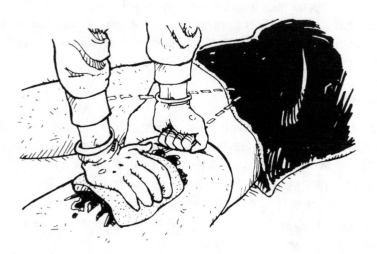

• Si l'hémorragie artérielle se situe dans la partie inférieure de la jambe, pressez sur la face postérieure du genou.

La rupture d'un gros vaisseau sanguin situé au cou ou à l'aine entraîne toujours une hémorragie d'une extrême gravité pouvant causer l'état de choc et la mort en quelques minutes (parfois même en quelques secondes). De là l'importance de savoir localiser très rapidement les principaux points de compression à distance.

Dans le traitement des cas d'hémorragie externe, vous devez vous souvenir de la séquence PERT et des éléments suivants :

- Pression locale
- Élévation du membre atteint
- Repos de la victime
- Transport à prévoir
- Pansement compressif au besoin
- Surveillance de L'ABCD et de l'apparition des complications possibles

7.5.2 Les premiers soins en cas d'hémorragie interne

Lorsque le secouriste soupçonne une hémorragie interne, il doit appeler les SPU immédiatement.

Le secouriste ne peut rien faire pour maîtriser une hémorragie interne, car le traitement dépend de l'endroit de l'hémorragie et de sa cause. Seule une intervention chirurgicale ou médicale peut être efficace. Voilà pourquoi il faut garder la victime à jeun et ne rien lui donner par la bouche, même si elle a soif; le secouriste peut seulement humecter les lèvres de la victime. De plus, elle pourrait s'étouffer avec ses vomissements si elle devenait inconsciente.

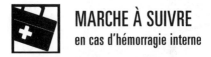

MARCHE À SUIVRE
en cas d'hémorragie interne

1. **Si la victime est consciente,** placez-la au repos, la tête appuyée directement sur le sol.

2. Gardez les voies respiratoires ouvertes et facilitez l'aération de l'endroit.

3. Éloignez les curieux.

4. Demandez à la victime de ne pas bouger afin de ne pas aggraver l'écoulement de sang et de favoriser la formation du caillot.

5. Calmez la victime en lui expliquant qu'il est très important de se détendre le plus possible.

6. Gardez la victime au chaud en la couvrant afin qu'elle garde sa chaleur.

7. Faites L'ABCD et surveillez attentivement les signes de l'état de choc physiologique. Notez tous les changements significatifs : perte de conscience, début des frissons, respiration difficile, absence de signes visibles de circulation.

8. **Si la victime est inconsciente ou consciente et nauséeuse,** installez-la en position de recouvrement.

7.5.3 Les premiers soins en cas d'hémorragie extériorisée

MARCHE À SUIVRE
en cas de saignement du nez

Le saignement du nez peut survenir spontanément après qu'on s'est mouché, à la suite d'un choc direct, ou d'un traumatisme indirect, comme une fracture du crâne. Ce dernier cas est grave.

1. Rassurez la personne pour qu'elle reste calme afin d'éviter une augmentation de la pression artérielle et une aggravation du saignement.

2. Faites asseoir la personne, la tête légèrement penchée vers l'avant pour éviter que le sang ne s'accumule dans l'arrière-gorge.

3. Conseillez-lui de se pincer le nez, juste en bas de la partie osseuse, ou d'appuyer fortement, avec un doigt, du côté de la narine atteinte ou avec le pouce et l'index de chaque côté du nez, pendant environ 10 minutes.

 FIGURE 7.7

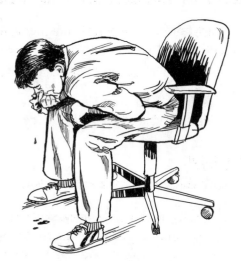

4. Desserrez les vêtements au cou et à la poitrine de la victime s'ils sont incommodants.

5. Après l'arrêt du saignement, il faut recommander à la victime de respirer par la bouche et d'éviter de se moucher pendant les deux premières heures afin de ne pas déloger le caillot. Si le saignement persiste ou réapparaît, consultez les services médicaux. Si le saignement du nez est causé par une fracture du crâne, ne faites pas de compression locale pour l'arrêter, parce que cela risquerait d'accroître la pression exercée sur le cerveau (voir chapitre 10, Les blessures à la tête).

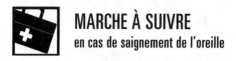

MARCHE À SUIVRE
en cas de saignement de l'oreille

Voir chapitre 10, p. 186.

MARCHE À SUIVRE
en cas de saignement du tube digestif (vomissement de sang)
ou des voies respiratoires (crachats de sang)

1. Appelez d'abord les SPU.

2. Gardez la victime dans la plus stricte immobilité (en position demi-assise, si elle est consciente, ou en position de recouvrement, si elle est inconsciente).

3. Conservez un échantillon des vomissements ou des crachats, qu'on apportera à l'urgence pour fins d'analyse.

4. Faites L'ABCD.

5. Gardez la victime à jeun. Ne la faites pas boire ni manger, car cela pourrait aggraver son état.

7.5.4 Les premiers soins en cas d'hémorragie consécutive à l'amputation d'un membre

En cas d'hémorragie consécutive à l'amputation d'un membre, les premiers soins ont pour but de:
- prévenir l'état de choc physiologique et l'arrêt cardiorespiratoire;
- prévenir une infection de la plaie;
- garder le plus intact possible le membre amputé.

MARCHE À SUIVRE
en cas d'hémorragie consécutive à l'amputation d'un membre

1. Exercez une pression locale directe à l'aide de gants de vinyle à l'endroit de l'amputation, jusqu'à ce que l'hémorragie s'arrête. Souvent, l'hémorragie n'est pas aussi abondante qu'on pourrait s'y attendre parce que la constriction des vaisseaux sanguins la ralentit.

2. Appelez d'abord les SPU.

3. Élevez le membre blessé.

4. Allongez la victime, avec les jambes surélevées.

5. Exercez une pression à distance (voir p. 133).

 FIGURE 7.8

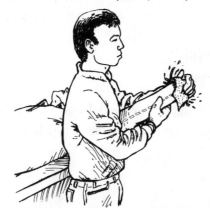

6. Une fois l'hémorragie maîtrisée, ne laissez pas la plaie à découvert. Recouvrez-la d'une compresse stérile ou d'un linge très propre, puis faites un pansement compressif. Coiffez-la d'un bandage pour remplacer la pression de la main.

■ **FIGURE 7.9**

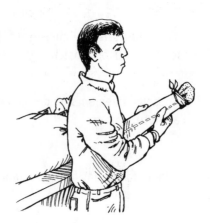

7. Couvrez la victime.

8. Gardez-la à jeun, en vue d'une anesthésie possible et d'une intervention chirurgicale.

9. Faites L'ABCD et surveillez les signes de l'état de choc hypovolémique en attendant l'arrivée des SPU.

La technique du garrot

Exceptionnellement, on peut appliquer un garrot (ou tourniquet). Il est important de ne pas employer systématiquement le garrot pour arrêter une hémorragie. Il s'agit incontestablement d'une méthode de dernier recours, car le garrot cause parfois plus de dommages que la blessure elle-même. Il écrase une quantité considérable de tissus et peut entraîner des dommages permanents aux nerfs et aux vaisseaux sanguins. S'il est laissé pendant une trop longue période, le garrot peut causer la perte d'un membre. Voilà donc une méthode à n'employer que dans les cas extrêmes, pour sauver la vie. Il pourrait être utile dans les cas suivants :

• dans une situation où le secouriste doit effectuer en priorité la réanimation ou exécuter d'autres manœuvres indispensables ;

• lorsque la compression directe et à distance est insuffisante et que l'hémorragie persiste ; dans le cas d'une amputation, notamment, le garrot peut se révéler le seul moyen de sauver une vie.

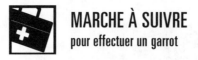

MARCHE À SUIVRE
pour effectuer un garrot

1. Avec un bandage (ou bandage triangulaire plié d'une largeur de 5 cm et de 4 à 6 couches d'épaisseur), entourez 2 fois le membre, le plus près possible de la plaie.

FIGURE 7.10

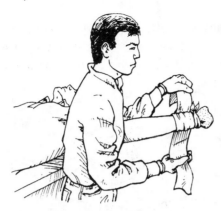

.... Astuce ....

Une manche de chemise,
une cravate ou une écharpe
peuvent remplacer le bandage.

2. Faites un demi-nœud.

FIGURE 7.11

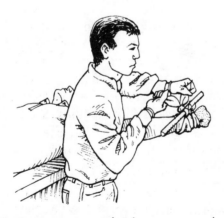

3. Posez un bâtonnet sur le demi-nœud et faites un autre demi-nœud par-dessus.

FIGURE 7.12

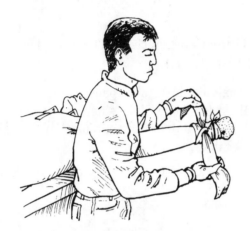

.... Astuce ....

Une règle en métal ou en bois,
un stylo, une broche à tricoter
ou un pinceau peuvent remplacer
le bâtonnet.

4. Utilisez le bâtonnet comme une poignée pour serrer le bandage et tournez-
   le jusqu'à ce que l'hémorragie cesse.

FIGURE 7.13

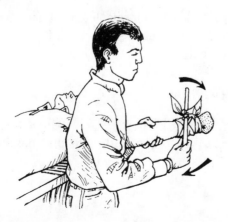

7

5. Fixez le bâtonnet en l'attachant avec un autre bandage. Soulevez le membre.

■ **FIGURE 7.14**

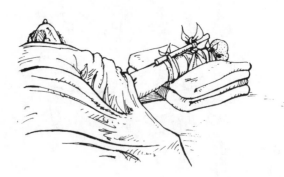

6. Inscrivez, sur le front de la victime, l'heure et les minutes exactes de l'application du garrot.

7. Ne recouvrez jamais le garrot d'un pansement. Laissez-le découvert et bien à la vue. Il est très important de ne pas dénouer un garrot, car cela pourrait libérer un caillot dans la circulation sanguine et créer des dommages irréversibles.

■ **FIGURE 7.15**

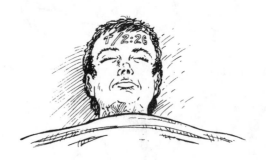

Utilisez le garrot uniquement en dernier recours.

Le traitement d'un membre amputé

Toute partie du corps partiellement ou complètement amputée doit être conservée, quel que soit son état; on doit l'apporter à l'urgence en même temps que l'on amène la victime.

L'amputation partielle

Lorsqu'une partie du corps est partiellement amputée, elle doit être:

• maintenue dans sa position normale, le plus près possible de sa position de fonction;

- recouverte de pansements de compresses stériles, retenue et soutenue avec des bandages ;
- tenue au froid au moyen d'un sac de glace ou d'une compresse froide posée sur le bandage.

L'amputation complète

Lorsqu'une partie du corps est complètement amputée, elle doit être :

- enveloppée de gaze stérile sèche et placée dans un premier sac en plastique propre et imperméable qu'on aura soin de bien sceller ;

 FIGURE 7.16

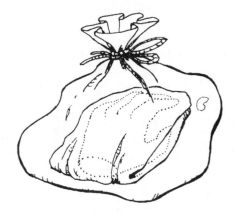

- placée dans un deuxième sac en plastique ou dans un récipient partiellement rempli de glace concassée ou d'eau froide.

 FIGURE 7.17

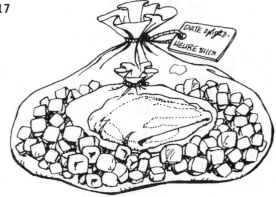

Le froid permet une meilleure conservation du membre amputé. Il faut éviter que le membre entre en contact direct avec la glace pour qu'il ne soit pas endommagé par le gel. Il est important de bien protéger le membre amputé, car il y a possibilité de greffe dans les heures qui suivent.

On devra noter la date et l'heure exacte de l'accident sur le sac.

La partie amputée doit être conservée, quel que soit son état, et transportée avec la victime vers une salle d'urgence.

Activité d'apprentissage corrigée

17 h Bruno travaille comme menuisier dans un chantier de construction depuis 7 h. Il est fatigué et n'a pas mangé depuis midi. Il effectue une dernière coupe avec sa scie. Par mégarde, il se coupe l'annulaire et le majeur de la main gauche. Les bouts de doigt tombent dans la sciure de bois. Le sang s'écoule des blessures par petits jets.

1 De quel type d'hémorragie s'agit-il ?

Il s'agit d'une hémorragie externe artérielle (hémorragie externe mixte pourrait également être acceptable comme deuxième élément de réponse).

2 Quelles sont les deux complications qui pourraient survenir ?

Un état de choc physiologique, l'inconscience, le décès.

3 Nommez quatre interventions à effectuer dans un cas d'hémorragie grave.

Appliquer une pression locale, élever le membre blessé, mettre la victime au repos, faire transporter la victime par les SPU.

4 Quels sont les trois buts des premiers soins à apporter dans un cas d'amputation ?

Prévenir l'état de choc physiologique et l'arrêt cardiorespiratoire, prévenir une infection de la plaie, garder le plus intact possible le membre amputé.

5 Que faites-vous avec les doigts amputés ?

Il faut les placer dans une gaze stérile sèche, puis dans un sac de plastique. Ensuite, mettre le tout dans un sac plus grand avec de la glace. Noter sur ce sac la date et l'heure exacte de l'accident. Enfin, transporter ce sac avec la victime vers une salle d'urgence.

MISE EN SITUATION 2

Michel fait de la sculpture dans son atelier. Alors qu'il effectue un mouvement de rotation avec son ciseau à bois, celui-ci glisse et lui entaille profondément la paume de sa main. La plaie saigne abondamment. Michel est paniqué et crie à sa conjointe de venir l'aider.

1 De quel type d'hémorragie s'agit-il?

Une hémorragie externe mixte.

2 Quelles sont les trois interventions prioritaires à effectuer dans cette situation?

Appliquer une pression locale sur la plaie; élever la main blessée; faire reposer la victime pour favoriser la circulation du sang vers les organes vitaux; faire transporter la victime par les SPU.

3 Nommez trois symptômes susceptibles de se manifester chez Michel à la suite de cet accident.

Faiblesse, étourdissements, anxiété, affolement, agressivité, nausées.

7

Chapitre

8

LES ÉTATS DE CHOC

Activité d'apprentissage

CONTEXTE

L'état de choc est un trouble circulatoire qui se produit généralement dans les heures qui suivent un traumatisme. La reconnaissance d'un état de choc et l'intervention rapide et appropriée du secouriste peuvent être vitales pour une victime.

TÂCHE

Utiliser adéquatement le plan d'intervention du secouriste pour agir dans une situation d'état de choc physiologique, anaphylactique ou cardiogénique.

CONSIGNE

■ Lire la mise en situation.

■ Répondre aux questions à l'aide du volume.

INTENTION

■ Reconnaître les signes et symptômes d'une personne en état de choc.

■ Acquérir les connaissances et les habiletés nécessaires pour traiter une personne en état de choc dans diverses situations.

MISE EN SITUATION

Pendant son cours d'éducation physique, alors qu'il joue au soccer, David, 15 ans, reçoit un violent coup de pied à l'abdomen. Durant l'heure qui suit, son enseignante constate qu'il devient nerveux et agité. La peau de son abdomen est moite et bleutée. De plus, David est assoiffé. Il est en état de choc.

1 De quel type d'état de choc s'agit-il et quelle en est la cause?

_____

_____

_____

2 Quels sont les signes et symptômes de l'état de choc chez David?

_____

_____

_____

3 Nommez quatre interventions à effectuer dans ce cas d'état de choc.

_____

_____

_____

4 Pouvez-vous donner à boire à David? Justifiez votre réponse.

_____

_____

_____

8

8.1 LES TYPES ET LES CAUSES POSSIBLES DES ÉTATS DE CHOC

Normalement, un organe est suffisamment irrigué lorsque le sang, propulsé par le cœur, pénètre dans les artères. Le sang artériel passe ensuite dans de très petites artères, les artérioles, et dans des capillaires, pour apporter aux tissus des organes vitaux les éléments nutritifs et l'oxygène nécessaires afin de maintenir leurs cellules en vie et de les débarrasser de leurs déchets. Le sang qui en ressort retourne au cœur en empruntant les veines. Deux facteurs sont nécessaires pour assurer une irrigation efficace : un volume sanguin adéquat et une pression artérielle suffisante.

■ **FIGURE 8.1**

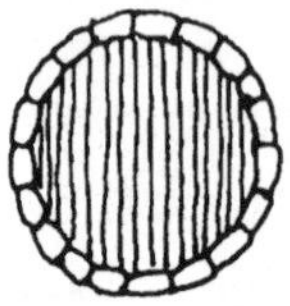

Diamètre des vaisseaux : normal
Volume sanguin : normal

■ **FIGURE 8.2**

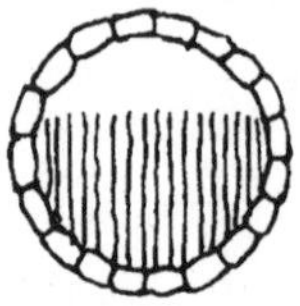

Diamètre des vaisseaux : normal
Volume sanguin : insuffisant
Pression artérielle : insuffisante

■ **FIGURE 8.3**

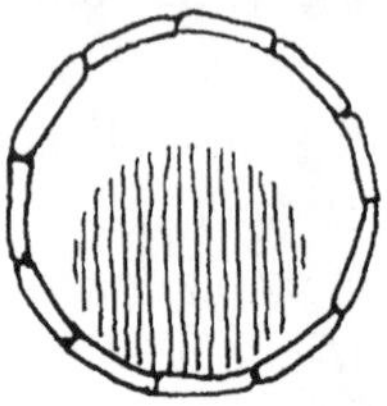

Diamètre des vaisseaux : augmenté
Volume sanguin : normal
Pression artérielle : insuffisante

L'état de choc est un trouble circulatoire découlant d'une insuffisance d'irrigation sanguine des organes vitaux, échelonnée le plus souvent sur une longue période.

L'état de choc est la conséquence d'un traumatisme, d'une maladie, d'une agression subite de l'organisme par la chaleur, le froid ou un poison ; il peut aussi résulter d'une réaction à la panique, à la douleur.

Lorsqu'une victime est en état de choc, l'apport de sang artériel est insuffisant ou absent dans certains organes vitaux tels que le cerveau, le muscle cardiaque, les poumons, la moelle épinière et le système nerveux périphérique. Ces organes sont très vulnérables à une déficience en oxygène. S'ils en sont privés, même sur une courte période, ou s'il y a absence de circulation, leurs cellules commencent à mourir. Ainsi se produisent des dommages irréversibles, et l'arrêt cardiorespiratoire peut survenir en peu de temps.

Les chocs peuvent être de différents types, habituellement désignés en fonction de leur cause : choc physiologique (ou hypovolémique), cardiogénique, neurogénique et anaphylactique. D'autres types de choc, de sources variées, peuvent aussi affecter une victime.

8.1.1 **Le choc physiologique**

Habituellement, de 4 à 6 litres de sang sont nécessaires pour remplir l'appareil circulatoire et répondre aux besoins en nutriments et en oxygène de l'organisme. Cette quantité devient toutefois insuffisante en cas de traumatisme comme une hémorragie, des brûlures graves ou une déshydratation majeure. S'il manque une quantité importante de sang dans l'appareil circulatoire, la pression diminuera à l'intérieur des vaisseaux, et le cœur ne réussira pas à maintenir une circulation suffisante dans toutes les parties du corps. Ce manque de sang dans l'organisme entraîne le choc physiologique.

8.1.2 **Le choc cardiogénique**

Au moment d'une crise cardiaque, le cœur est endommagé et ne peut fonctionner normalement. Les contractions cardiaques sont moins efficaces, et la pression artérielle diminue. La circulation, plus lente dans l'organisme, ne parvient plus à répondre aux besoins en sang des organes vitaux. La crise cardiaque a donc provoqué un choc cardiogénique.

8.1.3 **Le choc neurogénique**

À la suite d'un coup de chaleur, d'un empoisonnement, d'une lésion de la moelle épinière ou d'une blessure grave à la tête, les vaisseaux sanguins se dilatent, et le volume sanguin demeure normal. Les traumatismes de la moelle ou du cerveau bloquent le passage de l'influx nerveux aux muscles des vaisseaux sanguins, ce qui fait que les artères se dilatent. Ce blocage est à l'origine du choc neurogénique.

8.1.4 **Le choc anaphylactique**

Ce type de choc est une réaction allergique grave qui peut résulter d'un contact avec une substance allergène, par exemple, du venin d'insecte. Il s'ensuit une perturbation du fonctionnement de l'appareil cardiorespiratoire qui peut avoir de graves conséquences pour la victime (voir chapitre 15, Les troubles médicaux).

8.1.5 **Les autres types de choc**

D'autres facteurs, comme la peur, l'anxiété, la panique, la douleur, une difficulté respiratoire, une plaie avec perforation du poumon ou un pneumothorax, un déséquilibre du taux d'insuline, peuvent aussi perturber à divers degrés le fonctionnement de l'appareil cardiorespiratoire. Ces états font augmenter la consommation d'oxygène nécessaire à son bon fonctionnement. Mais comme ils empêchent la victime de respirer normalement, celle-ci ne parvient plus à inspirer une quantité suffisante d'oxygène. Même si le volume sanguin et le fonctionnement du cœur restent normaux, le taux d'oxygène dans le sang est insuffisant, et le corps compense en provoquant une hausse de la pression artérielle. À ce moment, si les besoins de base des organes vitaux demeurent comblés, on parle d'état de choc compensé. Si les besoins en oxygène ne sont pas suffisamment comblés, la personne évolue vers un état de choc décompensé, plus grave, qui nécessite rapidement des soins médicaux.

La partie suivante présente les signes et symptômes du choc physiologique, car il s'agit de l'état de choc le plus fréquent.

8.2 LES SIGNES ET SYMPTÔMES DU CHOC PHYSIOLOGIQUE

Les signes et symptômes du choc physiologique sont semblables à ceux de l'hémorragie. L'encadré 8.1 les résume.

■ **ENCADRÉ 8.1   Signes et symptômes du choc physiologique**

- La victime est d'abord angoissée et agitée.
- L'état de conscience de la victime se détériore progressivement ou subitement.
- La victime devient de plus en plus confuse, incohérente et somnolente. Il est difficile de la garder éveillée.
- La victime se sent faible, étourdie ; elle est nauséeuse et peut vomir.
- La peau de la victime est pâle, ses lèvres et le bout de ses doigts sont bleuâtres.
- La peau de la victime est froide et moite, elle sue abondamment et éprouve une sensation de soif.
- Les lèvres de la victime sont sèches.
- La respiration de la victime est superficielle et rapide, ou elle peut être irrégulière et profonde, surtout s'il y a blessure au thorax.
- Le pouls de la victime est faible et rapide.
- Les yeux de la victime sont ternes, cernés, et ses pupilles sont dilatées.

8.3 LES PREMIERS SOINS EN CAS D'ÉTAT DE CHOC PHYSIOLOGIQUE

Les premiers soins en cas d'état de choc physiologique ont pour but :
- de déterminer la cause de l'état de choc et d'y remédier, si possible ;
- d'assurer une circulation sanguine suffisante au cœur, aux poumons et au cerveau ;
- de prévenir l'aggravation et la détérioration de l'état de la victime : perte de conscience, irrigation insuffisante des organes vitaux et arrêt cardiorespiratoire.

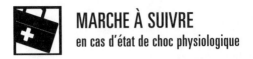

MARCHE À SUIVRE
en cas d'état de choc physiologique

1. Effectuez l'évaluation primaire de la victime.

2. Demandez à une personne d'appeler les SPU et dites-lui de revenir par la suite. Si vous êtes seul, appelez immédiatement les SPU.

3. Supprimez la cause de l'état de choc, si possible (par exemple, une hémorragie externe).

4. Facilitez la respiration de la victime en desserrant ses vêtements au cou, à la taille et à la poitrine, et placez sa tête en extension. C'est le premier soin à administrer pour éviter une insuffisance respiratoire.

5. Couchez la victime sur le dos et assurez-vous que sa tête repose directement sur le sol.

Si la victime est inconsciente, placez-la en position de recouvrement, sauf si elle est blessée à la tête ou à la colonne.

Si la victime est consciente et que l'état de choc semble la conséquence de troubles cardiaques ou respiratoires, placez-la en position demi-assise.

6. Couvrez la victime juste assez pour la garder au chaud.

7. Réconfortez la victime pour éviter une surconsommation d'oxygène causée par une anxiété extrême.

8. Éloignez les curieux : la victime a besoin d'air et de calme.

9. Ne donnez rien à la victime par la bouche, même si elle réclame à boire. Elle peut vomir ou avoir besoin d'une intervention chirurgicale. Si elle a soif, humectez-lui les lèvres.

10. Exercez une surveillance constante. Refaites L'ABCD, surveillez principalement la respiration et la circulation, en attendant l'arrivée des SPU.

8

Activité d'apprentissage corrigée

Pendant son cours d'éducation physique, alors qu'il joue au soccer, David, 15 ans, reçoit un violent coup de pied à l'abdomen. Durant l'heure qui suit, son enseignante constate qu'il devient nerveux et agité. La peau de son abdomen est moite et bleutée. De plus, David est assoiffé. Il est en état de choc.

1 De quel type d'état de choc s'agit-il et quelle en est la cause ?

Un choc physiologique (ou hypovolémique) causé par une hémorragie interne.

2 Quels sont les signes et symptômes de l'état de choc chez David ?

Il est nerveux et agité, sa peau est moite et bleutée à l'abdomen, il est assoiffé.

3 Nommez quatre interventions à effectuer dans ce cas d'état de choc.

Effectuer l'évaluation primaire, appeler les SPU, coucher la personne sur le dos, refaire L'ABCD.

4 Pouvez-vous donner à boire à David ? Justifiez votre réponse.

Non, même si la victime est consciente, il ne faut pas lui donner à boire, car elle pourrait vomir et s'étouffer ou avoir à subir une intervention chirurgicale.

Notes

Chapitre

9

LES PLAIES

Activité d'apprentissage

CONTEXTE

Une plaie est une blessure causée aux tissus mous, comme la peau, les nerfs, les muscles, les vaisseaux sanguins ou à des organes, par exemple, les poumons ou les intestins.

Le traitement des plaies est plus ou moins complexe selon leur étendue, leur profondeur, l'endroit où elles se situent et l'importance de la perte de sang. Le secouriste doit donc connaître les différentes façons d'intervenir pour traiter une plaie, qu'elle soit superficielle ou profonde.

TÂCHE

Dispenser les premiers soins à une personne présentant une plaie, déterminer et appliquer le type de pansement ou de bandage à privilégier selon le cas.

CONSIGNE

- Lire les mises en situation.
- Répondre aux questions à l'aide du volume.

INTENTION

- Se familiariser avec la séquence d'intervention en secourisme dans les cas de plaies diverses.
- Intervenir efficacement pour traiter un traumatisme cutané chez une victime.

MISE EN SITUATION 1

Dans l'atelier où vous travaillez, un ouvrier se coupe la paume de la main avec un morceau de métal sale et légèrement rouillé. La plaie est assez profonde, longue de 5 cm, et le saignement est abondant. Nerveux, l'homme vous dit qu'il n'a pas besoin des soins que vous lui offrez.

Quelles interventions effectuerez-vous pour traiter cet ouvrier?

_____

_____

_____

MISE EN SITUATION 2

En marchant sur la plage, Alexis a heurté un morceau de verre qui est resté piqué dans la peau de son pied, à environ 1 ou 2 cm de profondeur. Un peu de sang s'écoule à cet endroit.

Quelles interventions effectuerez-vous pour traiter Alexis?

_____

_____

_____

9

9.1 LES TYPES DE PLAIES

La peau joue un rôle de protection. Une plaie ouvre la voie à des micro-organismes qui peuvent alors pénétrer dans le corps et provoquer une infection.

On distingue trois principaux types de plaies :
- les contusions ou meurtrissures ;
- les plaies simples ;
- les plaies complexes.

9.1.1 Les contusions

Les contusions sont des blessures de la peau ou d'un muscle sans déchirure de l'épiderme. Ces plaies sont dites fermées. Les contusions sont habituellement causées par un coup, un choc ou une chute. Sous l'impact, de petits vaisseaux logés dans les tissus sous la peau éclatent. L'infiltration de sang et d'autres liquides dans les tissus adjacents provoque une décoloration de la peau. Elle devient rouge et, progressivement, rouge foncé, puis bleutée. Une quantité de sang se répand sous la peau et, parfois, une induration (hématome) se forme à l'endroit de l'impact. Lorsque celui-ci est violent, le saignement peut aussi se produire à l'intérieur d'un muscle avoisinant ; il faut alors envisager la possibilité d'une fracture sous-jacente. Dans les cas de contusions graves, un vaisseau sanguin important peut éclater sous l'effet d'une forte pression extérieure et provoquer une hémorragie interne. L'encadré 9.1 résume les signes et symptômes qui indiquent la présence d'une contusion.

■ ENCADRÉ 9.1 **Signes et symptômes des contusions (plaies fermées)**

- Un œdème plus ou moins important qui révèle un saignement sous la peau ou une hémorragie interne
- Une douleur locale
- Une coloration rouge foncé ou bleutée de la peau

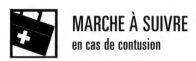

MARCHE À SUIVRE
en cas de contusion

1. Mettez de la glace ou un sac réfrigérant entouré d'une serviette ou d'un tissu protecteur humide sur la contusion, pendant 10 à 15 minutes toutes les heures. N'appliquez jamais la glace ou le sac réfrigérant directement sur la peau, car cela pourrait provoquer des engelures.

2. Soulevez le membre blessé afin de diminuer l'œdème.

3. Si l'épanchement de liquide est important sous la peau, appliquez un coussinet (serviette pliée en plusieurs épaisseurs) pour exercer une pression sur la contusion et diminuer ainsi le saignement, dans une certaine

mesure. Si vous soupçonnez une fracture ou si la douleur augmente à cause de la pression, n'appliquez pas de pansement compressif.

4. Appelez les SPU si :

- la région de la contusion est étendue ;

- la douleur est forte et l'œdème prononcé ; il y a alors possibilité d'une fracture ou d'une blessure interne, par exemple, en cas de contusion à l'abdomen ;

- la victime présente les signes et symptômes d'un état de choc physiologique causé par une hémorragie interne.

9.1.2 Les plaies simples (fermées ou ouvertes)

Les plaies simples sont superficielles, et seule la peau est lésée. Elles saignent habituellement peu, sauf aux endroits très vascularisés comme les doigts, les mains, le cuir chevelu ou le menton.

Le tableau 9.1 énumère les différents types de plaies simples selon leur apparence.

■ TABLEAU 9.1   Types de plaies simples

Types de plaies	Caractéristiques
Déchirures	Ces plaies sont irrégulières, leurs côtés sont écorchés, égratignés par des objets non tranchants, tels que du fil barbelé, etc.
Coupures et lacérations	Ces plaies sont des entailles causées par des objets tranchants, tels qu'un couteau, un morceau de verre (des fragments de verre peuvent être logés dans la plaie), etc. Si l'incision est profonde, une artère ou une veine peuvent être atteintes, et il y a risque d'hémorragie. Ces blessures sont graves.
Perforations	Ces plaies résultent de la pénétration dans la peau d'objets pointus, comme un clou, certains outils ou un ustensile de cuisine.
Avulsions (ou « reculons »)	Ces plaies consistent en des morceaux de peau soulevés ou arrachés.
Ampoules (ou phlyctènes)	Ces plaies sont généralement causées par une friction ou des brûlures et se présentent sous forme de cloques (liquide sous la peau).
Abrasions	Ces plaies sont des ulcérations superficielles de la peau causées par un frottement, une irritation.

Les plaies simples se traduisent par différents symptômes, précisés dans l'encadré 9.2.

■ ENCADRÉ 9.2   Signes et symptômes des plaies simples

- Un saignement plus ou moins continu
- Une atteinte de la peau avec coloration anormale
- Une douleur habituellement légère

Il est important de se rappeler qu'une victime dont la plaie ouverte a été en contact avec de la terre, des excréments d'animaux, de l'asphalte ou des objets rouillés (par exemple, des outils de jardinage) nécessite une injection de sérum antitétanique pour éviter qu'elle soit contaminée par le bacille tétanique. Le tétanos est une maladie infectieuse grave caractérisée par des spasmes musculaires et une raideur de la mâchoire. Elle peut être fatale si la victime n'a pas été vaccinée dans les 10 dernières années.

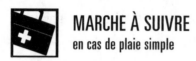

MARCHE À SUIVRE
en cas de plaie simple

1. Lavez-vous les mains avant d'intervenir, si possible, pour éviter la contamination de la plaie. Si la plaie saigne et que vous devez toucher au sang, portez des gants en vinyle jetables, par mesure de protection.

2. Enlevez d'abord les saletés, comme la terre ou d'autres débris, qui se trouvent autour de la plaie. Évitez de tousser ou de souffler directement sur la plaie. Demandez à la victime si elle est vaccinée contre le tétanos. Si sa réponse est négative ou si elle ne se souvient plus de sa date de vaccination, elle doit consulter un service médical sans tarder afin d'être vaccinée.

3. Épongez d'abord délicatement la plaie avec une ou plusieurs compresses stériles ou propres imbibées d'eau tiède savonneuse. La plupart des savons éliminent les bactéries nuisibles. Prenez les compresses par les coins afin de les garder stériles et propres.

4. Nettoyez ensuite les côtés de la plaie en exécutant, avec d'autres compresses stériles imbibées d'eau, un mouvement circulaire de l'intérieur vers l'extérieur de la plaie.

■ **FIGURE 9.1**

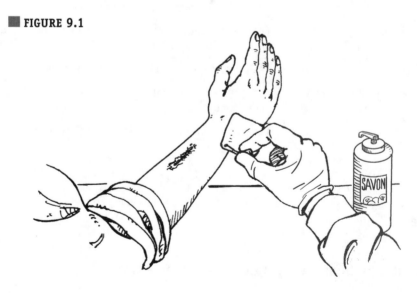

5. Changez la compresse à chaque mouvement afin d'éviter de ramener dans la plaie les saletés du contour.

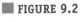 **FIGURE 9.2**

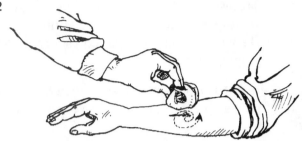

6. Lorsque la plaie est propre, appliquez un pansement protecteur stérile, comme une compresse de gaze ou un pansement adhésif.

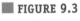 **FIGURE 9.3**

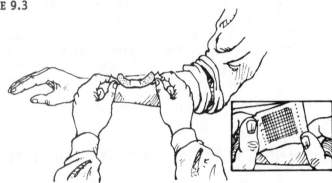

7. Fixez la compresse avec un diachylon sur les quatre côtés ou avec une bande de gaze en rouleau (Kling). Assurez-vous que la bande est bien attachée et qu'elle n'est pas trop serrée afin de ne pas nuire à la circulation sanguine.

FIGURE 9.4

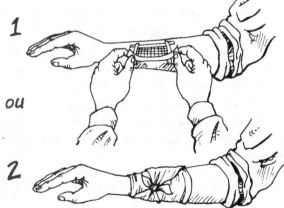

8. Prévenez la victime de changer le pansement dès qu'il est mouillé ou sale. La plaie doit être nettoyée chaque fois.

9. Dans les 24 à 48 heures qui suivent, surveillez les signes d'infection : fièvre ou frissons chez la victime, gonflement, écoulement de pus, douleur, chaleur locale ou rougeur de la plaie. Ces manifestations indiquent qu'un processus infectieux est en cours, particulièrement s'il y a présence de lignes rouges qui irradient de la plaie. L'infection peut alors être grave. La victime doit consulter un service médical pour être traitée de façon appropriée.

Notons que l'on traite une ampoule intacte en la protégeant, sans la percer, avec un pansement propre. Si elle est perforée, on la traite comme une plaie simple ouverte.

Une petite plaie cesse spontanément de saigner ; le sang forme un caillot après 3 à 10 minutes. La compression locale accélère ce processus. N'enlevez pas le caillot ainsi formé, car le saignement pourrait reprendre. Ajoutez plutôt une compresse propre, si la première est imbibée de sang.

● ● ●

9.1.3 Les plaies complexes (fermées ou ouvertes)

Les plaies complexes sont profondes. Non seulement la peau est atteinte, mais les vaisseaux sanguins, les muscles, les nerfs, les organes et les os peuvent aussi être altérés. Ces plaies entraînent souvent des complications, comme une infection, une hémorragie externe ou interne, un état de choc physiologique ou une perforation d'organes.

Dans certains cas, les blessures à l'abdomen ou au thorax peuvent être mortelles parce que des organes vitaux, comme le foie et la rate, y sont logés. Dans les cas de chocs violents, tels les accidents de la route, les chutes, les accidents de sport ou autres traumatismes, ces organes vitaux sont moins bien protégés que ceux des autres parties du corps. Étant donné qu'ils contiennent de grandes quantités de sang, une hémorragie interne peut se produire et mettre en danger la vie de la victime. Ces blessures sont habituellement accompagnées de fortes douleurs, d'une sensation d'oppression dans l'abdomen, de nausées et de vomissements. Une intervention médicale immédiate est alors nécessaire.

Les plaies complexes présentent diverses caractéristiques, comme l'indique le tableau 9.2.

■ TABLEAU 9.2   Types de plaies complexes

Types de plaies	Caractéristiques
Perforations, coupures et lacérations	Ces plaies saignent généralement de façon abondante, notamment dans les zones où les artères importantes se trouvent à fleur de peau, comme au poignet ou au cou. Toutefois, certaines perforations et coupures profondes peuvent être causées par des objets pointus ou tranchants (clou, couteau, morceau de métal, fragment d'os, etc.). L'ouverture de la plaie peut être très petite, et l'hémorragie externe est habituellement peu abondante. Elle atteint souvent les tissus en profondeur et peut causer de graves blessures internes (hémorragie interne rapide ou atteinte importante d'un organe du thorax ou de l'abdomen).
Plaies pénétrantes	Ces plaies résultent de l'entrée d'un projectile d'arme à feu. Elles sont caractérisées par une petite ouverture au point d'impact et par une plaie plus étendue au point de sortie. En l'absence de point de sortie, les blessures internes sont généralement très graves, surtout si la plaie est à la poitrine ou à l'abdomen. Il y a hémorragie interne abondante, et la contamination est en profondeur.
Plaies causées par l'écrasement d'un membre	Ces plaies peuvent provoquer une hémorragie grave, interne ou externe. Si le membre est resté coincé pendant une longue période, il peut nécessiter une amputation en raison de l'absence prolongée de circulation du sang à cet endroit. Un état de choc physiologique peut aussi se manifester. Le membre peut être froid, insensible, et il y a possibilité de fracture. Souvent, à la suite d'un écrasement prolongé, des substances toxiques libérées par le muscle endommagé s'accumulent dans le membre. Lorsque le membre écrasé est dégagé, ces substances risquent de se propager dans l'organisme et de provoquer une insuffisance rénale, parfois mortelle.
Plaies avec présence d'un corps étranger	Ces plaies peuvent être causées par des corps étrangers de natures très diverses: morceaux de bois, de verre, de métal, certains outils pointus ou tranchants et des armes blanches (couteaux, poignards). Ne jamais retirer les corps étrangers de la plaie.
Plaies importantes au visage	Ces plaies peuvent nuire à la respiration à cause de l'écoulement du sang et de la présence de débris dans la bouche et dans les voies respiratoires. Ne jamais tenter de remettre à sa place le nez ou toute autre partie.

On peut diagnostiquer une plaie complexe lorsqu'on observe les signes et symptômes énumérés dans l'encadré 9.3.

■ ENCADRÉ 9.3   Signes et symptômes des plaies complexes

- Une hémorragie plus ou moins importante (environ 125 ml de sang), parfois même un léger saignement
- Une atteinte en profondeur des couches de la peau, accompagnée de douleur
- Une manifestation d'anxiété, parfois accompagnée d'agitation et de panique
- La présence possible de fragments d'autres tissus dans la peau: os, anse intestinale ou corps étranger
- La présence possible des signes et symptômes de l'état de choc physiologique

Toutes les plaies complexes requièrent les soins spécifiques des SPU afin de prévenir les complications, entre autres l'état de choc physiologique, l'éviscération (sortie d'un organe du corps) et une détérioration des tissus de la plaie.

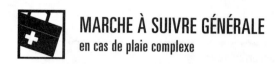

MARCHE À SUIVRE GÉNÉRALE
en cas de plaie complexe

1. Appelez les SPU.

2. Lavez-vous les mains avant d'intervenir pour éviter la contamination de la plaie. Si la plaie saigne et que vous devez toucher au sang, portez des gants en vinyle jetables par mesure de protection. Évitez de tousser ou de souffler directement sur la plaie.

3. Évaluez la blessure ; au besoin, soulevez, déchirez ou coupez les vêtements (sauf ceux qui sont insérés dans la plaie) pour voir toute l'étendue de la plaie. Durant cette manœuvre, ne bougez pas la victime pour ne pas aggraver son état.

4. Vérifiez qu'aucun corps étranger n'est logé dans la plaie.

5. Arrêtez immédiatement l'hémorragie (voir chapitre 7, section 7.5). Si la plaie est étendue et béante, il faut, dans la mesure du possible, la refermer en ramenant vers le centre les bords de la peau avant de faire une compression.

6. N'appliquez pas d'antiseptique sur les plaies complexes et ne les nettoyez pas. N'enlevez que les saletés présentes autour de la plaie. Toute intervention de désinfection d'une plaie profonde risque de la contaminer davantage.

7. Posez un pansement stérile ou propre en prenant soin de ne pas toucher à la surface du pansement qui sera en contact avec la plaie. Ce pansement sera maintenu en place par un bandage triangulaire plié en bande large ou par une bande en rouleau (Kling).

8. Réconfortez la victime et gardez-la allongée, si possible.

9. Couvrez la victime pour éviter qu'elle ne perde sa chaleur et pour prévenir l'état de choc physiologique.

10. Faites L'ABCD et surveillez les signes et symptômes de l'état de choc physiologique.

Si la victime est inconsciente, placez-la en position de recouvrement, sauf si vous soupçonnez une blessure à la tête ou à la colonne.

Si la victime est en état de choc physiologique, gardez-la couchée, tête à plat sur le sol.

11. Gardez la victime à jeun. Ne lui donnez rien à boire même si elle le réclame, car il y a possibilité d'une intervention chirurgicale d'urgence.

Lorsque la plaie est au thorax, la douleur s'intensifie pendant les mouvements respiratoires. La victime peut présenter des crachements sanguins et des signes de détresse respiratoire (respiration rapide et superficielle).

Certaines interventions particulières s'imposent alors, tout comme dans le cas d'une plaie à l'abdomen ou à l'aine, d'une plaie avec présence d'un corps étranger ou causée par un écrasement, d'une plaie au visage ou à la paume de la main.

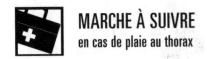

MARCHE À SUIVRE
en cas de plaie au thorax

1. Recouvrez la plaie d'un pansement collé sur trois faces seulement pour permettre à la victime d'avoir une expansion pulmonaire maximale.

2. Installez la victime en position demi-assise ou en position couchée sur le côté blessé, tête et épaules surélevées pour faciliter la respiration, ou dans la position la plus confortable possible pour elle.

■ **FIGURE 9.5**

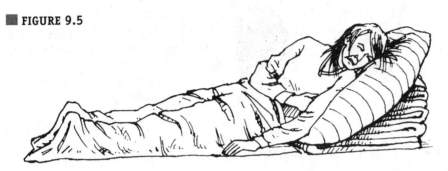

Si la victime est inconsciente, placez-la en position de recouvrement.

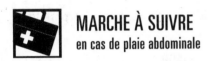

MARCHE À SUIVRE
en cas de plaie abdominale

1. Déplacez la victime le moins possible et évitez tout mouvement de l'abdomen.

2. Nettoyez le tour de la plaie et enlevez les vêtements qui y adhèrent, sauf ceux qui sont insérés dans la plaie. Recouvrez la plaie d'une compresse stérile ou d'un tissu propre. Fixez la compresse avec une bande large.

3. Si la victime est en état de choc physiologique, placez-lui la tête à plat sur le sol.

Si c'est un cas de plaie abdominale transversale (sur la largeur) :

4. Installez la victime en position couchée sur le dos, tête et épaules surélevées, les genoux légèrement fléchis sur un coussin ou sur un autre support pour rapprocher les bords de la plaie et ainsi diminuer les spasmes des muscles abdominaux et la douleur.

■ **FIGURE 9.6**

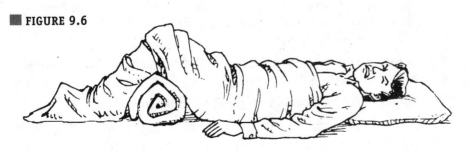

Si c'est un cas de plaie abdominale verticale (sur la hauteur) :

5. Vous pouvez improviser une bande abdominale large en utilisant une grande serviette que vous glissez sous la victime et dont vous ramenez les extrémités sur chacun des deux côtés de l'abdomen. Le but de la bande abdominale est d'éviter que la plaie s'ouvre davantage et qu'une éviscération se produise.

■ **FIGURE 9.7**

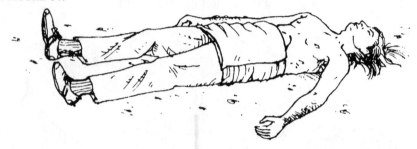

Si c'est un cas de plaie abdominale avec éviscération (sortie d'un viscère : estomac, foie, intestin, rate) :

6. Coupez les vêtements autour de la blessure et soutenez les genoux de la victime en position fléchie.

7. Appliquez sur la plaie un pansement humide à la température corporelle, sans exercer de pression.

8. Recouvrez le pansement avec une pellicule de plastique pour garder les viscères à la fois humides et chauds.

9. N'essayez pas de replacer les viscères dans l'abdomen.

10. Fixez le pansement avec des bandes larges situées en haut et en bas de la plaie.

11. Couvrez la victime.

12. Faites L'ABCD

13. Appelez les SPU.

Dans les cas de blessures à l'abdomen, il peut y avoir lacération d'organes (intestins ou autres), et leur contenu peut se déverser dans la cavité abdominale.

S'il y a rupture de vaisseaux sanguins, l'hémorragie peut être rapide et grave.

Une intervention médicale immédiate est primordiale.

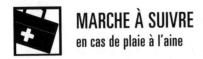 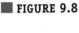

MARCHE À SUIVRE
en cas de plaie à l'aine

1. Exercez une pression directe sur la plaie, car il se peut que l'artère fémorale soit coupée.

■ **FIGURE 9.8**

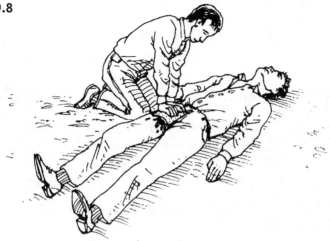

2. Faites un pansement compressif et ramenez les genoux de la victime sur sa poitrine pour augmenter la pression et enrayer l'hémorragie.

3. Faites l'ABCD et surveillez les signes de choc physiologique.

4. Appelez les SPU.

MARCHE À SUIVRE
en cas de plaie avec présence d'un corps étranger

1. Laissez le corps étranger en place. N'essayez pas de l'enlever; cela augmente les risques d'hémorragie, de rupture de nerfs, de muscles ou de vaisseaux sanguins à l'endroit de la blessure.

2. Dégagez la plaie en coupant les vêtements qui l'entourent et de façon à ne pas toucher au corps étranger. Nettoyez-la s'il y a présence de saletés.

3. Maîtrisez le saignement ou l'hémorragie en plaçant des compresses tout autour du corps étranger. Exercez ensuite une pression locale avec les mains (protégées par des gants de vinyle) en prenant bien soin de ne pas bouger le corps étranger afin de ne pas aggraver la plaie.

Vous pourriez aussi utiliser un tampon annulaire qui est un pansement circulaire avec un trou au centre pour laisser dépasser le corps étranger.

4. Si l'hémorragie est importante, couchez la victime, tête à plat et couvrez-la.

5. Faites L'ABCD et surveillez les signes de l'état de choc physiologique.

6. Appelez les SPU.

Le seul cas où l'on peut enlever un corps étranger est celui où il s'agit de petits éclats de bois (échardes) ou de métal qui n'ont pénétré que la couche superficielle de la peau. Avec une pince à sourcils, saisissez l'écharde et enlevez-la d'un seul coup en tirant dans la direction même de son insertion. Vérifiez bien qu'il ne reste pas de petits morceaux dans la plaie et recouvrez-la d'un pansement.

MARCHE À SUIVRE
en cas de plaie avec présence d'un corps étranger de moins de 2 cm

1. Recouvrez délicatement la plaie et le corps étranger d'une compresse stérile ou d'un tissu propre. Prenez bien soin de ne pas exercer de pression sur celui-ci.

◼ **FIGURE 9.9**

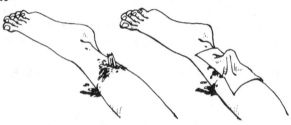

2. Placez des compresses pliées de chaque côté du corps étranger pour l'empêcher de bouger.

◼ **FIGURE 9.10**

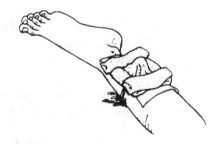

3. Maintenez les compresses en place au moyen d'une bande étroite.

◼ **FIGURE 9.11**

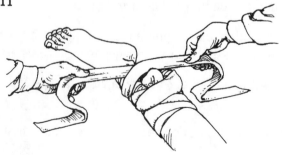

4. Appelez les SPU.

MARCHE À SUIVRE
en cas de plaie avec présence d'un corps étranger de plus de 2 cm

1. Placez des compresses stériles ou propres de chaque côté du corps étranger afin de recouvrir la plaie.

■ **FIGURE 9.12**

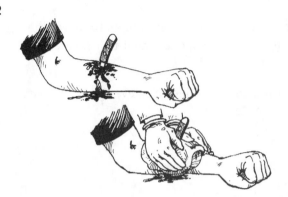

2. Superposez des compresses épaisses ou un linge propre (serviette de toilette) autour du corps étranger pour l'empêcher de bouger.

3. Maintenez les compresses ou le linge en place au moyen d'une bande étroite en prenant bien soin de ne pas exercer de pression sur le corps étranger.

■ **FIGURE 9.13**

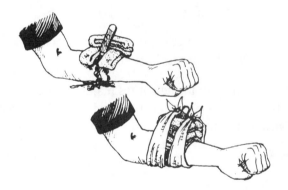

4. Appelez les SPU.

MARCHE À SUIVRE
en cas de plaie causée par un écrasement

1. Couchez la victime, la tête à plat sur le sol, couvrez-la et surveillez les signes et symptômes de l'état de choc physiologique et faites L'ABCD. Bougez-la le moins possible.

2. Arrêtez l'hémorragie en exerçant une pression directe, si nécessaire. Toutefois, si vous soupçonnez une fracture, n'exercez pas de pression.

Si le membre prisonnier peut être libéré dans un délai de moins de 10 à 15 minutes, retirez la masse qui le comprime.

Si le membre est resté écrasé depuis plus longtemps, ne retirez pas la charge avant l'arrivée des SPU, car il y a risque de mort subite.

3. Couvrez toutes les plaies de compresses stériles ou propres.

4. Posez de la glace ou un sac réfrigérant sur la région atteinte pendant 15 minutes toutes les heures afin de diminuer la douleur.

5. Immobilisez le membre blessé avec une attelle (petite planche ou bande de carton rigide) et enveloppez le tout de manière à stabiliser le membre, au cas où il y aurait fracture.

Si la blessure est située au pied, n'enlevez pas la chaussure : elle comprime l'œdème et soutient le pied.

6. Appelez les SPU.

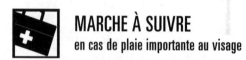

MARCHE À SUIVRE
en cas de plaie importante au visage

Si la victime est consciente :

1. Installez la victime en position assise, la tête légèrement penchée vers l'avant pour éviter l'accumulation de sang dans les voies respiratoires.

Si la victime est inconsciente :

2. Placez la victime en position de recouvrement afin de libérer les voies respiratoires et de faciliter la respiration.

3. N'exercez pas de pression locale sur les plaies importantes au visage. Cela pourrait défigurer la victime, car il pourrait y avoir fracture sous-jacente des os du visage ou du crâne.

4. Appelez les SPU.

La plaie à la paume de la main

La plaie à la paume de la main est souvent accompagnée d'un saignement abondant à cause des nombreux vaisseaux sanguins qui y sont présents.

MARCHE À SUIVRE
en cas de plaie transversale (sens opposé à la longueur des doigts)

1. Couvrez la plaie de compresses stériles (ou propres) épaisses.

2. Repliez les doigts autour de la compresse ou une débarbouillette blanche (de préférence) pour former un coussin et exercer ainsi une pression sur la plaie.

FIGURE 9.14

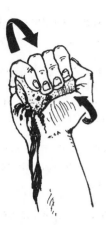

3. Faites un bandage du poing en plaçant le centre d'un bandage triangulaire sur la face interne du poignet en vous assurant de dégager l'artère radiale afin d'éviter l'arrêt de circulation sanguine.

4. Ramenez les extrémités du bandage sur le dos de la main, croisez-les sur les doigts et nouez-les sur le poignet, face interne en dégageant toujours l'artère radiale.

FIGURE 9.15

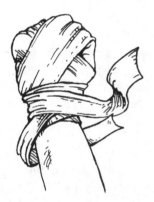

5. Élevez et soutenez le bras au moyen d'une écharpe oblique (voir p. 176).

6. Si le saignement est incontrôlable, appelez les SPU.

MARCHE À SUIVRE
en cas de plaie verticale (sens de la longueur des doigts)

1. Couvrez la plaie d'une compresse stérile (ou propre) épaisse en gardant les doigts en extension le plus possible.

2. Enroulez ensuite un bandage triangulaire autour de la main pour exercer une pression sur la plaie. Celle-ci restera ainsi fermée, et la douleur sera moindre.

■ **FIGURE 9.16** ■ **FIGURE 9.17**

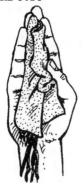 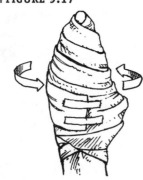

3. Élevez et soutenez le bras au moyen d'une écharpe oblique (voir p. 176)

4. Si le saignement est incontrôlable, appelez les SPU.

9.2 LES PLAIES CAUSÉES PAR DES MORSURES ANIMALES

Des microbes et des virus sont présents dans la salive des animaux sauvages et domestiques. Les animaux ayant des dents pointues et tranchantes, leurs morsures provoquent des plaies profondes qui facilitent l'absorption de ces microbes ou virus par l'organisme humain. Certaines morsures peuvent entraîner une maladie, comme la rage, une maladie infectieuse mortelle tant pour l'humain que pour les animaux. Elle se transmet par la morsure d'animaux infectés, par leur salive ou par l'infection d'une plaie par ce virus.

Lorsqu'une personne a été mordue par un animal, on observe certains signes et symptômes, comme ceux mentionnés dans l'encadré 9.4.

■ **ENCADRÉ 9.4   Signes et symptômes des plaies causées par des morsures animales**

- Des traces de morsures sur la peau, qui sont rouges, enflées et douloureuses
- Une anxiété croissante qui tourne à l'hyperactivité et à l'agressivité dans le cas d'une contamination par la rage
- Une éventuelle paralysie du membre atteint

MARCHE À SUIVRE
en cas de plaie causée par une morsure animale

1. Appelez les SPU pour faire traiter la victime et éviter ainsi la propagation du virus dans l'organisme.

2. Assurez-vous que vous ne risquez pas d'être attaqué par l'animal.

3. Prenez toutes les mesures nécessaires pour vous protéger contre l'infection lorsque vous administrez les premiers soins en portant des gants jetables.

4. Laissez saigner la plaie. Un saignement modéré aide à la nettoyer. Cependant, il faut arrêter toute hémorragie grave.

5. Lavez la plaie copieusement avec du savon et de l'eau tiède, puis rincez-la bien.

6. Posez un pansement épais et propre sur la plaie.

7. Gardez la victime au repos et évitez tout mouvement du membre atteint.

8. Couvrez la victime et rassurez-la en attendant l'arrivée des SPU.

Veillez, si possible, à ce que l'animal soit isolé ou abattu et confié à des services spécialisés.

9.3 LES PANSEMENTS

Un pansement est une couverture protectrice que l'on applique sur une plaie.

Il absorbe le sang ou les autres sécrétions qui s'en écoulent. Il favorise la coagulation du sang et il prévient l'infection ou une plus grande contamination de la plaie. La plupart des pansements laissent passer l'air et favorisent le processus de cicatrisation.

La surface d'un pansement doit être suffisamment grande pour recouvrir la plaie et en dépasser les bords d'environ 2 à 5 cm.

Si l'on n'a pas de pansement stérile, on utilise un tissu propre, non mousseux, de toile ou de coton, et de couleur blanche préférablement. La ouate, les serviettes ou les mouchoirs de papier ne devraient jamais être utilisés pour faire un pansement; les fibres collent à la plaie et favorisent l'infection et le dépôt de substances étrangères.

Le pansement doit être absorbant afin de garder sèches la plaie et la région qui l'entoure. Même s'il arrive que le pansement colle à la plaie, ce qui le rend plus difficile à retirer par la suite, ses avantages compensent largement cet inconvénient.

Dans les cas d'hémorragie, le pansement doit être épais, doux, compressible, afin que la pression soit exercée également sur toute la surface blessée.

Un pansement efficace est propre, absorbant et adhère à la peau le moins possible.

Il existe une grande variété de pansements, et leur emploi dépend souvent de la blessure à traiter. Le tableau 9.3 détaille les types de pansements et leurs caractéristiques. Dans une situation d'urgence, le secouriste doit souvent improviser un pansement confectionné avec un tissu propre, sec et absorbant, par exemple, avec une serviette, un drap, un vêtement, une serviette hygiénique et même avec une feuille de pellicule de plastique.

■ TABLEAU 9.3   **Types de pansements**

Types de pansements	Caractéristiques
Pansements adhésifs	Ils sont composés d'un diachylon ou d'un ruban adhésif et d'une petite compresse stérile fixée sur celui-ci; ils sont utilisés pour les petites plaies simples. Chaque pansement est scellé dans une pochette en papier ou en plastique et est stérile.
Compresses de gaze	Elles sont carrées et de grandeurs variées. Lorsqu'elles sont enveloppées individuellement dans une enveloppe en papier, elles sont stériles. Les pansements de ce type sont constitués de plusieurs couches de gaze de coton qui protègent la plaie.
Pansements compressifs	Ils consistent en plusieurs couches de fines compresses et en un tampon de coton, habituellement fixés à une bande en rouleau. Ils servent à exercer une pression sur les plaies qui saignent abondamment.
Pansements humides	Ils sont conçus pour être appliqués sur les différentes parties du corps atteintes de brûlures. Ce sont des pansements imbibés d'eau stérile qui sont placés sur les brûlures et recouverts d'un pansement sec par la suite.

9.4 LES BANDAGES

Un bandage est une bande de tissu qui a pour fonction de maintenir en place un pansement et d'exercer une pression sur une plaie ou sur une articulation.

Le bandage peut servir à soutenir, attacher ou immobiliser un membre blessé.

Lorsqu'on applique un bandage, on doit s'assurer qu'il est assez solide pour remplir sa fonction, mais pas trop serré pour éviter de bloquer la circulation sanguine. On doit être en mesure de percevoir le pouls à l'extrémité du membre où le bandage est appliqué.

Toute coloration bleutée ou blanchâtre de la peau et des ongles, toute froideur ou engourdissement de l'extrémité du membre sont des signes que le bandage est trop serré. Si la circulation est insuffisante ou absente, les cellules des extrémités du membre ne reçoivent pas suffisamment de sang oxygéné. Des dommages importants pourraient en découler, pouvant aller jusqu'à la mort des cellules et à l'amputation du membre.

Un bandage efficace soutient, attache ou immobilise un membre blessé.

● ● ●

9.4.1 Le bandage triangulaire

Le bandage triangulaire est le plus utilisé de par ses fonctions multiples. On peut le fabriquer en découpant une pièce carrée de tissu (par exemple, une toile de coton) d'un mètre de côté et couper cette pièce en deux en suivant la diagonale formée en reliant deux coins opposés.

Les bandages triangulaires s'utilisent de plusieurs façons. Ouverts ou dépliés, ils peuvent servir comme écharpe ou comme emballage pour fixer des pansements sur certaines parties du corps. On les utilise aussi pour immobiliser différentes parties du corps, notamment les membres inférieurs.

MARCHE À SUIVRE
pour la pose d'un bandage triangulaire à la main ou au pied

1. Déployez le bandage triangulaire sur une surface plate. Le bord du bandage est placé un peu plus haut que le poignet ou la cheville, et les doigts ou les orteils pointent en direction du sommet du triangle.

■ **FIGURE 9.18**

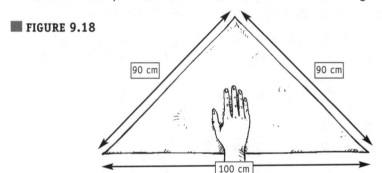

2. Rabattez le sommet du triangle par-dessus la main ou le pied.

■ **FIGURE 9.19**

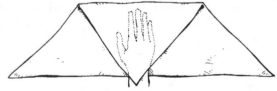

3. Croisez quelques fois les extrémités autour du poignet ou de la cheville sans exercer une trop grande pression, puis terminez en les nouant sur le sommet du bandage.

■ **FIGURE 9.20**

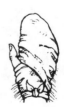
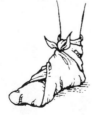

4. Rabattez le sommet sur le nœud et fixez-le.

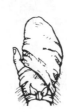
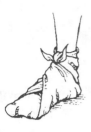

MARCHE À SUIVRE
pour la pose d'un bandage triangulaire au bras supérieur ou à la cuisse

1. Fixez le sommet à un cordon, à une bande étroite ou à une ceinture, puis placez-le sur l'épaule du membre atteint ou sur le côté de l'abdomen.

2. Formez une étroite bordure en repliant la base du bandage.

3. Ramenez les extrémités vers l'arrière du membre, croisez-les, ramenez-les vers l'avant et nouez-les sur la bande étroite, à la base du bandage.

MARCHE À SUIVRE
pour la pose d'un bandage triangulaire à la tête

1. Placez-vous derrière la victime.

2. Posez le centre du bandage triangulaire sur le front, juste au niveau des sourcils. Le sommet du bandage doit pendre derrière la tête.

■ **FIGURE 9.22**

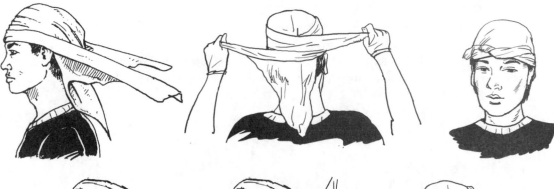

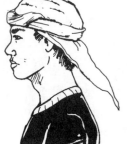
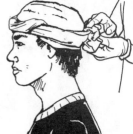
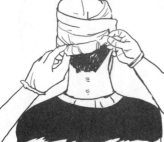

3. Ramenez les extrémités du bandage vers l'arrière, sur la nuque, croisez-les par-dessus le sommet et ramenez-les sur le front pour les y nouer.

4. Tirez sur la pointe du sommet pour exercer une pression et enroulez le sommet dans le bandage derrière la tête.

La bande large

La bande large est formée d'un bandage triangulaire plié en quatre. Elle sert à fixer les attelles ou à exercer une pression égale sur une grande surface.

 FIGURE 9.23

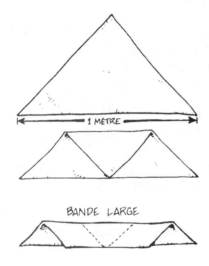

La bande étroite

La bande étroite est une bande large pliée en deux. On obtient ainsi huit épaisseurs de tissu. Elle sert à immobiliser le pied ou la cheville ou à maintenir divers pansements en place.

■ **FIGURE 9.24**

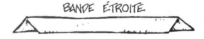

Le rangement des bandages triangulaires

• Formez une bande étroite.

• Ramenez les deux extrémités vers le milieu.

• Continuez à plier les extrémités vers le milieu jusqu'à ce que les deux extrémités initiales soient repliées l'une sur l'autre.

■ **FIGURE 9.25**

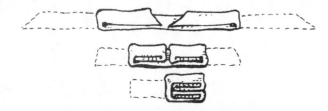

9.4.2 Les bandes en rouleau

Parmi les bandes en rouleau, mentionnons celles qui sont constituées de gaze (Kling). Elles servent à fixer un pansement, à la manière d'un diachylon ou d'un bandage triangulaire plié en bande étroite. D'autres bandes, faites de tissu élastique (bande Velpeau), sont employées surtout pour exercer une pression sur les articulations dans les cas d'entorses.

MARCHE À SUIVRE
pour la pose de la bande en rouleau

La façon la plus habituelle de mettre en place une bande est de faire de simples tours en spirale autour du membre. Il faut éviter d'incommoder la victime en comprimant davantage le membre, s'il y a présence d'enflure, ou en gênant la circulation.

1. Commencez en plaçant l'extrémité de la bande sur la partie la plus éloignée de la blessure et faites deux tours complets.

2. Faites des tours en spirale en remontant vers le haut du membre.

   Chaque tour doit couvrir les deux tiers du précédent, et les bords doivent toujours être parallèles.

■ **FIGURE 9.26**

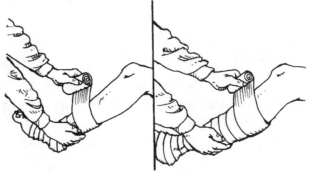

3. Terminez par deux tours l'un sur l'autre et fixez l'extrémité avec des agrafes, une épingle ou un diachylon.

4. Vérifiez la circulation sanguine, en vous assurant que l'extrémité du membre demeure chaude et que la peau ne bleuit pas.

■ **FIGURE 9.27**

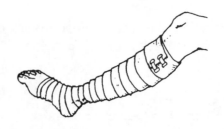

9.5 LES ÉCHARPES

Les écharpes assurent une immobilisation dans les cas de blessures aux membres supérieurs. Il en existe différents types, selon l'emplacement de la blessure et l'immobilisation requise.

9.5.1 L'écharpe simple

L'écharpe simple soutient l'avant-bras et permet d'immobiliser les articulations du coude et du poignet. Une écharpe simple doit maintenir la main de la victime légèrement plus haute que le coude. Les extrémités des doigts doivent rester visibles pour permettre le contrôle de la circulation (couleur, chaleur).

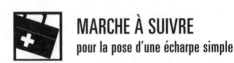

MARCHE À SUIVRE
pour la pose d'une écharpe simple

1. Placez sur l'épaule, du côté non atteint, l'une des deux extrémités du bandage triangulaire. Le sommet doit dépasser largement le coude.

   L'avant-bras blessé est placé en travers du thorax, le poignet et la main étant légèrement plus élevés que le coude.

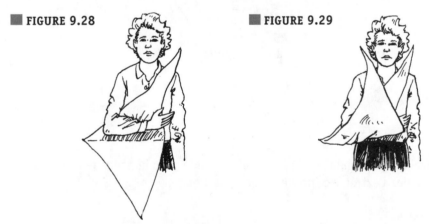

■ **FIGURE 9.28**   ■ **FIGURE 9.29**

2. Ramenez l'extrémité inférieure du bandage triangulaire sur l'avant-bras, montez jusqu'à l'épaule et nouez les deux extrémités au cou du côté de la blessure. La main doit rester légèrement plus haute que le coude.

3. Bloquez le sommet en le ramenant à l'avant du coude et en le tournant sur lui-même, puis en l'insérant dans l'écharpe.

■ **FIGURE 9.30**

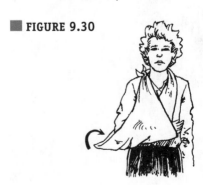
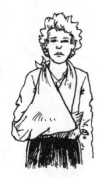

9.5.2 L'écharpe oblique

L'écharpe oblique sert à maintenir la main et l'avant-bras en position surélevée lorsque la main saigne. On l'emploie aussi dans les cas de blessures au thorax, de blessures à l'épaule et de fractures de la clavicule.

MARCHE À SUIVRE
pour la pose d'une écharpe oblique

1. Placez l'avant-bras du côté blessé en travers du thorax, les doigts reposant presque sur l'épaule opposée. Placez le sommet du bandage sur l'avant-bras blessé.

■ **FIGURE 9.31**

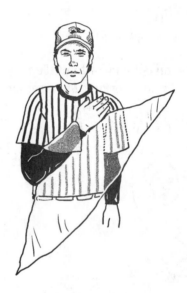

2. Enveloppez la main, l'avant-bras et le coude avec le bandage triangulaire. Ramenez l'extrémité inférieure derrière le dos.

■ **FIGURE 9.32**

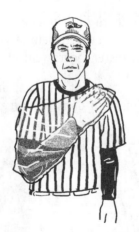

■ **FIGURE 9.33**

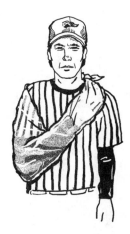

3. Nouez les deux extrémités sur l'épaule, du côté intact.

9.5.3 L'écharpe improvisée

L'écharpe improvisée assure le maintien de l'avant-bras, à défaut de bandage triangulaire. On en improvise une de différentes façons.

Passez le membre de la victime dans l'ouverture de la chemise, de la veste ou du manteau.

■ **FIGURE 9.34**

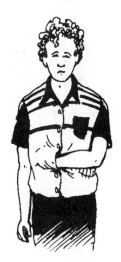

FIGURE 9.35

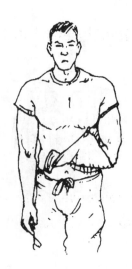

FIGURE 9.36

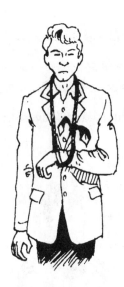

············ Astuce ············

Utilisez une ceinture, un foulard, une cravate ou tout autre objet semblable pour immobiliser l'avant-bras.

Activité d'apprentissage corrigée

MISE EN SITUATION 1

Dans l'atelier où vous travaillez, un ouvrier se coupe la paume de la main avec un morceau de métal sale et légèrement rouillé. La plaie est assez profonde, longue de 5 cm, et le saignement est abondant. Nerveux, l'homme vous dit qu'il n'a pas besoin des soins que vous lui offrez.

Quelles interventions effectuerez-vous pour traiter cet ouvrier?

• Je rassurerai la victime en lui disant que je sais comment intervenir pour traiter ce genre de blessure.

• Je couvrirai la plaie d'une compresse stérile épaisse en gardant les doigts en extension, si possible.

• J'enroulerai ensuite un bandage triangulaire autour de la main pour exercer une pression sur la plaie. Ainsi, elle restera fermée, et la douleur sera moindre.

• J'élèverai et soutiendrai le bras au moyen d'une écharpe oblique (voir p. 176)

  Si le saignement est incontrôlable, j'appellerai les SPU.

MISE EN SITUATION 2

En marchant sur la plage, Alexis a heurté un morceau de verre qui est resté piqué dans la peau de son pied, à environ 1 ou 2 cm de profondeur. Un peu de sang s'écoule à cet endroit.

Quelles interventions effectuerez-vous pour traiter Alexis?

• Je recouvrirai délicatement la plaie et l'objet d'une compresse stérile.

• Je prendrai bien soin de ne pas exercer de pression sur ce morceau.

• Je placerai des compresses pliées de chaque côté du morceau de verre pour l'empêcher de bouger.

• Je maintiendrai les compresses au moyen d'une bande étroite.

• J'appellerai les SPU.

9

Chapitre

10

LES BLESSURES À LA TÊTE

Activité d'apprentissage

CONTEXTE

Il ne faut pas prendre à la légère une blessure à la tête. L'absence de signes extérieurs ne signifie pas nécessairement que la victime n'a pas subi de lésions. Le secouriste doit surveiller tout changement dans l'état de conscience d'une victime, en se rappelant qu'elle peut souffrir d'une blessure à la tête.

TÂCHE

Procéder à une évaluation complète d'une victime et lui donner les soins appropriés.

CONSIGNE

■ Lire la mise en situation.

■ Répondre aux questions à l'aide du volume.

INTENTION

■ Évaluer une personne ayant subi une blessure à la tête.

■ Repérer rapidement les signes et symptômes d'un traumatisme crânien.

■ Administrer les premiers soins à une personne blessée à la tête.

MISE EN SITUATION

Vous êtes moniteur dans un parc. Marie-Claude, sept ans, se balance doucement non loin de vous. Tout à coup, elle tombe de la balançoire et se frappe la tête contre l'un des montants de métal. Vous accourez vers Marie-Claude. Vous constatez qu'elle est somnolente et qu'elle ne peut répondre de façon précise à vos questions. De plus, elle présente une coupure au cuir chevelu, qui saigne abondamment. D'autres enfants se sont regroupés autour de Marie-Claude, et plusieurs crient d'énervement.

Comment allez-vous intervenir auprès de Marie-Claude ? Nommez au moins trois interventions.

10.1 LES TYPES DE BLESSURES À LA TÊTE

De nombreux accidents sportifs, de travail ou de la route sont susceptibles de produire des lésions au cerveau et à la moelle épinière. Ces blessures peuvent provoquer un traumatisme grave pouvant entraîner un état comateux et la mort dans un temps relativement court. Tout coup à la tête peut aussi causer des lésions à la colonne cervicale. Il est très important pour un secouriste de savoir comment l'accident s'est produit, afin d'évaluer les dommages possibles à la tête et à la colonne vertébrale de la victime.

Les blessures à la tête doivent toujours être considérées comme graves. Même si, habituellement, les victimes survivent à ces blessures, certaines peuvent par la suite souffrir de perturbations physiques et mentales telles que la paralysie, la difficulté d'élocution, des troubles de la mémoire ou du comportement. Ces blessures exigent une observation minutieuse de l'état de la victime et requièrent l'intervention des SPU le plus rapidement possible.

Il existe quatre types de blessures à la tête :

- les lacérations du cuir chevelu ;
- la commotion cérébrale ;
- la compression cérébrale ;
- la fracture du crâne.

Les signes et symptômes de ces blessures varient selon leur type et leur gravité.

Dans le cas de blessures à la tête, certaines séquelles peuvent passer inaperçues lorsque le traumatisme est récent.

Un bref rappel des notions d'anatomophysiologie facilitera la compréhension des divers types de blessures à la tête.

Le système nerveux central se compose du cerveau et de la moelle épinière. Le cerveau est enveloppé par les méninges, qui sont des enveloppes protectrices situées entre les os du crâne et le cerveau.

Les méninges sont constituées de trois couches. Directement sous le crâne, il y a d'abord la dure-mère, une couche dure semblable à du cuir, à laquelle adhère la deuxième couche, l'arachnoïde, qui est la membrane tapissant la face interne de la dure-mère. Puis, se trouve un espace, nommé espace sous-arachnoïdien, renfermant le liquide céphalorachidien qui apporte des éléments nutritifs aux cellules du cerveau et qui sert aussi à absorber les chocs reçus par celui-ci. La troisième couche se nomme la pie-mère ; elle recouvre le cerveau et la moelle épinière. Les vaisseaux sanguins qui alimentent le cerveau passent dans cette couche.

■ **FIGURE 10.1**

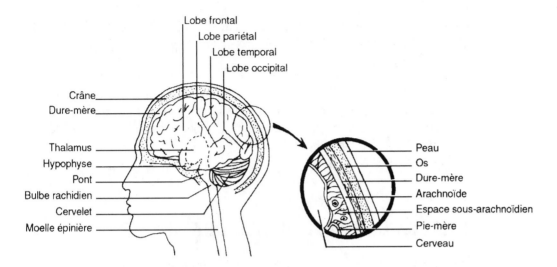

CERVEAU

Prenons l'exemple d'un accidenté qui a subi un traumatisme important à la tête. S'il y a écoulement de liquide céphalorachidien et de sang par l'oreille ou le nez, il faut conclure à une fracture de la base du crâne, accompagnée d'une lésion de la dure-mère. C'est une blessure très grave menaçant les fonctions vitales de la victime.

Sous l'impact d'un coup violent à la tête, il est fréquent qu'un vaisseau sanguin situé dans la pie-mère et l'arachnoïde se rompe sans qu'il y ait fracture du crâne. Le sang exercera alors sur le cerveau une compression qui se traduira par des signes et symptômes neurologiques importants, pouvant entraîner une mort rapide.

10.2 LES LACÉRATIONS DU CUIR CHEVELU

Une lacération est une coupure de la peau causée par un objet tranchant par suite d'une chute ou d'un choc. Les dommages se limitent apparemment au cuir chevelu, mais peuvent en réalité être plus graves : compression cérébrale, fracture ou présence d'un corps étranger qui pénètre dans le crâne et endommage le cerveau.

■ **FIGURE 10.2**

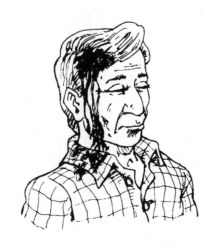

10.2.1 Les signes et symptômes des lacérations du cuir chevelu

On reconnaît une lacération du cuir chevelu aux signes et symptômes suivants :

- une plaie au cuir chevelu qui s'ouvre facilement et reste béante ; parfois, il peut y avoir décollement et soulèvement du cuir chevelu ;

- une douleur à la tête ;

- un saignement, souvent abondant, car le cuir chevelu est très vascularisé et très tendre ; une hémorragie importante peut se produire rapidement et provoquer un état de choc ;

- une difficulté d'élocution parfois accompagnée d'une légère confusion.

10.3 LA COMMOTION CÉRÉBRALE

Une commotion est une secousse ou un ébranlement subit du cerveau sous l'effet d'un choc direct ou indirect, qui perturbe de façon temporaire ou permanente le fonctionnement d'une partie ou de la totalité du cerveau sans en altérer habituellement la structure.

Parfois, les signes et symptômes sont tellement minimes que la victime peut ne pas s'en apercevoir ou les oublier immédiatement.

Néanmoins, une commotion cérébrale peut provoquer la rupture d'un vaisseau sanguin, engendrant ainsi une compression cérébrale qui se produira dans les 24 à 48 heures suivant le traumatisme.

10.3.1 Les signes et symptômes de la commotion cérébrale

La commotion cérébrale peut se manifester par les signes et symptômes suivants :

- une perte de mémoire passagère au sujet des circonstances entourant l'accident ;

- des étourdissements, des vertiges, des troubles de l'équilibre ;

- une vision embrouillée ;

- des maux de tête et des bourdonnements dans les oreilles ;

- des questions répétées sur ce qui s'est passé ;

- des modifications du comportement : violence verbale, agitation, agressivité ;

- une incapacité à répondre aux questions posées ou à obéir correctement aux ordres ;

- de la somnolence ;

- un état de demi-conscience ou d'inconscience intermittente de quelques minutes ;

- un état d'inconscience sur une longue période ou d'inconscience progressive ;

- des nausées et des vomissements, parfois en jet, qui se manifestent au moment de la reprise de connaissance ;

- une peau froide et moite;
- une pâleur du visage;
- un pouls faible et rapide.

10.4 LA COMPRESSION CÉRÉBRALE

La compression cérébrale est beaucoup plus grave et dévoile une pression exercée sur une région du cerveau par une accumulation des liquides contenus dans la voûte crânienne (sang, liquide céphalorachidien) ou par un défoncement d'os crâniens. La compression ainsi produite aura comme conséquences de détruire certaines cellules cérébrales et d'entraîner des complications comme la paralysie ou un arrêt respiratoire si la compression s'exerce près du bulbe rachidien.

■ **FIGURE 10.3**

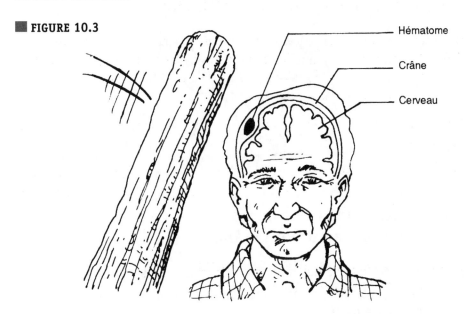

Hématome

Crâne

Cerveau

10.4.1 Les signes et symptômes de la compression cérébrale

Les signes et symptômes de la compression cérébrale sont les suivants:
- de la confusion, des propos incohérents;
- des vomissements en jet, en particulier chez l'adulte;
- une variation de l'état de conscience allant d'une tendance croissante à s'endormir de plus en plus profondément à un état d'inconscience profond;
- des soubresauts ou une spasticité des membres;
- des pupilles de grosseurs inégales lorsqu'elles réagissent à la lumière;
- une respiration irrégulière, bruyante et parfois un arrêt respiratoire;
- un pouls lent, habituellement signe d'une hémorragie intracrânienne;
- une température corporelle qui s'élève ou s'abaisse;
- un visage bleuté ou rougi;
- une motricité et une sensibilité réduites et, parfois, une paralysie d'un côté du corps ou totale.

10.5 LA FRACTURE DU CRÂNE

La fracture du crâne est une lésion des os du crâne ou de la face. Elle est souvent la conséquence d'un coup direct ou d'un traumatisme indirect, telle une chute où l'on retombe sur les pieds. Les régions du crâne les plus souvent fracturées sont la base où se trouve le cervelet, le dessus de la voûte (l'os pariétal) et le dessous arrière, près de la nuque (où est logé le bulbe rachidien).

Habituellement, les fractures du crâne sont diagnostiquées en milieu hospitalier, au moyen d'une radiographie, car plusieurs sont difficiles à déceler.

■ **FIGURE 10.4**

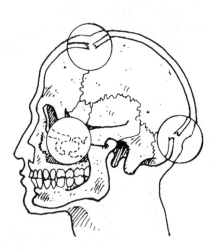

10.5.1 Les signes et symptômes de la fracture du crâne

Dans un cas de fracture du crâne, on peut observer les signes suivants :

- les signes de la compression cérébrale : des pupilles inégales et un état d'inconscience possible ;
- une enflure, une plaie ou une contusion au cuir chevelu, au visage ou à la mâchoire, accompagnées d'une douleur intense ou d'une forte pression ressentie à la tête ;
- un enfoncement, une difformité de l'os.

Dans le cas d'une fracture à la base du crâne, il y a présence :

- d'un écoulement de sang ou de liquide céphalorachidien (ou les deux en même temps) par l'oreille ou le nez ;
- d'une coloration anormale et bleutée de la peau sous les yeux et derrière les oreilles.

Dans le cas d'une fracture près de l'orbite, on note les signes suivants :

- l'œil est injecté de sang ;
- la respiration est rapide, embarrassée, avec un surplus de salive parfois sanguinolente (le réflexe de la toux peut être absent, et la victime peut s'étouffer avec ses sécrétions) ;
- des nausées ou des vomissements en jet ;
- de la difficulté à parler.

10.6 LES PREMIERS SOINS EN CAS DE BLESSURES À LA TÊTE

Les premiers soins en cas de blessures à la tête ont pour but de prévenir les complications de l'état de la victime.

Soupçonnez toujours une fracture à la colonne vertébrale à la suite d'un coup à la tête (voir page 218).

Effectuez l'examen primaire de la victime, puis appelez les SPU afin d'obtenir des soins spécialisés et d'éviter des complications irréversibles.

MARCHE À SUIVRE
en cas de lacération du cuir chevelu sans autre blessure à la tête

1. Évitez de palper ou d'explorer la plaie ; vous pourriez la contaminer.

2. Enlevez les saletés en surface autour de la plaie avec des gants jetables ; ne la désinfectez pas.

3. Appliquez des compresses stériles.

4. Faites un pansement légèrement compressif pour arrêter le saignement. L'utilisation d'un bandage en rouleau (Kling) peut renforcer le pansement et aider à maîtriser rapidement l'hémorragie. N'exercez pas de compression directe afin d'éviter des complications dans le cas où il y aurait une fracture sous-jacente.

■ **FIGURE 10.5**

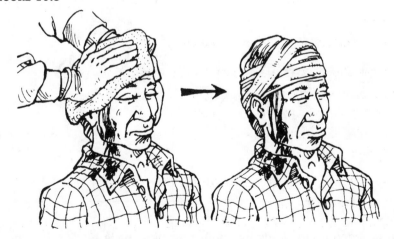

5. **Si le cuir chevelu est soulevé,** rabattez-le sans toucher à la plaie et faites un pansement compressif.

6. **Si la victime est consciente** et que vous ne soupçonnez pas de blessures à la colonne cervicale, installez-la en position demi-assise. La tête et les épaules doivent être bien supportées par des coussins ou des oreillers. Cette position facilite le drainage sanguin du cerveau.

■ FIGURE 10.6

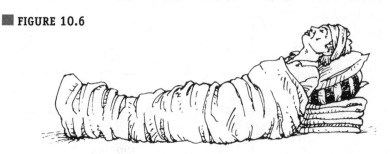

 MARCHE À SUIVRE
si l'on soupçonne une blessure à la colonne vertébrale lors d'un coup à la tête.

1. Laissez la victime dans la position trouvée. Si la tête est déviée de son axe, ne la redressez pas.

2. Si la victime est consciente, approchez-la par les pieds pour qu'elle vous voie venir sans avoir à tourner la tête et expliquez-lui l'importance de ne pas bouger.

3. Stabilisez la tête et le cou pour éviter tout mouvement en plaçant les mains de chaque côté de la tête.

4. Par la suite, stabilisez la tête et le cou avec des objets divers tels des sacs de sable, des sacs à dos ou toute autre objet semblable.

■ FIGURE 10.7

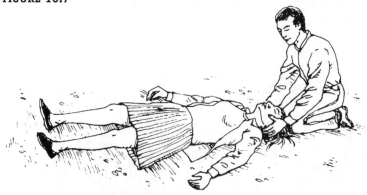

Seul un secouriste spécialisé peut immobiliser la tête en faisant un collier cervical. Ce genre d'immobilisation peut mener à des séquelles irréversibles si le collier est mal placé.

● ● ●

INTERVENANT DÉSIGNÉ

- Improvisez un collier cervical avec un gilet, une chemise, un foulard ou des bandages triangulaires si un secouriste ou une autre personne n'est pas disponible pour stabiliser la tête en attendant l'arrivée des SPU.

- Gardez ouvertes les voies respiratoires. Maintenez la bouche ouverte pour permettre l'écoulement du sang et de la salive. Débarrassez la bouche de toute obstruction : dents cassées ou dentiers s'ils nuisent à la respiration.

- Surveillez étroitement la respiration et, s'il y a arrêt respiratoire, procédez à la ventilation de secours en ouvrant les voies respiratoires par la méthode de la traction mandibulaire sans le renversement de la tête.

- Observez si du liquide s'échappe par les oreilles ou le nez. Si oui, n'essayez pas d'arrêter l'écoulement. Couvrez légèrement l'oreille ou le nez avec une compresse stérile pour prévenir l'infection. Le pansement devrait absorber l'écoulement sans l'arrêter. Surtout, ne bougez pas la tête, car il y a possibilité de blessure à la colonne cervicale lorsqu'il y a fracture du crâne.

- Si la victime est inconsciente et si elle vomit, placez-la en position de recouvrement en vous assurant de tourner la tête simultanément avec le corps, si possible avec l'aide d'un autre secouriste. En effet, la tête de la victime doit être supportée et gardée en ligne droite avec le corps durant cette manœuvre. S'il y a perte de liquide par une oreille, tournez la victime du côté de l'écoulement. La position de recouvrement favorisera la respiration et l'évacuation d'éventuels vomissements, qui résultent fréquemment de blessures à la tête.

- Rassurez constamment la victime, parlez-lui même si elle devient inconsciente. Elle peut entendre, car l'ouïe est le dernier sens à être perturbé. Ne laissez pas la victime seule.

10

■ FIGURE 10.8

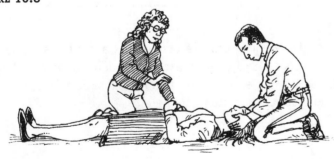

- Couvrez la victime pour éviter l'état de choc physiologique et la déperdition de chaleur. Ne soulevez jamais ses jambes. Cette manœuvre augmenterait la pression artérielle à la tête et provoquerait des complications en cas d'hémorragie cérébrale, de compression cérébrale et de fracture du crâne.

■ **FIGURE 10.9**

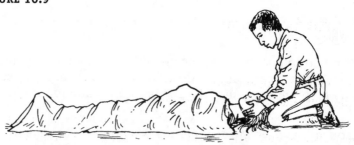

- En attendant l'arrivée des SPU, exercez une surveillance constante. Refaites l'ABCD, et vérifiez plus particulièrement l'état de conscience de la victime, car il peut se modifier à tout instant, principalement si un état de somnolence s'installe.

- Évaluez la capacité de la victime à répondre correctement aux questions afin de déceler toute détérioration de son état : confusion, désorientation, propos incohérents ou paroles incompréhensibles, incapacité de répondre.

- Si la victime est consciente, parlez-lui constamment pour l'empêcher de perdre conscience.

- Si la victime perd conscience, notez l'heure, la durée et la fréquence des états d'inconscience.

- Si la victime est inconsciente, observez sa respiration : est-elle bruyante en raison de sécrétions dans la bouche ? est-elle rapide ou superficielle ?

- Notez aussi les signes de circulation sanguine, la réaction à la douleur, toute hausse de température et toute variation de l'état des pupilles.

- Si la température corporelle de la victime augmente, placez une compresse fraîche sur son front.

- Sachez que la victime peut vomir en tout temps. Soyez prêt à intervenir rapidement pour l'empêcher de s'étouffer.

Même à la suite d'une commotion cérébrale sans autre blessure, la victime doit être dirigée vers les SPU pour un examen clinique détaillé. Il faut rester vigilant dans les 24 heures qui suivent une commotion cérébrale afin de détecter une possible compression cérébrale.

Activité d'apprentissage corrigée

Vous êtes moniteur dans un parc. Marie-Claude, sept ans, se balance doucement non loin de vous. Tout à coup, elle tombe de la balançoire et se frappe la tête contre l'un des montants de métal. Vous accourez vers Marie-Claude. Vous constatez qu'elle est somnolente et qu'elle ne peut répondre de façon précise à vos questions. De plus, elle présente une coupure au cuir chevelu, qui saigne abondamment. D'autres enfants se sont regroupés autour de Marie-Claude, et plusieurs crient d'énervement.

Comment allez-vous intervenir auprès de Marie-Claude ? Nommez au moins trois interventions.

- Vérifier si l'environnement est adéquat et prendre la situation en main.
- Demander à un autre moniteur d'appeler les SPU afin d'obtenir des soins spécialisés le plus rapidement possible et d'éviter ainsi des complications irréversibles.
- Demander à une autre personne de s'occuper des enfants en état de panique autour de Marie-Claude et d'aviser ses parents.
- Effectuer l'évaluation primaire en s'assurant de stabiliser la tête et le cou : L'ABCD
- Observer si du liquide s'échappe par les oreilles ou le nez de Marie-Claude.
- Éviter de palper ou d'explorer la plaie ; enlever seulement les saletés en surface autour de la plaie avec des gants jetables, ne pas la désinfecter.
- Appliquer des compresses stériles et, à l'aide d'un bandage en rouleau (Kling), faire un pansement légèrement compressif pour arrêter le saignement.
- Si le cuir chevelu est soulevé, le rabattre sans toucher à la plaie et faire un pansement compressif.
- Après avoir effectué le contrôle de l'hémorragie et fait l'examen secondaire, placer la victime en position de recouvrement. Elle est très somnolente, elle ne peut répondre adéquatement aux questions et elle tomberait au sol si elle était placée en position demi-assise.
- Parler constamment à Marie-Claude et la rassurer.
- Procéder à l'examen secondaire si son état est stable. Refaire L'ABCD.
- À l'arrivée des SPU, donner l'information recueillie selon la méthode SAMPLE pour bien résumer la situation.

10

Chapitre

11

LES BLESSURES AUX MUSCLES, AUX ARTICULATIONS, AUX OS ET À LA COLONNE VERTÉBRALE

Activité d'apprentissage

CONTEXTE

Les blessures musculosquelettiques ne constituent pas nécessairement des urgences vitales. Il faut toutefois les traiter avec diligence pour éviter qu'elles se compliquent ou qu'elles causent des lésions permanentes.

TÂCHE

Intervenir de façon appropriée auprès d'une victime souffrant d'une entorse, d'une luxation, de fractures simples ou multiples ou de blessures à la colonne vertébrale.

CONSIGNE

■ Lire les mises en situation.

■ Répondre aux questions à l'aide du volume.

INTENTION

■ Reconnaître les blessures susceptibles de se présenter aux muscles, aux articulations, aux os et à la colonne vertébrale.

■ Intégrer les habiletés nécessaires au traitement de ces blessures pour prodiguer les premiers soins aux victimes dans diverses situations.

MISE EN SITUATION 1

Hugo, 14 ans, et ses amis veulent relever un défi en escaladant une falaise. Arrivé à une hauteur d'environ trois mètres, Hugo exécute un mouvement inadéquat qui entraîne sa chute, au bas de la falaise. Il est couché sur le ventre, conscient, et ressent une forte douleur à la jambe gauche. Cette dernière est fléchie, et un fragment d'os a perforé la peau entre le genou et la cheville. Son poignet droit a enflé, et la peau est bleutée à cet endroit. Hugo est pâle, et il frissonne légèrement.

1 De quels types de blessures Hugo souffre-t-il?

2 Quelles sont les interventions à effectuer pour traiter Hugo?

3 Quels sont les éléments à surveiller chez Hugo?

MISE EN SITUATION 2

Au cours d'un match de football, Marco, 18 ans, subit une mise en échec brutale d'un joueur adverse. Marco tombe sur le sol. Il est incapable de se relever, il accuse une forte douleur à l'épaule droite et ne parvient pas à bouger son bras droit. Son épaule est légèrement déformée.

1 De quel type de blessure Marco souffre-t-il?

2 Quelles sont les interventions à effectuer pour prodiguer les premiers soins à Marco?

3 Quels sont les éléments à surveiller chez Marco?

MISE EN SITUATION 3

En retombant après avoir effectué un saut au volleyball, Paul s'est tordu le pied gauche. Il a entendu un craquement. Il note de l'enflure du côté externe de la cheville gauche et ressent une douleur assez forte à cet endroit, qui augmente en marchant.

1 De quel type de blessure Paul souffre-t-il?

2 Quelles sont les interventions à effectuer pour traiter la cheville de Paul?

3 Quelle est la meilleure position à donner au pied de Paul pour lui éviter la douleur?

11

11.1 LA PRÉVENTION DES BLESSURES

Notre corps repose sur la charpente osseuse qu'est le squelette. Il comprend 206 os liés entre eux par des articulations. Les os fournissent des points d'attache aux muscles, et certains d'entre eux jouent un rôle de levier pour les muscles fléchisseurs.

■ **FIGURE 11.1**

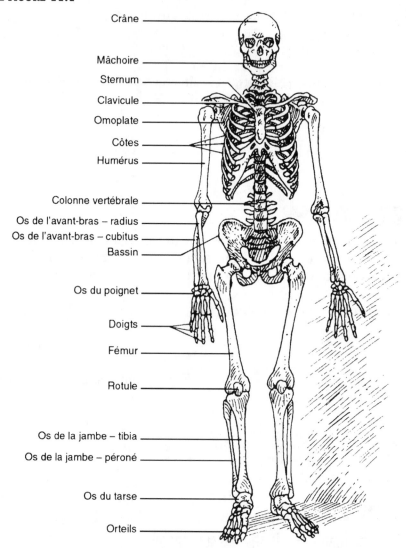

Crâne
Mâchoire
Sternum
Clavicule
Omoplate
Côtes
Humérus
Colonne vertébrale
Os de l'avant-bras – radius
Os de l'avant-bras – cubitus
Bassin
Os du poignet
Doigts
Fémur
Rotule
Os de la jambe – tibia
Os de la jambe – péroné
Os du tarse
Orteils

Pour permettre le mouvement, les os s'articulent entre eux. Les mouvements sont produits par l'action des muscles fixés aux os par les tendons. Les articulations sont renforcées par des tissus très résistants, nommés ligaments.

La plupart des blessures aux muscles et aux articulations peuvent être évitées.

Il suffit de respecter les principes de la mécanique corporelle lorsqu'on doit soulever ou déposer des objets lourds ou lorsqu'on doit répéter les mêmes gestes sur une longue période. Ainsi, les exercices d'échauffement permettent d'activer la circulation sanguine avant d'entreprendre une activité vigoureuse. Si la période d'échauffement est faite correctement, les muscles, les ligaments et les tendons seront bien irrigués et assouplis. Le stress de l'exercice sert alors à les renforcer plutôt qu'à les blesser.

11.2 LES BLESSURES AUX MUSCLES

Le claquage musculaire, parfois appelé foulure, résulte d'une élongation des fibres musculaires ou des tendons, qui servent de lien entre l'os et le muscle. Le claquage survient souvent après le soulèvement d'un objet trop lourd ou pendant l'exécution de mouvements brusques et maladroits. Le claquage résulte aussi d'une contusion. Les fibres musculaires sont écrasées à la suite d'un choc violent. La gravité de la blessure dépend de son type et des dommages produits dans le muscle ou au tendon. Les claquages les plus fréquents sont ceux des muscles du cou, du dos, de l'avant ou de l'arrière de la cuisse, ou encore de l'arrière de la jambe inférieure.

L'encadré 11.1 présente les signes et symptômes associés aux blessures des muscles.

■ **ENCADRÉ 11.1   Signes et symptômes des blessures aux muscles (claquages)**

Œdème (enflure) : présent, muscle très dur

Mouvements fonctionnels : plus ou moins possibles

Douleur : présente, parfois accompagnée de crampes

11.3 LES BLESSURES AUX ARTICULATIONS

Les blessures de ce type comprennent les entorses et les luxations.

11.3.1 Les entorses

Une entorse est une lésion des ligaments qui entourent et stabilisent une articulation.

L'entorse est produite par un mouvement maladroit ou exagéré qui entraîne une élongation ou une contusion des ligaments. Elle lèse un certain nombre de fibres élastiques et de vaisseaux sanguins des ligaments. La gravité de la blessure dépend de l'intensité du stress subi. Elle va d'un léger étirement des ligaments à une déchirure complète de ces derniers. Les entorses se produisent le plus souvent aux articulations de la cheville, du genou, du poignet, des doigts, à la région cervicale et à la région dorsolombaire.

Les signes et symptômes des entorses sont résumés dans l'encadré 11.2.

■ **ENCADRÉ 11.2   Signes et symptômes des entorses**

Coloration de la peau : rouge ou bleutée

Œdème (enflure) : présent

Mouvements fonctionnels : absents ou quasi absents

Douleur : augmente avec le mouvement ou simplement au toucher

Température de la peau : chaude

11.3.2 Les luxations

Une luxation est le déplacement partiel ou total d'un os hors de sa position normale dans une articulation. Lorsque le déplacement est total, on parle aussi de dislocation. Dans le cas des luxations, la capsule fibreuse et les ligaments qui enveloppent l'articulation sont étirés et parfois déchirés.

■ **FIGURE 11.2**

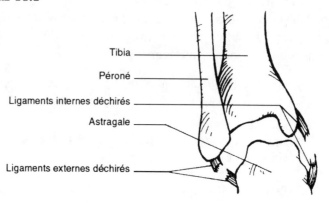

Tibia

Péroné

Ligaments internes déchirés

Astragale

Ligaments externes déchirés

La luxation est souvent le résultat d'une torsion excessive de l'articulation ou la conséquence d'une force directe ou indirecte causée par une chute. Les articulations les plus vulnérables à la luxation sont celles de l'épaule, du coude, du pouce, des doigts et du genou. À l'occasion, la contraction soudaine d'un muscle causera une luxation, par exemple, la luxation de la mâchoire inférieure pendant un bâillement.

L'encadré 11.3 présente les signes et symptômes qui font soupçonner une luxation.

■ **ENCADRÉ 11.3 Signes et symptômes des luxations**

> Œdème (enflure) : présent
>
> Mouvements fonctionnels : souvent absents, parfois partiels
>
> Douleur : vive et persistante ou sensation de compression augmentée par toute tentative de mouvement
>
> Déformation : présente
>
> Raccourcissement par rapport au membre sain : présence plus ou moins marquée selon l'atteinte

Il est souvent difficile de distinguer une luxation d'une fracture. En cas de doute, traitez la blessure comme une fracture.

●●●

11.4 LES BLESSURES AUX OS

La rupture, la fragmentation et la fêlure d'un os sont autant de formes de blessures aux os. Ces blessures sont graves parce qu'elles sont souvent accompagnées de lésions des tissus mous environnants, tels les nerfs, les tendons, les ligaments et les vaisseaux sanguins. Parfois, les muscles, la peau et certains organes peuvent aussi en subir les conséquences.

Différentes causes peuvent provoquer des blessures aux os.

Les coups directs sont l'une des causes courantes des fractures; par exemple, un piéton heurté à la jambe par le pare-chocs d'une automobile.

Des coups indirects peuvent aussi causer des blessures aux os et aux articulations. Dans ces situations, la force est exercée sur une partie du membre, et la blessure se situe à une certaine distance du point d'impact, habituellement au-dessus; par exemple, un sportif ou un travailleur qui tombe sur le coude ou la main peut se fracturer la clavicule.

Les fractures peuvent aussi se produire à la suite d'une torsion. Ainsi, une torsion du pied peut provoquer une fracture du péroné. Enfin, les contractions musculaires violentes telles que celles produites par une électrocution peuvent aussi entraîner une fracture.

Les personnes âgées sont vulnérables aux fractures fréquentes, entre autres celles de l'extrémité supérieure du fémur. Leurs os sont faibles et cassants. Ils se brisent souvent sous l'impact d'un choc qui serait sans conséquence chez une personne plus jeune.

Les types de fractures varient selon l'intensité du choc et la gravité de la blessure: fracture sans déplacement ou avec déplacement, fracture ouverte et fractures multiples. Il peut donc s'agir d'une simple fêlure à un éclatement ou à un écrasement marqué produisant des fractures multiples d'un même os.

11.4.1 La fracture sans déplacement (fermée)

Il s'agit d'une fracture incomplète (où l'os est fêlé) ou d'une fracture complète (où l'os est totalement rompu).

■ **FIGURE 11.3**

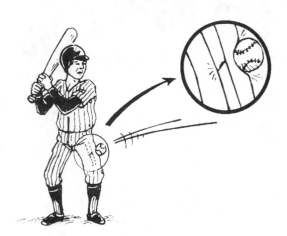

11.4.2 La fracture avec déplacement (fermée)

Quand il y a fracture avec déplacement, le membre touché est plus ou moins déformé, selon l'importance du déplacement de l'os brisé. Le membre peut même être raccourci si les fragments fracturés sont déplacés et que leurs extrémités sont placées l'une à côté de l'autre.

■ FIGURE 11.4

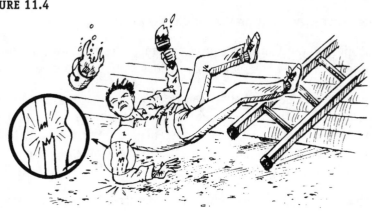

11.4.3 La fracture ouverte

La fracture est dite ouverte lorsqu'un fragment d'os brisé a perforé la peau en se déplaçant. L'os n'est pas toujours visible dans la plaie.

Néanmoins, la fracture de ce type est beaucoup plus grave, car elle peut être accompagnée d'une hémorragie et d'une infection de l'os.

■ FIGURE 11.5

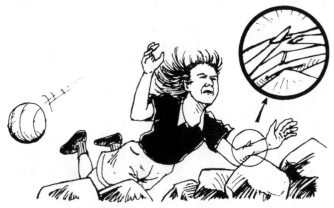

11.4.4 Les fractures multiples

Sous l'impact ou le choc, l'os se fracture à plusieurs endroits. Certains fragments de l'os peuvent même être écrasés ou réduits en petits morceaux.

FIGURE 11.6

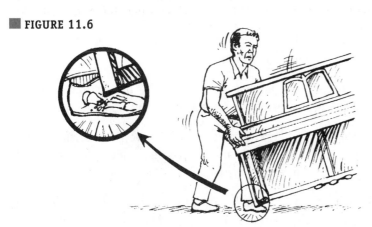

L'encadré 11.4 résume les signes et symptômes qui accompagnent les fractures.

ENCADRÉ 11.4   Signes et symptômes des fractures

> Coloration de la peau : bleutée ou noirâtre au site de fracture, pâleur du membre blessé
>
> Œdème (enflure) : présent au siège de la fracture
>
> Mouvements fonctionnels : absents (parfois partiels dans une fracture sans déplacement)
>
> Douleur : intense et persistante surtout au site de la fracture ; augmente s'il y a mouvement
>
> Température de la peau : froide sur le membre
>
> Déformation : possible
>
> Raccourcissement par rapport au membre sain : possible s'il y a fracture avec déplacement
>
> Plaies associées : plaie au siège de la fracture, avec ou sans présence de fragments d'os dans les cas de fractures ouvertes
>
> Autres : état de choc physiologique possible, surtout dans les cas de fracture du bassin ou du fémur ; sensation de grincement des os ou de claquement au moment de la blessure

11.4.5 Les premiers soins en cas de fracture

Le secouriste qui prodigue les premiers soins à la victime d'une fracture lui vient en aide de plusieurs façons. L'encadré 11.5 résume le but de ses interventions.

ENCADRÉ 11.5   Buts des premiers soins

> • Prévenir la conversion d'une fracture fermée en une fracture ouverte.
>
> • Diminuer tout dommage aux nerfs, aux ligaments, aux tendons, aux muscles et aux vaisseaux sanguins (éviter une hémorragie).
>
> • Atténuer la douleur au siège de la fracture.
>
> • Installer la victime dans la position la plus confortable possible, soit par la stabilisation du membre, si les SPU arrivent rapidement, soit par l'immobilisation du membre si l'on doit soi-même déplacer la victime.

11

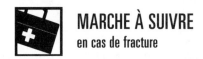

MARCHE À SUIVRE
en cas de fracture

De façon générale, les interventions en cas de fracture incluent la vérification de L'ABCD et l'acheminement de la victime vers un centre médical.

1. Faites allonger ou asseoir la victime. Spontanément, elle prendra la position qui lui cause le moins de douleur.

2. Demandez-lui d'éviter tout mouvement afin de ne pas aggraver la fracture. Il ne faut pas transporter la victime avant son immobilisation.

3. Coupez les vêtements qui exercent une compression sur le membre et enlevez les bijoux qui en font autant. Coupez également les vêtements qui touchent à une plaie ouverte.

S'il s'agit d'une fracture à un membre inférieur, placez des appuis (coussins, vêtements) repliés de chaque côté du membre. Remplissez les creux naturels sous les articulations de la cheville et du genou.

■ **FIGURE 11.7**   ■ **FIGURE 11.8**

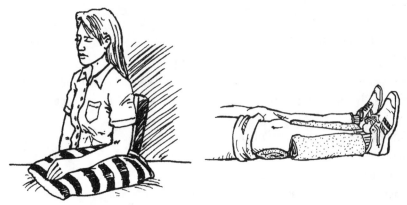

S'il s'agit d'une fracture à un membre supérieur, dites à la victime de bien supporter son membre dans la position la plus confortable avec son autre membre ou de le déposer sur des coussins ou d'autres appuis souples.

S'il y a enflure ou douleur à l'endroit de la fracture, appliquez de la glace ou des compresses froides pendant 15 minutes par heure, sans exercer de pression. Le froid réduira l'enflure et la douleur en contractant les vaisseaux sanguins.

Si la fracture est ouverte:

• Évitez de toucher à la plaie les mains nues. Recouvrez la plaie d'une compresse stérile afin de prévenir la contamination. N'y appliquez pas de glace.

• Protégez, avec des compresses pliées de chaque côté, les os qui pourraient pointer hors de la peau et fixez-les avec une bande étroite. Ne tentez pas de replacer les os, ni d'exercer une pression quelconque.

■ **FIGURE 11.9**

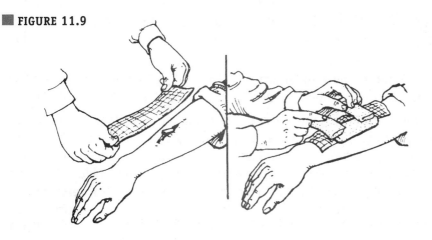

11.5 LES PREMIERS SOINS EN CAS DE BLESSURES AUX MUSCLES, AUX ARTICULATIONS, AUX OS ET À LA COLONNE VERTÉBRALE

Chaque type de blessure requiert une intervention particulière. Nous présentons ici quelques consignes générales sur les interventions à effectuer en cas de blessures aux muscles ou aux articulations. Le tableau 11.1, à la page 202, résume les traitements à appliquer pour tous ces types de blessures.

- Stabilisation du membre blessé: si la victime n'a pas besoin d'être transportée, stabilisez le membre pour rendre la victime confortable et éviter d'aggraver les blessures.

- Immobilisation des membres (supérieurs ou inférieurs): immobilisez le membre dans la position trouvée. Déplacer le membre pourrait aggraver la blessure.

- Pression avec bandage élastique: le bandage sert à éviter l'enflure au site de la blessure. Si l'entorse est au pied, n'enlevez jamais la chaussure, mais délacez-la seulement. Posez le bandage élastique par-dessus la chaussure tout en maintenant, dans la mesure du possible, le pied à angle droit par rapport à l'axe de la jambe.

■ **FIGURE 11.10**

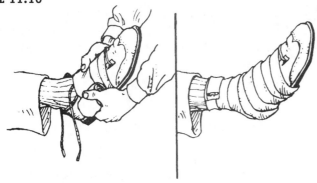

- Élévation : conservez le membre blessé en position élevée, de 30 à 60 cm pour les membres inférieurs et utilisez une écharpe pour les membres supérieurs.
- Repos : faites reposer la victime pour éviter l'aggravation de ses blessures et diminuer la possibilité d'un état de choc physiologique possible.
- Le froid : il soulage la douleur. La glace ne doit cependant jamais être appliquée directement sur la peau afin de ne pas causer d'engelure. Enveloppez le sac de glace avec une compresse. Il faut prendre les mêmes précautions avec les sacs réfrigérants. La glace est appliquée pendant au plus 15 minutes, puis retirée pour le reste de l'heure. Le léger réchauffement ressenti après le retrait de la glace n'est pas suffisant pour neutraliser les effets bénéfiques du froid, mais suffisant pour empêcher le corps d'envoyer plus de sang à l'endroit blessé.

■ **TABLEAU 11.1** **Traitements selon les types de blessures**

	Types de blessures				
	Aux articulations			**À la colonne vertébrale**	
Traitement	**Claquage/foulure**	**Entorse**	**Luxation**		**Fracture**
Immobilisation membre supérieur (MS)	Immobilisation ou empêchement du mouvement	Stabilisation	Immobilisation et surveillance de l'état circulatoire	Immobilisation complète	Immobilisation et surveillance de l'état circulatoire
Immobilisation membre inférieur (MI)		Stabilisation			
Pression avec bandage élastique	Non	Oui	Non	Non	Non
Élévation	Oui	Oui	30 à 60 cm (jambes)	Non	Oui
Repos	Oui	Oui	Oui	Oui	Oui
Froid 15 minutes chaque heure	Oui	Oui	Oui	Non	Oui
Services médicaux	Oui	Oui	Oui	Oui	Oui
En cas de doute		Traiter comme une fracture	Traiter comme une fracture		

11.6 L'IMMOBILISATION DU MEMBRE BLESSÉ

Le secouriste doit immobiliser le membre atteint pour éviter l'aggravation des blessures. Pour cela, il se sert d'attelles, de bandages et de liens.

11.6.1 Les attelles

Les attelles sont des supports, des soutiens qui servent à maintenir un membre blessé dans la bonne position. Elles réduisent la mobilité des os brisés et des articulations situés de part et d'autre de la blessure. Elles protègent également les tissus adjacents (vaisseaux sanguins, nerfs, muscles, peau).

Les attelles ont pour rôle d'immobiliser la partie atteinte (qu'il s'agisse d'une fracture, d'une luxation ou d'une entorse), afin de permettre le transport de la victime.

.... $\mathcal{A}$stuce ....

Tout objet suffisamment long, large et solide pour soutenir la région blessée peut servir d'attelle. Utilisez des attelles toutes prêtes, si vous en avez sous la main ; sinon, vous pouvez en improviser à l'aide d'objets appropriés : vêtements, coussins, oreillers, couverture roulée, journaux, revues, planches de bois étroites, branches d'arbre, carton rigide replié, etc.

Un membre adjacent non atteint (jambe, doigt, thorax) peut aussi servir à l'immobilisation d'une partie du corps.

Les attelles doivent être :

• assez longues, assez larges et assez rigides pour immobiliser le membre où se trouve l'os fracturé et les articulations de part et d'autre de la fracture ;

• bien rembourrées pour se mouler à la forme de la partie atteinte ;

• solidement attachées aux extrémités et à tous les autres endroits nécessaires pour soutenir et pour bien immobiliser le membre.

MARCHE À SUIVRE
pour installer une attelle

1. N'installez une attelle que si elle n'intensifie pas la douleur. Le membre doit être immobilisé dans la position trouvée.

2. Glissez l'attelle sous la fracture ou le long de celle-ci. Si vous devez soulever le membre pour la pose de l'attelle, assurez-vous de le soulever en bloc afin de prévenir tout déplacement.

3. Rembourrez l'espace entre l'attelle et la partie blessée pour obtenir une pression uniforme et un contact régulier entre le membre et l'attelle.

4. Si possible, après l'immobilisation, élevez délicatement le membre blessé afin de réduire le saignement, l'enflure et la douleur.

11.6.2 Les bandages et les liens

Dans une immobilisation, les liens improvisés (cravate, foulard, ceinture) ou les bandages larges sont glissés sous les courbes naturelles de la victime (nuque, creux du dos, genoux, chevilles) et mis aux bons endroits (au-dessus et au-dessous de la blessure) avant que l'attelle soit placée. Ces liens et ces bandages servent de support à l'attelle pour maintenir le membre blessé immobile et empêcher tout mouvement pendant le transport de la victime. Ils ne sont jamais noués vis-à-vis de la fracture ou de l'articulation afin de ne pas accentuer la douleur et de ne pas bloquer la circulation. Les nœuds sont fixés sur le côté du membre indemne ou de l'attelle.

Les bandages efficaces sont larges et assez serrés afin d'offrir un bon support à la victime, sans l'incommoder ni entraver la circulation sanguine, et d'empêcher tout mouvement du membre blessé.

Les doigts ou les orteils doivent rester découverts pour l'observation de la coloration de la peau. Le refroidissement des extrémités et leur absence de coloration sont des indices d'une mauvaise circulation. Les liens et le rembourrage doivent alors être rajustés, s'ils sont trop serrés.

11.6.3 L'immobilisation des différents types de blessures

Les interventions nécessaires à l'immobilisation d'une blessure causée à un muscle, à une articulation ou par une fracture varient selon le cas.

MARCHE À SUIVRE
pour l'immobilisation d'une articulation

1. Appelez les SPU.

2. Ne tentez pas de redresser l'articulation : les nerfs et les vaisseaux sanguins importants qui passent près de celle-ci risquent d'être lésés, rompus ou comprimés.

3. Immobilisez les os de part et d'autre de l'articulation.

4. Exercez ensuite une surveillance étroite, aux 15 minutes, de l'extrémité du membre pour vous assurer que les liens ne sont pas devenus trop serrés en raison de l'enflure.

MARCHE À SUIVRE
pour l'immobilisation d'un membre ayant une fracture ouverte

1. Appelez les SPU.

2. Manipulez la victime avec le plus grand soin afin d'éviter le déplacement de l'os ou la formation d'une plaie au cours de l'immobilisation.

3. Bloquez l'articulation située au-dessus et au-dessous de la fracture par la mise en place d'une attelle.

MARCHE À SUIVRE
pour l'immobilisation en cas de fracture de la mâchoire

1. Appelez les SPU.

2. Maintenez les voies respiratoires ouvertes. Assurez-vous que la langue ne soit pas tombée au fond de la gorge et qu'il n'y a pas obstruction de la bouche.

3. **Si la victime est consciente,** sans autre blessure grave, gardez-la assise, la tête inclinée vers l'avant afin de faciliter le drainage des sécrétions.

4. Supportez la mâchoire avec un tampon doux maintenu en place avec la main ou un bandage approprié, si nécessaire, ou demandez à la victime de soutenir sa mâchoire.

■ **FIGURE 11.11**

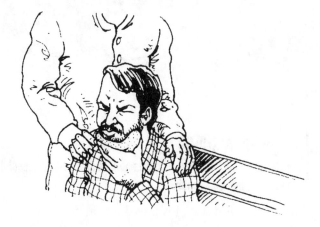

5. **Si la victime est inconsciente,** placez-la en position de recouvrement et soutenez sa tête à l'aide d'un coussin improvisé.

MARCHE À SUIVRE
pour l'immobilisation en cas de fracture de côtes

1. Appelez les SPU.

2. N'intervenez pas directement dans la région de la blessure ; demandez à la victime de ne pas bouger et installez-la dans une position confortable, habituellement assise ou demi-assise, pour faciliter sa respiration.

MARCHE À SUIVRE
pour l'immobilisation en cas de fracture du bassin

1. Appelez les SPU.

2. Laissez la victime couchée sur le dos, les jambes droites.

3. Placez sous ses genoux un oreiller, un coussin ou des vêtements repliés afin de diminuer la douleur et les spasmes.

4. Stabilisez le corps en plaçant des appuis de chaque côté.

5. Évaluez L'ABCD et surveillez les risques d'un état de choc physiologique en attendant l'arrivée des SPU. Une fracture du bassin peut entraîner des blessures perforantes aux organes de cette région.

■ **FIGURE 11.12**

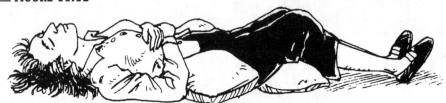

MARCHE À SUIVRE
pour l'immobilisation en cas de fracture de la clavicule (épaule)
ou de luxation de l'épaule

La clavicule est l'un des os les plus souvent fracturés.

1. Appelez les SPU.

2. Posez obliquement l'avant-bras du côté blessé sur la poitrine, les doigts pointés vers l'épaule opposée, sans bouger le bras.

3. **Si la victime tient son bras dans une position fixe,** loin du thorax et que le moindre mouvement pour ramener le bras sur le thorax est très douloureux, placez un coussinet entre le bras et le thorax.

4. Installez ensuite une écharpe oblique afin de soutenir le bras et d'exercer une pression vers le haut (voir section 9.5.2, p. 176).

5. Consolidez l'immobilisation du membre supérieur pour empêcher tout mouvement de l'os fracturé en installant une contre-écharpe au coude avec une bande nouée sur le côté opposé.

■ **FIGURE 11.13**

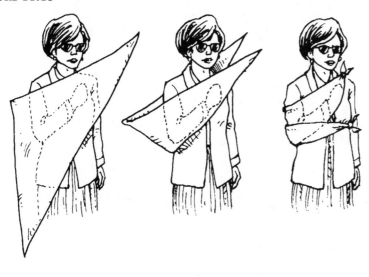

OU

Pliez l'avant-bras sur la poitrine. Évitez tout mouvement inutile si la douleur est trop vive. Placez le bras en écharpe en le supportant par le poignet seulement. La victime aura le réflexe naturel de diminuer la douleur en immobilisant le bras du côté atteint avec l'autre main.

■ **FIGURE 11.14**

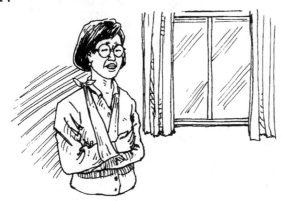

MARCHE À SUIVRE
pour l'immobilisation en cas de fracture de la main ou des doigts

1. Appelez les SPU.

2. **S'il y a présence de plaies,** couvrez-les avec des compresses stériles.

3. Protégez la main en la plaçant sur un matériau mou, de préférence, et dans la position la plus confortable possible. Si possible tentez d'enlever les bagues pour diminuer l'œdème qui pourrait se former à cet endroit.

Si la blessure est grave :

4. Immobilisez la main dans la position où elle se trouve.

5. Placez une bande roulée dans la paume de la main pour la maintenir dans une position confortable et immobilisez la main avec un petit oreiller, un coussinet ou une attelle allant du bout des doigts jusqu'au milieu de l'avant-bras.

6. Fixez une bande en haut du poignet et entourez lâchement la main en la nouant sur l'attelle.

■ **FIGURE 11.15**

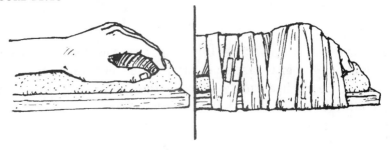

7. Supportez le membre avec une écharpe. Veillez à ce que la main demeure élevée afin de réduire l'enflure et d'empêcher une aggravation de la blessure.

S'il y a fracture à un doigt :

8. Immobilisez le doigt dans la position trouvée à l'aide d'un petit objet rigide ou utilisez l'autre doigt comme attelle.

9. Fixez l'attelle avec du diachylon.

MARCHE À SUIVRE
pour l'immobilisation en cas de fracture de l'avant-bras

L'avant-bras comprend deux os : le radius (côté du pouce) et le cubitus (côté du petit doigt). L'un et l'autre peuvent se fracturer.

1. Appelez les SPU.

2. Immobilisez soigneusement le membre au moyen d'une attelle rembour-rée assez longue pour supporter l'avant-bras, du coude jusqu'à l'extrémité

des doigts. Tout espace vide entre l'avant-bras et l'attelle sera comblé par du rembourrage, surtout s'il y a des malformations.

3. Placez une bande roulée dans la paume de la main de la victime.

4. Nouez deux bandes placées de chaque côté de la fracture au-dessus et au-dessous de l'attelle.

■ **FIGURE 11.16**

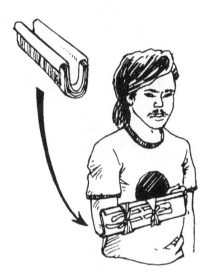

5. Terminez l'immobilisation en supportant le membre avec une écharpe.

MARCHE À SUIVRE
pour l'immobilisation en cas de fracture du coude

1. Appelez les SPU.

2. Immobilisez l'articulation dans la position où vous l'avez trouvée à l'aide d'attelles et de bandages. Une fracture au coude demande des précautions spéciales en raison des nerfs et des vaisseaux qui passent pour se rendre à la main.

Si le bras est droit :

3. Glissez une attelle rembourrée sous le bras.

4. Fixez deux bandes larges, l'une en haut du coude et l'autre, en bas.

5. Nouez les bandes sur l'attelle.

6. Évitez la rotation externe du bras, qui provoque de la douleur au moment de l'immobilisation.

Si le bras est en flexion :

7. Glissez une attelle rembourrée qui passera sous l'os du bras et les deux os de l'avant-bras; assurez-vous que le poids du coude est supporté en plaçant un coussinet et des appuis de chaque côté.

8. Fixez deux bandes larges au bras et à l'avant-bras, puis nouez-les sur l'attelle.

9. Renforcez l'immobilisation en soutenant l'avant-bras avec une bande large.

 FIGURE 11.17

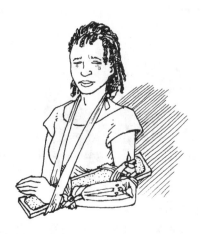

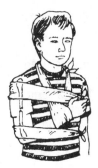 **MARCHE À SUIVRE**
pour l'immobilisation en cas de fracture du bras

1. Appelez les SPU.

2. Soutenez l'avant-bras au moyen d'une bande large ou d'une écharpe improvisée.

3. Placez un rembourrage souple s'il y a un espace libre entre le bras et le thorax.

4. Utilisez la cage thoracique de la victime comme attelle en immobilisant le bras contre la cage thoracique avec deux bandes larges placées au-dessus et au-dessous de la fracture.

5. Nouez les bandes sur le côté du thorax opposé au membre blessé.

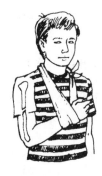 **FIGURE 11.18**

Si la victime est couchée et qu'elle doit être transportée dans cette position :

6. Placez un coussinet le long du thorax et du bassin.

7. Immobilisez le bras par des bandes larges attachées sur le côté opposé, en haut et en bas de la fracture. OU

Procédez de la même manière que pour une fracture du coude lorsque le bras est droit (voir p. 209).

■ **FIGURE 11.19**

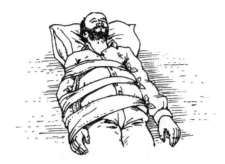

 MARCHE À SUIVRE
pour l'immobilisation en cas de fracture de la cheville ou du pied

Les fractures de la cheville ou du pied sont souvent causées par une chute, un accident de la route ou un accident de sport.

1. Appelez les SPU.

2. Allongez la victime.

3. **S'il y a fracture ouverte,** couvrez-la d'une compresse.

4. Immobilisez fermement la partie fracturée dans la position où vous l'avez trouvée avec un oreiller, une couverture, un morceau de carton ou une serviette.

Ne déchaussez pas la victime : les chaussures servent de support.

5. Placez trois bandes, l'une à la cheville et les deux autres à la partie inférieure de la jambe.

6. Enroulez doucement une couverture ou un coussin autour du pied et de la partie inférieure de la jambe. Fixez ensuite la couverture en nouant les deux bandes vis-à-vis de la jambe et fixez un bandage en huit autour du pied avec la bande qui est sous la cheville.

■ **FIGURE 11.20**

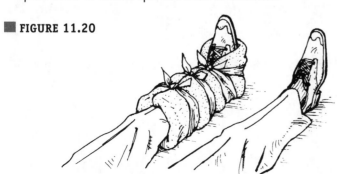

11

MARCHE À SUIVRE
pour l'immobilisation en cas de fracture de la jambe

La jambe contient deux os, le tibia et le péroné.

1. Appelez les SPU.

2. Préparez deux attelles bien rembourrées, d'égales longueurs, de chaque côté de la jambe et du pied.

3. Placez quatre bandes larges sous la jambe fracturée : une première à la cuisse, une deuxième à la cheville et les deux autres placées au-dessus et en dessous de la fracture.

4. Disposez les attelles de chaque côté de la jambe fracturée.

5. Assurez-vous que l'attelle dépasse le genou et va jusqu'à la partie supérieure de la cuisse.

6. Remplissez l'espace entre la jambe et l'attelle au moyen de rembourrage.

7. Nouez les bandes avec précaution du côté de l'attelle extérieure en respectant l'ordre suivant : 1-2-3-4, du côté opposé à la blessure.

■ FIGURE 11.21

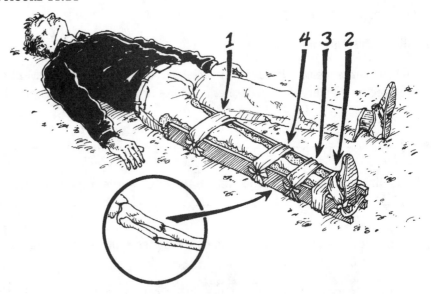

8. S'il y a possibilité, enroulez la bande de la cheville en huit afin d'immobiliser au maximum le pied et d'éviter tout mouvement.

9. **Si la jambe intacte sert d'attelle,** placez une couverture entre les jambes, ramenez la jambe indemne contre la jambe blessée et nouez les quatre bandages entre les jambes, dans l'ordre suivant : 1-2-3-4, du côté opposé à la blessure.

■ **FIGURE 11.22**

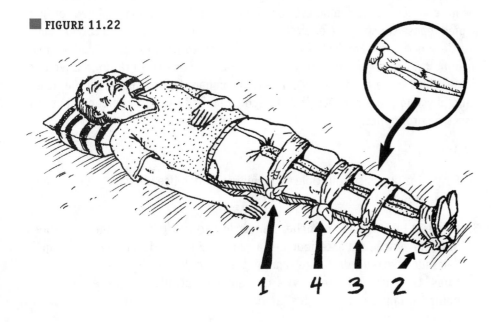

MARCHE À SUIVRE
pour l'immobilisation en cas de fracture du genou

1. Appelez les SPU.

2. Immobilisez l'articulation dans la position où vous l'avez trouvée.

3. Posez une attelle sous la jambe en plaçant un coussin sous le genou afin d'en supporter le poids.

4. Fixez les bandages à la cuisse, à la jambe et, en huit, au pied.

5. Élevez la jambe par la suite.

■ **FIGURE 11.23**

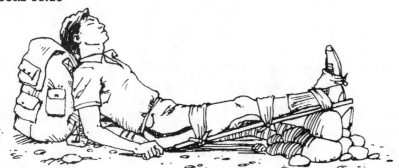

6. **Si le genou est en flexion,** procédez de la même manière que pour le coude en flexion (voir p. 209-210) : nouez le membre sur l'attelle à l'aide de deux bandes larges, soit l'une à la cuisse et l'autre à la jambe.

MARCHE À SUIVRE
pour l'immobilisation en cas de fracture de la cuisse ou du fémur

La fracture du fémur se reconnaît généralement à la rotation externe du membre affecté. Si la jambe est complètement tournée vers l'extérieur et que le pied repose sur son côté externe, c'est le signe d'une fracture du col du fémur (partie supérieure à l'articulation avec le bassin). La fracture au col du fémur se reconnaît à l'angle marqué (rotation externe du pied) et au raccourcissement du membre. Cette fracture est souvent accompagnée des signes d'un état de choc physiologique consécutif à un écoulement de sang important dans les tissus environnants.

1. Appelez les SPU.

2. Respectez la position initiale du membre : immobilisez-le dans celle où vous l'avez trouvé.

3. Préparez une attelle (planche, bande de carton rigide, branches d'arbre) qui sera placée à l'extérieur de la jambe. Elle ira de la cheville jusqu'à l'aisselle. L'attelle doit être rembourrée avec des vêtements, des couvertures. La jambe intacte servira de deuxième attelle. On placera du rembourrage improvisé entre les jambes.

4. Passez de 6 à 7 bandes larges sous la victime aux endroits suivants : thorax, hanche, haut de la cuisse, haut et bas du genou, cheville.

■ FIGURE 11.24

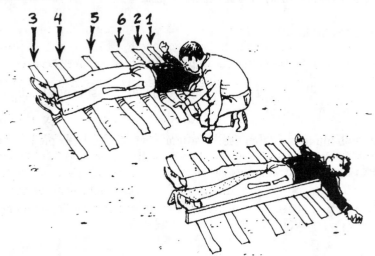

5. Disposez l'attelle et le rembourrage ; remplissez bien les espaces libres, surtout lorsqu'il y a malformation du membre.

6. Nouez les bandes sur le côté de l'attelle extérieure dans l'ordre suivant : thorax, hanche, cheville, bas du genou, dessus de la fracture et dessous de la fracture du côté opposé à la blessure.

■ **FIGURE 11.25**

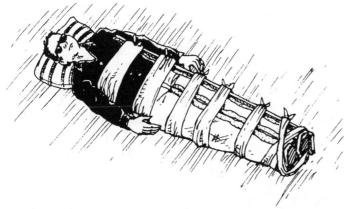

7. Couvrez la victime.

8. Surveillez les signes de l'état de choc physiologique en attendant les SPU.

11.7 LES BLESSURES À LA COLONNE VERTÉBRALE

La colonne vertébrale se compose de 33 vertèbres assemblées pour former la base du squelette. Elles sont liées entre elles par des muscles et des ligaments solides qui protègent et soutiennent la moelle épinière. Elles sont articulées par des disques qui amortissent les chocs produits par les mouvements effectués pendant la marche, la course, la flexion ou le saut.

La colonne vertébrale constitue un canal dans lequel passe la moelle épinière, qui assure la transmission de l'influx nerveux entre le cerveau et les différentes parties du corps ainsi que la commande des nombreuses fonctions de l'organisme. La moelle épinière est formée de faisceaux nerveux très fragiles qui, s'ils sont coupés ou déchirés, ne se réparent jamais complètement. Une fracture ou une luxation des vertèbres peuvent l'endommager. Il en résulte une perte de contraction musculaire et de sensibilité dans toutes les régions de l'organisme situées au-dessous de la partie atteinte. La manipulation brusque et imprudente d'une victime blessée à la colonne vertébrale peut causer une grave lésion de la moelle épinière. Lorsqu'il y a fracture de vertèbres, la moelle devient vulnérable, et le moindre mouvement peut l'endommager ou la comprimer.

Des mesures préventives prises au moment des interventions peuvent éviter bien des complications irréversibles. Entre autres, ne déplacez jamais une victime si vous soupçonnez une blessure à la colonne vertébrale, sauf en cas de nécessité vitale.

●●●

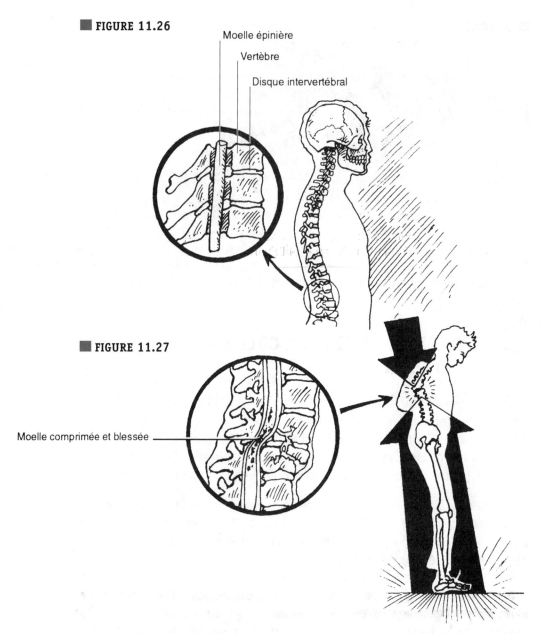

FIGURE 11.26

Moelle épinière

Vertèbre

Disque intervertébral

FIGURE 11.27

Moelle comprimée et blessée

Les différentes blessures qui peuvent se produire à la colonne sont les fractures des vertèbres, les déplacements de disques intervertébraux (luxations) et les entorses. Si le secouriste a des doutes sur la nature des blessures, il intervient comme s'il s'agissait d'une fracture.

Les deux régions les plus vulnérables de la colonne vertébrale sont le cou et le bas du dos. C'est donc à ces endroits que se produisent la majorité des fractures de la colonne vertébrale. Une blessure de la moelle, à la région lombaire, affectera la sensibilité et la motricité des jambes et parfois des muscles de l'anus et des organes génitaux, tandis qu'une blessure à la région cervicale peut causer la paralysie des muscles qui régissent les mouvements du thorax et de la respiration. Il pourrait également en résulter une paralysie des membres supérieurs et inférieurs ainsi que celle des muscles de l'anus et des organes génitaux.

Diverses situations peuvent entraîner une blessure à la colonne. Le choc direct ou indirect forcera la colonne à se plier au-delà de ses limites, entre autres dans les situations mentionnées à l'encadré 11.6

■ **ENCADRÉ 11.6** **Situations pouvant causer une blessure à la colonne vertébrale**

- Les plongeons où la tête heurte le fond d'une piscine ou d'un lac.
- Les accidents de la route, où l'arrêt brusque provoque une flexion de la tête et une hyperextension violente vers l'arrière, des torsions soudaines de la colonne ou une éjection de la victime.
- Les chutes où la victime retombe lourdement sur les pieds, sur le dos ou en position assise.
- Les coups violents à la tête, au cou ou au dos provoqués par des objets lourds.
- Les secousses électriques ou la foudre, qui peuvent causer une contraction musculaire assez violente pour provoquer diverses fractures, notamment des vertèbres.
- Les blessures résultant de coups, d'agressions violentes ou de coups de feu à la tête, au cou, aux épaules, au thorax et à l'abdomen.

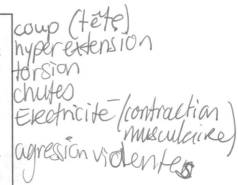

coup (tête)
hyperextension
torsion
chutes
Electricité (contraction
muscullaire)
agression violentes

Dans chacune de ces situations, il faut toujours soupçonner une lésion à la colonne vertébrale et, par mesure préventive, vous devez TOUJOURS agir en considérant toutes les atteintes à la colonne comme des blessures graves.

●●●

Certains signes et symptômes suggèrent une blessure à la colonne vertébrale, comme l'indique l'encadré 11.7.

■ **ENCADRÉ 11.7** **Signes et symptômes de blessures à la colonne vertébrale**

Œdème (enflure): présent le long de la colonne

Douleur: peut être vive à absente, avec sensation d'être coupé en deux, à la palpation ou au mouvement

Déformation: possible

Plaies associées: meurtrissures ou plaies possibles le long de la colonne vertébrale

D'autres éléments peuvent suggérer une blessure à la colonne vertébrale:

- Il peut se produire une perte partielle ou totale de motricité et de sensibilité des membres inférieurs si la fracture est au dos, et des membres supérieurs et inférieurs si la fracture est au cou.
- Un état de choc neurologique (voir chapitre 8) peut survenir et résulter d'une augmentation du diamètre des vaisseaux sanguins, surtout de ceux des membres inférieurs.
- Les mouvements thoraciques de la respiration sont difficiles à la suite d'un traumatisme à la région cervicale (bulbe rachidien) en cas d'atteinte de la moelle épinière. Seul le diaphragme assure la respiration. Les autres muscles du thorax sont paralysés.

11

11.7.1 Les premiers soins en cas de blessures à la colonne vertébrale

Les premiers soins en cas de blessures à la colonne ont pour but de prévenir des complications irréversibles, entre autres la paralysie, en ne déplaçant pas la victime et en l'immobilisant, sauf dans les situations où la vie est menacée : incendie, danger imminent d'éboulement, d'effondrement ou présence d'un gaz toxique.

MARCHE À SUIVRE
en cas de blessures à la colonne vertébrale

1. Appelez les SPU. *Interventions.*

2. Ne déplacez pas la victime, sauf si sa vie est menacée.

3. **Si la victime est inconsciente,** interrogez les témoins sur les circonstances de tout accident pouvant laisser croire à des blessures à la colonne vertébrale.

4. **Si la victime est consciente,** vérifiez si elle éprouve des engourdissements, des picotements ou une perte de sensibilité ou d'activité musculaire aux extrémités. Les mouvements peuvent être difficiles ou impossibles pour la victime.

5. Procédez à un examen neurologique sommaire en demandant à la victime de remuer délicatement les doigts et les orteils et en les touchant pour voir si elle y perçoit une sensation.

■ **FIGURE 11.28**

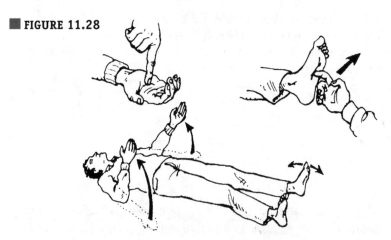

6. Demandez-lui de serrer légèrement votre main, puis de tenter de dégager son pied de votre main lorsque vous l'empoignez.

■ **FIGURE 11.29**

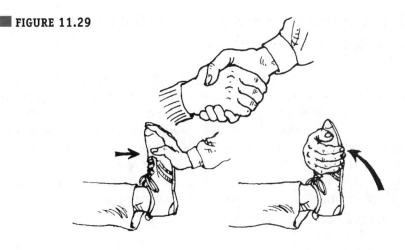

7. **Si la victime porte un casque,** ne l'enlevez pas si elle respire. Soulevez le pare-visage. S'il y a une courroie sous le menton, détachez-la.

L'enlèvement d'un casque est une manœuvre délicate qui requiert deux intervenants professionnels pour s'assurer que la tête restera le plus possible immobile.

8. La suite de l'intervention doit se faire comme on l'indique dans le chapitre 10 sur les blessures à la tête, section 10.6.

Le déplacement de victimes présentant des blessures à la tête ou à la colonne demande un entraînement spécial. On aura toujours recours aux SPU pour cette manœuvre. Il existe toutefois des situations particulières (piscines, centres de ski) où les secouristes procèdent à l'évacuation des victimes.

Ces derniers ont reçu une formation spécialisée qui leur permettra de déplacer la victime de façon sûre, sur une planche dorsale.

■ **FIGURE 11.30**

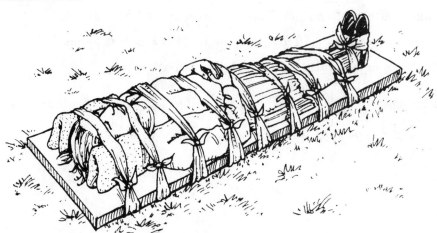

11

Activité d'apprentissage corrigée

MISE EN SITUATION 1

Hugo, 14 ans, et ses amis veulent relever un défi en escaladant une falaise. Arrivé à une hauteur d'environ trois mètres, Hugo exécute un mouvement inadéquat qui entraîne sa chute, au bas de la falaise. Il est couché sur le ventre, conscient, et ressent une forte douleur à la jambe gauche. Cette dernière est fléchie, et un fragment d'os a perforé la peau entre le genou et la cheville. Son poignet droit a enflé, et la peau est bleutée à cet endroit. Hugo est pâle, et il frissonne légèrement.

1 De quels types de blessures Hugo souffre-t-il?

Fracture ouverte de la jambe, entorse au poignet, possibilité de blessure à la colonne vertébrale.

2 Quelles sont les interventions à effectuer pour traiter Hugo?

Ne pas le déplacer et lui dire de ne pas bouger, faire L'ABCD, l'immobiliser, le mettre au repos.

3 Quels sont les éléments à surveiller chez Hugo?

L'ABCD, les signes de l'état de choc physiologique, une hémorragie provenant de la fracture ouverte.

MISE EN SITUATION 2

Au cours d'un match de football, Marco, 18 ans, subit une mise en échec brutale d'un joueur adverse. Marco tombe sur le sol. Il est incapable de se relever, il accuse une forte douleur à l'épaule droite et ne parvient pas à bouger son bras droit. Son épaule est légèrement déformée.

1 De quel type de blessure Marco souffre-t-il?

Luxation de l'épaule droite.

2 Quelles sont les interventions à effectuer pour prodiguer les premiers soins à Marco?

Immobiliser la blessure avec une écharpe oblique, en essayant de ne pas déplacer le bras, le mettre au repos, appliquer de la glace 15 minutes chaque heure.

3 Quels sont les éléments à surveiller chez Marco?

L'ABCD, la coloration et la température de la peau du bras droit.

En retombant après avoir effectué un saut au volleyball, Paul s'est tordu le pied gauche. Il a entendu un craquement. Il note de l'enflure du côté externe de la cheville gauche et ressent une douleur assez forte à cet endroit, qui augmente en marchant.

1 De quel type de blessure Paul souffre-t-il ?

Entorse à la cheville.

2 Quelles sont les interventions à effectuer pour traiter la cheville de Paul ?

Stabiliser la cheville, utiliser un bandage élastique pour faire une pression, appliquer de la glace 15 minutes par heure, le mettre au repos et le diriger vers des services médicaux.

3 Quelle est la meilleure position à donner au pied de Paul pour lui éviter la douleur ?

Le laisser dans sa position naturelle, soutenu par un bandage élastique.

11

Chapitre

12

LES BLESSURES AUX YEUX

Activité d'apprentissage

CONTEXTE

L'intégrité et la qualité de la vue d'une personne victime d'une blessure aux yeux peuvent être sérieusement menacées. Le secouriste doit donc évaluer la victime adéquatement et intervenir de façon appropriée dans un délai rapide.

TÂCHE

Utiliser adéquatement le plan d'intervention du secouriste pour traiter une victime souffrant de blessures aux yeux.

CONSIGNE

■ Lire les mises en situation.

■ Répondre aux questions à l'aide du volume.

INTENTION

■ Reconnaître les types de blessures susceptibles d'affecter les yeux.

■ Se familiariser avec les interventions en premiers soins en cas de blessures aux yeux dans diverses situations.

MISE EN SITUATION 1

Un élève se présente au local de premiers soins de son école. Il se plaint de picotements et de larmoiement à l'œil droit. Celui-ci est rouge parce qu'il l'a frotté à maintes reprises. Vous examinez l'œil et vous apercevez, sous sa paupière inférieure, un cil qui flotte sur les larmes.

1 De quel type de blessure à l'œil s'agit-il?

_____

_____

_____

2 Quelles sont les deux premières interventions que vous effectuerez?

_____

_____

_____

MISE EN SITUATION 2

Ghislain est en train de fendre du bois. Soudain, un éclat de bois long de 1 cm se détache et va se loger dans son globe oculaire droit. Ghislain porte aussitôt une main à son œil blessé. Il ressent une vive douleur et est très anxieux, car il craint de perdre l'usage de son œil.

1 Dans quelle position devriez-vous installer Ghislain pour l'aider à préserver l'intégrité de son œil?

_____

_____

_____

2 Nommez deux interventions particulières pour ce type de blessure.

_____

_____

_____

12

12.1 L'ANATOMIE DE L'ŒIL

Un bref rappel de l'anatomie de l'œil est important pour comprendre la gravité de certaines blessures.

La forme sphérique de l'œil est maintenue par un liquide appelé humeur vitrée. Ce liquide constitue la partie principale de l'œil. Il occupe tout l'espace entre le cristallin et la rétine.

La cornée est une enveloppe transparente qui laisse passer la lumière. Elle est située à la face antérieure de l'œil et en forme la partie blanche. Au centre de la cornée se trouve un orifice circulaire, la pupille, qui laisse entrer la lumière et la projette sur la rétine. Autour de la pupille, il y a l'iris, qui donne à l'œil sa couleur propre (brun, vert, bleu, etc.). C'est un véritable diaphragme qui, par son rétrécissement ou sa dilatation, règle la quantité de lumière qui pénètre dans l'œil. La rétine est une membrane sensible qui capte les images, lesquelles sont converties en impulsions électriques transmises au cerveau par le nerf optique.

■ **FIGURE 12.1**

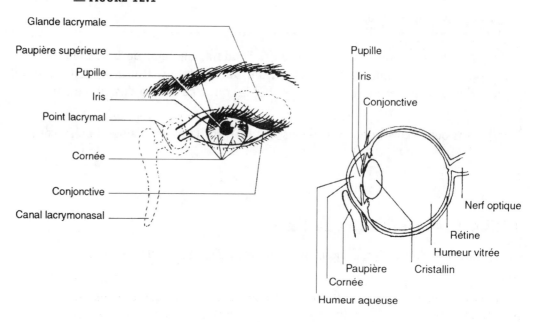

Les paupières inférieures et supérieures protègent la partie antérieure de l'œil.

Les glandes lacrymales sécrètent les larmes qui lubrifient l'œil et facilitent l'évacuation des petits corps étrangers qui se posent sur la cornée.

12.2 LES TYPES DE BLESSURES AUX YEUX

Plusieurs types de blessures peuvent affecter les yeux et la vue; elles ont des conséquences variables selon leur gravité. Les plus inoffensives ne causeront qu'un larmoiement de l'œil, alors que d'autres pourraient entraîner la cécité.

12.2.1 Les corps étrangers déposés sur l'œil

Les corps étrangers sont souvent assez inoffensifs lorsqu'il s'agit de poussières déposées sur la cornée, sous les paupières ou dans un coin de l'œil.

En présence de petits corps étrangers, on observe un larmoiement. C'est un mécanisme naturel de protection de l'œil qui se manifeste lorsque celui-ci est agressé. Ce mécanisme entraîne le corps étranger sous la paupière. Le secouriste arrivera peut-être à le déloger.

12.2.2 Les corps étrangers fichés dans l'œil

Il arrive malheureusement que les corps étrangers soient des fragments de métal, de bois, de verre, etc., plus ou moins gros, introduits plus ou moins profondément dans le globe oculaire. Le signe le plus concluant est évidemment la présence même du corps étranger dans l'œil. En aucun cas, le secouriste ne doit le retirer. Il faudra nécessairement prévoir un transport par les SPU pour ce type de victime.

12.2.3 Les contusions à l'œil

Les contusions à l'œil sont les conséquences d'un coup direct infligé par un objet qui meurtrit l'œil sans provoquer de plaies. Le bleu n'apparaît pas toujours immédiatement, mais il peut y avoir un épanchement sanguin dans l'œil et des dommages dans sa partie interne. La victime aux prises avec ce type de blessure devra être transportée vers des services médicaux en ayant la tête immobilisée.

12.2.4 Les lacérations de l'œil

Les lacérations, les écorchures et les éraflures aux paupières ou à l'œil peuvent provoquer des lésions aux yeux parfois accompagnées d'un saignement abondant ou d'un écoulement de liquide du globe oculaire. Lorsque la paupière est atteinte, il faut soupçonner une blessure au globe oculaire. Les plaies de ce type sont souvent provoquées par un choc direct, par des lunettes cassées, par divers objets en mouvement, par exemple des débris projetés par une explosion. À la suite de ces traumatismes, il faut toujours envisager la possibilité de la présence de corps étrangers dans l'œil. Il faut donc prévoir un transport par les SPU.

12.2.5 Les brûlures à l'œil

Les brûlures à l'œil peuvent être chimiques, thermiques ou consécutives à un rayonnement lumineux intense. Elles nécessitent toutes un transport vers des services médicaux.

12

Les brûlures chimiques

Ce type de brûlure peut se produire en très peu de temps à la suite du contact de l'œil avec un produit chimique. La surface de l'œil est alors atteinte puis, par absorption du produit, surviennent des troubles de la vision qui peuvent aller jusqu'à la cécité.

Les brûlures thermiques

Ce type de brûlure est causé par une exposition de l'œil à des vapeurs très chaudes, à des liquides chauds ou à une chaleur intense, par exemple, des flammes nues ou un métal en fusion.

Les brûlures par rayonnement lumineux intense

Ce type de brûlure survient chez les soudeurs et les travailleurs exposés aux rayons infrarouges et aux rayons laser. Le faisceau du laser peut causer des brûlures très graves aux yeux, endommageant la rétine, une partie de l'œil sensible à la lumière. Les rayons solaires directs ou réfléchis sur la neige, par exemple, peuvent aussi causer des dommages internes à l'œil (cécité des neiges). Ces brûlures ne sont généralement pas douloureuses au début, mais elles peuvent provoquer, dans certains cas, des dommages permanents.

12.3 LES SIGNES ET SYMPTÔMES DES BLESSURES AUX YEUX

Le tableau 12.1 présente les signes et symptômes des différents types de blessures aux yeux.

■ TABLEAU 12.1   Signes et symptômes des blessures aux yeux

| Signes et symptômes | Types de blessures | | | | Brûlure | | |
| | Présence d'un corps étranger | | Contusion | Lacération | Chimique | Thermique | Par rayonnement |
	posé sur l'œil	fiché dans l'œil					
Corps étranger	visible et mobile	visible et non mobile	absent	possible			
Larmoiement	présent	abondant			excessif	excessif	présent
Rougeur	présente	présente			présente, avec gonflement	présente, avec gonflement	présente
Douleur	irradiante dans la région de l'œil	sensation de brûlure, démangeaison	présente		intense	intense	brûlure, irritation
Photophobie					présente	présente	présente
Saignement			bleu et épanchement de sang possible	peut être abondant, ou écoulement de liquide du globe oculaire possible			
Vision		diminuée ou absente	diminuée ou diplopie (vision double) possible				diminuée, absente ou points noirs
Sensation	présence d'un corps étranger dans l'œil				présence de sable dans les yeux	présence de sable dans les yeux	présence de sable dans les yeux
Comportement de la victime	tente de se frotter l'œil	porte la main à l'œil	porte la main à l'œil (douloureux)	tente de se frotter l'œil	porte la main à l'œil	porte la main à l'œil	garde les yeux fermés

12

12.4 LES PREMIERS SOINS EN CAS DE BLESSURES AUX YEUX

Le moindre traumatisme que subit l'œil peut causer beaucoup d'anxiété chez une victime; le secouriste doit donc la rassurer, surtout s'il a dû lui bander les yeux pour traiter sa blessure. Il doit bien lui expliquer ce qui se passe et maintenir un contact verbal constant. De plus, un contact non verbal, tel que lui tenir la main, permet de sécuriser davantage la victime. Comme celle-ci ne voit plus, tout mouvement ou bruit sera peut-être mal interprété et augmentera son insécurité. La victime est aussi préoccupée par les conséquences possibles de sa blessure: diminution de la vue ou cécité.

Les interventions suivantes devraient être effectuées indépendamment du type de blessures.

MARCHE À SUIVRE
générale en cas de blessure aux yeux

1. Empêchez la victime de se frotter ou de toucher l'œil atteint. Cela risque d'aggraver la situation.

2. Rassurez la victime en lui parlant et en lui expliquant les gestes que vous faites.

3. Couchez la victime et recommandez-lui de garder la tête immobile et d'éviter de bouger les yeux.

4. Prévoyez un transport vers des services médicaux avec les SPU pour la majorité des types de blessures aux yeux.

Des interventions particulières pour les différents types de blessures s'ajoutent ou remplacent les interventions générales. Elles sont présentées dans les pages qui suivent.

MARCHE À SUIVRE
en cas d'un corps étranger déposé sur l'œil

Les premiers soins ont pour but d'enlever le corps étranger afin de diminuer les malaises causés par sa présence.

1. Laissez agir le larmoiement naturel pendant quelques secondes et demandez à la victime de rouler l'œil en regardant lentement de droite à gauche et de haut en bas. Si la poussière est sur la cornée, elle ira se loger, sous l'effet du larmoiement, sous les paupières ou dans le coin de l'œil.

2. Faites un examen de l'œil le plus minutieusement possible afin de déterminer où se trouve le corps étranger. Pour ce faire, installez la personne en position assise face à une lumière ou près d'une fenêtre. La tête est légèrement inclinée vers l'arrière.

3. Prenez le menton dans une main et, avec le pouce et l'index de l'autre main, écartez les paupières de l'œil atteint.

4. Demandez à la personne de regarder à droite, à gauche, en haut et en bas pour que vous puissiez examiner correctement chaque partie de l'œil.

■ FIGURE 12.2

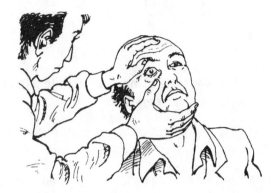

Si le corps étranger est visible et logé sous une paupière ou dans le coin d'un œil :

5. Enlevez-le avec un coin humecté de mouchoir de papier roulé en bâtonnet.

Si le corps étranger est logé sous la paupière inférieure :

6. Tirez la paupière vers le bas, tout en l'éloignant de l'œil, et demandez à la personne de regarder vers le haut.

7. Glissez ensuite le bâtonnet humidifié à l'intérieur de la paupière.

Si le corps étranger est logé sous la paupière supérieure :

8. Faites fermer l'œil et placez un bâtonnet mou à l'horizontale contre la paupière en la soulevant vers le haut et l'avant.

9. Ramenez ensuite la paupière par-dessus le bâtonnet et demandez à la personne de regarder vers le bas.

10. Glissez alors la pointe du bâtonnet de mouchoir de papier humecté à l'intérieur de la paupière.

■ FIGURE 12.3

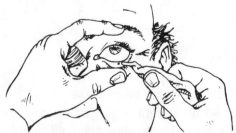

■ FIGURE 12.4

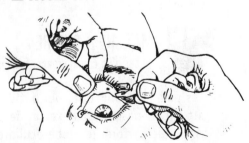

11. Ou encore, demandez à la victime d'abaisser la paupière supérieure par-dessus la paupière inférieure. Les cils de la paupière inférieure devraient saisir le corps étranger et ainsi le déloger.

12

FIGURE 12.5

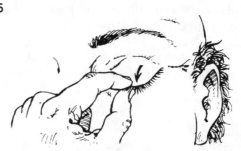

Si la poussière n'est pas visible et ne peut être localisée ou délogée, si l'œil est rouge et si la douleur persiste:

12. Couvrez les deux yeux avec des compresses stériles afin d'empêcher l'œil atteint de bouger.

13. Fixez les compresses à l'aide de bandes de gaze ou d'une coquille en plastique, sans exercer de pression.

14. Toutefois, couvrez seulement un œil si la victime doit se déplacer en marchant. Vous contribuerez ainsi à amoindrir son anxiété.

FIGURE 12.6

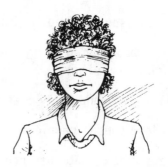

Si les corps étrangers sont des grains de sable, des poussières ou des éclats de bois (bran de scie) déposés sur la cornée:

15. Irriguez doucement les yeux avec de l'eau tiède courante jusqu'à ce que le corps étranger soit logé sous les paupières ou dans le coin de l'œil.

16. Dirigez la victime vers des services médicaux en cas de complications comme une douleur persistante ou une rougeur marquée de l'œil.

MARCHE À SUIVRE
en cas d'un corps étranger fiché dans l'œil

Les premiers soins ont pour but de prévenir toute lésion permanente de l'œil atteint. Il ne faut pas exercer de pression sur le corps étranger, car celui-ci risque de perforer le globe oculaire. Il y aurait alors risque que l'œil se vide de son contenu liquide, entraînant la perte de la vision.

1. Placez des compresses de gaze mouillées, trouées au centre ou pliées en deux autour du corps étranger afin d'éviter que l'œil ne s'assèche. Gardez-vous d'exercer la moindre pression sur le corps étranger.

2. Couvrez le corps étranger enfoncé avec un cône ou un gobelet de papier, ou entourez-le de pansements superposés, pour empêcher qu'il ne s'enfonce plus profondément dans l'œil.

■ **FIGURE 12.7**

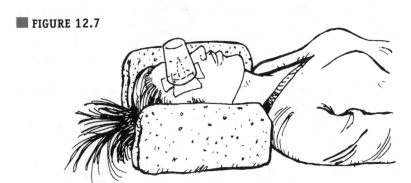

3. Assurez-vous que la victime est couchée sur le dos, avec la tête bien stabilisée par des appuis de chaque côté, pour le transport par les SPU.

Rappelez-vous que, si le corps étranger est enfoncé dans la cornée ou dans le globe oculaire, vous ne devez pas le retirer. Seuls les corps étrangers comme les poussières ou les grains de sable, logés sous les paupières ou dans les coins des yeux, peuvent être enlevés.

●●●

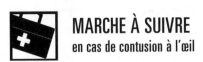

MARCHE À SUIVRE
en cas de contusion à l'œil

Les premiers soins ont pour but de protéger l'œil atteint et de limiter les mouvements de la victime.

1. Faites allonger confortablement la victime dans une position demi-assise afin de réduire le saignement ou la pression intraoculaire.

2. Couvrez l'œil atteint d'un tampon oculaire ou de compresses de façon à éviter toute pression sur l'œil.

3. Fixez le bandage de soutien (coquille oculaire).

4. Appelez immédiatement les SPU.

12

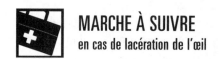

MARCHE À SUIVRE
en cas de lacération de l'œil

Le secouriste veillera ici à réduire le risque que des frottements endommagent l'œil davantage.

1. Fermez la paupière et inclinez légèrement la tête du côté du saignement.

2. Couvrez l'œil d'un tampon oculaire ou de compresses sans y exercer de compression locale et recouvrez l'œil intact. Même si la paupière saigne abondamment, un pansement est habituellement suffisant pour faciliter la formation d'un caillot et arrêter l'hémorragie.

3. Fixez le pansement avec un bandage de soutien ou une coquille en plastique.

Si l'œil est sorti de son orbite :

4. Faites allonger la victime. Ne touchez pas à l'œil.

5. Posez délicatement des compresses mouillées sur l'œil afin de le recouvrir complètement. Protégez l'œil recouvert au moyen d'un cône.

6. Faites transporter la victime sur une civière, la tête immobilisée, vers des services médicaux, tout en évitant les chocs et les mouvements brusques.

MARCHE À SUIVRE
en cas de brûlure chimique aux yeux

Les premiers soins doivent être immédiats afin d'expulser le produit chimique, puis de diluer ce qui en reste dans les yeux. Cette action rapide évitera des lésions irréversibles aux yeux. Les dommages se produisent en moins de 15 minutes pour les acides et en 5 secondes à 3 minutes pour les produits alcalins.

1. Consultez le centre antipoison de votre localité et suivez les recommandations de leurs médecins et de leurs infirmières.

Si la victime porte des lentilles cornéennes :

2. Enlevez les lentilles cornéennes immédiatement.

Si les brûlures sont causées par un produit chimique en poudre ou en granules :

3. Essuyez d'abord le produit à sec en portant des gants jetables.

4. Rincez les yeux, comme dans le cas d'un produit chimique liquide. Il faut bien soulever les paupières durant le rinçage, car des particules peuvent s'y être logées.

Si les brûlures sont causées par un produit chimique liquide :

5. Irriguez immédiatement les yeux à l'eau courante tiède, à l'aide d'une douche oculaire, en prenant soin de bien écarter les paupières et de garder les yeux ouverts.

6. Au besoin, aidez la victime à tenir les paupières écartées, car la douleur l'empêche souvent d'ouvrir les yeux. L'irrigation doit se poursuivre durant au moins 20 minutes, même si l'on doit par la suite transporter la victime vers des services médicaux.

■ FIGURE 12.8

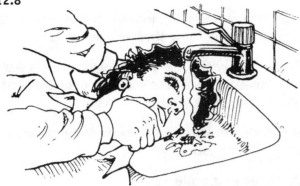

.... Astuce ....

Pour remplacer la douche oculaire, utilisez le robinet en plaçant directement les yeux sous le robinet et faites couler un jet d'eau tiède. Vous pouvez aussi vous servir d'un récipient pour verser généreusement de l'eau dans les yeux. Les solutions salines pour l'irrigation des lentilles cornéennes peuvent aussi être utilisées, à défaut d'eau. Versez le contenu de la bouteille au complet. Lorsqu'un seul œil est atteint, protégez l'œil intact en irriguant de telle façon que la substance ne s'écoule pas dans l'œil indemne.

■ FIGURE 12.9

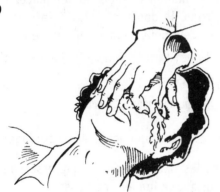

7. Téléphonez au centre antipoison avant de cesser l'irrigation des yeux. Identifiez bien le produit en cause et suivez rigoureusement les instructions reçues.

8. Couvrez l'œil ou les yeux d'une compresse de gaze lorsque le rinçage est terminé.

■ FIGURE 12.10

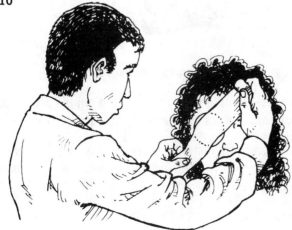

12

MARCHE À SUIVRE
en cas de brûlure thermique aux yeux

Les premiers soins ont pour but de réduire la sensation de douleur causée par la chaleur intense ou par une brûlure aux paupières.

1. Reconstituez les circonstances de l'accident pour déterminer s'il y a possibilité de la présence d'un corps étranger dans les yeux.

2. Rincez abondamment les yeux à l'eau fraîche jusqu'à ce que la douleur diminue ou, si cela est impossible, placez des compresses humides fraîches sur les yeux. Évitez de frotter les yeux.

3. Appliquez par la suite des compresses de gaze humides sur les yeux et fixez-les à l'aide de bandes de gaze.

Si seules les paupières sont brûlées :

4. Appliquez des compresses humides froides et remplacez-les par d'autres compresses humides lorsque la douleur a cessé. Rassurez la victime car elle a les yeux bandés et cela peut augmenter l'anxiété.

MARCHE À SUIVRE
en cas de brûlure aux yeux par rayonnement lumineux

Il s'agit ici d'empêcher la captation lumineuse et de soulager la douleur.

1. Couvrez immédiatement les deux yeux de compresses de gaze stériles, humides et épaisses afin que la lumière ne passe pas.

2. Fixez les compresses avec une bande de gaze.

■ **FIGURE 12.11**

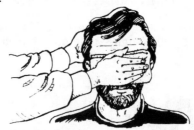

Si la brûlure est causée par un rayon laser :

3. Stabilisez la tête, pour le transport, par des appuis placés de chaque côté, et évitez les chocs et les mouvements brusques.

4. Fournissez les renseignements suivants aux services médicaux : caractéristiques de l'appareil laser utilisé et distance qui séparait la victime de cet appareil.

Activité d'apprentissage corrigée

MISE EN SITUATION 1

Un élève se présente au local de premiers soins de son école. Il se plaint de picotements et de larmoiement à l'œil droit. Celui-ci est rouge parce qu'il l'a frotté à maintes reprises. Vous examinez l'œil et vous apercevez, sous sa paupière inférieure, un cil qui flotte sur les larmes.

1 De quel type de blessure à l'œil s'agit-il?

Il s'agit d'un corps étranger déposé sur l'œil.

2 Quelles sont les deux premières interventions que vous effectuerez?

J'empêcherai la victime de se frotter l'œil; je laisserai agir le larmoiement naturel.

(«Je retirerai délicatement le cil avec le coin d'un mouchoir humecté» pourrait

aussi être acceptable comme réponse.)

MISE EN SITUATION 2

Ghislain est en train de fendre du bois. Soudain, un éclat de bois long de 1 cm se détache et va se loger dans son globe oculaire droit. Ghislain porte aussitôt une main à son œil blessé. Il ressent une vive douleur et est très anxieux, car il craint de perdre l'usage de son œil.

1 Dans quelle position devriez-vous installer Ghislain pour l'aider à préserver l'intégrité de son œil?

En position couchée sur le dos, la tête immobile.

2 Nommez deux interventions particulières pour ce type de blessure.

• *Placer des compresses de gaze mouillées, trouées au centre ou pliées en deux autour de*

l'éclat de bois afin d'éviter que l'œil ne s'assèche. Il ne faut pas exercer de pression

sur l'objet.

• *Couvrir l'éclat enfoncé avec un cône ou un gobelet de papier, ou l'entourer de*

pansements superposés, pour empêcher qu'il ne s'enfonce plus profondément dans l'œil.

12

Chapitre

13

● LES BRÛLURES

Activité d'apprentissage

CONTEXTE

Les brûlures sont des lésions de la peau et des tissus sous-jacents provoquées par diverses sources. Elles peuvent être d'origine thermique, chimique, électrique ou radiante, notamment par suite d'une exposition prolongée au soleil, aux rayons X ou à des substances radioactives. La foudre peut aussi causer des brûlures.

TÂCHE

Utiliser adéquatement le plan d'intervention du secouriste pour traiter une victime souffrant de brûlures.

CONSIGNE

■ Lire la mise en situation.

■ Répondre aux questions à l'aide du volume.

INTENTION

■ Reconnaître les différents types de brûlures et leur gravité.

■ Évaluer la condition d'une victime présentant des brûlures à différents degrés.

■ Se familiariser avec les interventions en premiers soins en cas de brûlures.

MISE EN SITUATION 1

Votre mère, installée sur la terrasse extérieure, fait frire des pommes de terre dans une friteuse électrique. Christian, votre jeune voisin de quatre ans, fait irruption sur la terrasse, se prend le pied dans le fil électrique et fait renverser la friteuse. L'huile bouillante éclabousse son bras gauche et imprègne son chandail dans la région de l'épaule. La peau de son bras est rouge, et des cloques commencent à se former. Il dit aussi avoir mal à l'épaule et pleure sans arrêt. La mère de Christian arrive en coup de vent. Elle insiste pour qu'on applique immédiatement un onguent afin de soulager la douleur.

Quelles interventions devez-vous effectuer? Écrivez-les en ordre d'importance.

_____
_____
_____
_____
_____
_____
_____

MISE EN SITUATION 2

M. Sauvé utilise une échelle d'aluminium pour installer une antenne parabolique sur sa maison. En déplaçant l'échelle, celle-ci touche aux fils électriques de haute tension, et M. Sauvé est projeté plus loin au sol. Il est inconscient, son pouls est faible, et ses deux mains sont marquées de taches noires.

Quelles interventions devriez-vous effectuer pour venir en aide à M. Sauvé?

_____
_____
_____
_____
_____

13

13.1 LA GRAVITÉ DES BRÛLURES

On évalue la gravité d'une brûlure en tenant compte des critères énumérés dans l'encadré 13.1. Ces critères sont liés aux dommages causés à la peau.

■ **ENCADRÉ 13.1**   **Critères d'évaluation de la gravité des brûlures**

- L'intensité de la chaleur
- La cause de la brûlure : chaleur, produits chimiques, électricité ou radiations
- La durée de l'exposition à la source de chaleur
- L'étendue de la surface brûlée
- L'endroit de la brûlure
- Le degré de la brûlure
- L'âge et l'état de santé de la victime

Lorsque les brûlures se situent au visage ou au cou, elles peuvent provoquer des troubles respiratoires associés à des lésions aux voies respiratoires et pulmonaires. Les brûlures à l'aine et aux organes génitaux peuvent causer des infections graves.

Sont considérées comme graves des surfaces de brûlures supérieures à :

- 15 % de la surface corporelle pour un adulte ;
- 10 % de la surface corporelle pour un enfant ;
- 5 % de la surface corporelle pour un nourrisson.

L'état de santé et l'âge de la victime jouent aussi un rôle déterminant dans la gravité des brûlures. Les personnes âgées de plus de 60 ans et les enfants âgés de moins de 5 ans sont plus vulnérables aux complications. De plus, ils ont une peau très mince. À intensité de chaleur égale, ils peuvent subir des brûlures beaucoup plus profondes que des adultes plus jeunes ou des enfants plus vieux.

Afin de faciliter l'évaluation approximative de l'étendue des brûlures, on utilise la règle des multiples de 9. Cette règle s'applique aux adultes et aux enfants de grande taille. Chez le bébé, le calcul du pourcentage de l'étendue des brûlures est différent, mais la même règle s'applique. Le corps est divisé en diverses sections représentant chacune environ 9 % de la surface totale du corps. Par exemple, chez un enfant, la tête équivaut à 18 % de la surface corporelle, et une jambe, à 14 %. Ces proportions changent à mesure que l'enfant grandit.

■ **FIGURE 13.1**

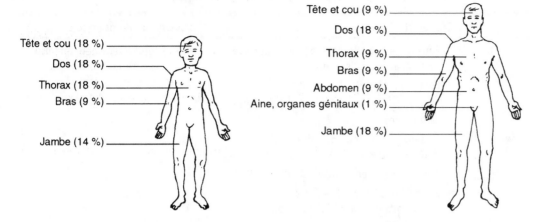

Lorsque vous intervenez dans les cas de brûlures, ayez comme priorité votre protection et celle des personnes présentes. Une évaluation rapide et précise de la situation est d'importance vitale avant d'entreprendre les manœuvres de dégagement de la victime, autant pour elle que pour vous.

13.2 LES BRÛLURES THERMIQUES

Les brûlures thermiques sont causées par une chaleur intense sèche ou humide : flammes, surfaces chaudes, particules de métal en fusion, vapeur, liquides bouillants, etc.

Les brûlures thermiques sont les types de brûlures les plus fréquentes :

- 60 à 70 % des brûlures sont d'origine domestique ;
- 20 % proviennent des accidents du travail ;
- 10 % sont causées au cours d'activités de loisirs ou à l'occasion de vacances.

13.2.1 Les degrés des brûlures thermiques

Les brûlures thermiques sont classées en trois degrés de gravité. Plus une brûlure est profonde, plus elle est grave. Le tableau 13.1 indique les signes cliniques et le type de guérison possible en fonction de la gravité de la brûlure.

13

■ TABLEAU 13.1   Gravité et signes cliniques des brûlures thermiques

Degré de la brûlure	Signes cliniques	Possibilité de guérison
1er degré (superficielle) 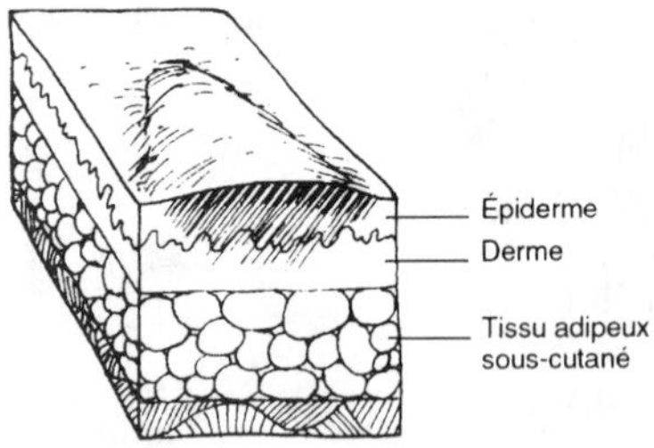 **■ FIGURE 13.2**	• Couche de peau lésée : couche superficielle de la peau, soit l'épiderme. • Peau non détruite. • Peau rouge, sèche, qui plie à la pression (érythème). • Présence d'une légère enflure sur la région atteinte. • Douleur assez prononcée. • Ces brûlures sont graves lorsque plus de la moitié de la surface du corps est atteinte.	• Elles guérissent généralement en l'espace de 5 à 6 jours sans laisser de cicatrices.
2e degré 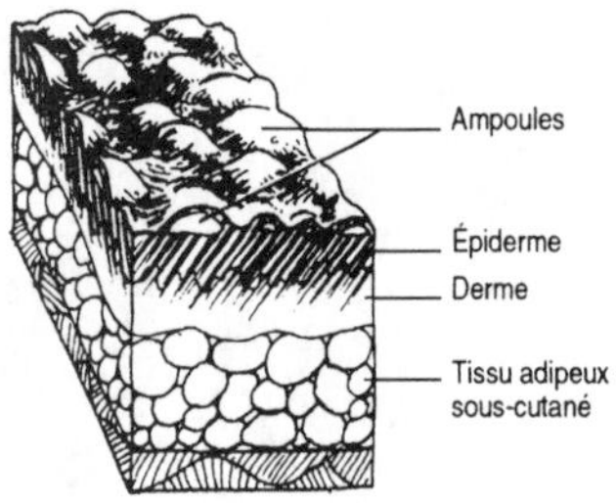 **■ FIGURE 13.3**	• Couches de peau lésées : l'épiderme et le derme, mais sans traverser celui-ci. • Peau rouge et irrégulière sur la région atteinte. • Formation de cloques (ampoules remplies d'un liquide clair) qui apparaissent immédiatement ou de 15 à 30 minutes plus tard et parfois davantage. • Région atteinte souvent enflée. • Douleur vive. • Ces brûlures sont graves, car les couches superficielles de la peau sont détruites.	• Elles guérissent habituellement en l'espace de 3 ou 4 semaines. • Elles peuvent laisser des cicatrices permanentes.
3e degré 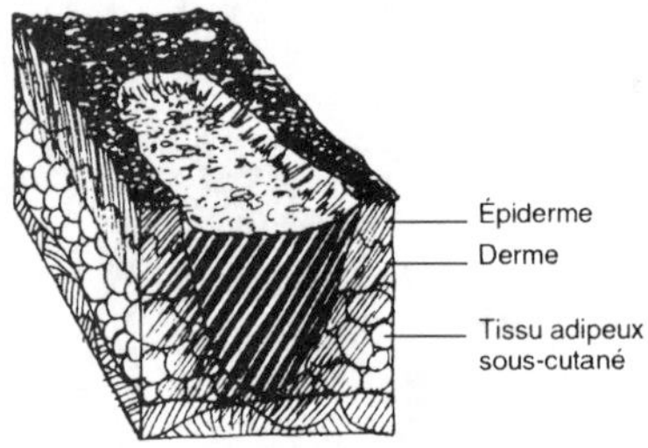 **■ FIGURE 13.4**	• Couches de peau lésées : l'épiderme, le derme et le tissu sous-cutané, en tout ou en partie, y compris les nerfs et les graisses. • Muscles et vaisseaux sanguins souvent endommagés ; on peut apercevoir les vaisseaux sanguins coagulés au travers des débris de la peau. • Peau noire, carbonisée ou brunâtre ; parfois blanche, sèche, lisse, d'allure cartonnée. • Absence de douleur et de sensibilité dans la partie atteinte, car les terminaisons nerveuses de la peau sont détruites. Si la région avoisinante est brûlée au 1er ou au 2e degré, les terminaisons nerveuses de cette région ne sont pas détruites, et la victime ressent une vive douleur. • Ces brûlures sont toujours très graves ; leurs conséquences peuvent perturber les fonctions vitales au point de provoquer un état de choc physiologique et une baisse de la température corporelle par suite d'une grande perte de plasma sanguin. Il y a également un risque d'infection grave, de détérioration de la fonction articulaire et de la dextérité manuelle.	• Elles laissent des cicatrices permanentes. • Elles nécessitent souvent des greffes pour remplacer la peau calcinée.

Figure 13.2 — Épiderme, Derme, Tissu adipeux sous-cutané

Figure 13.3 — Ampoules, Épiderme, Derme, Tissu adipeux sous-cutané

Figure 13.4 — Épiderme, Derme, Tissu adipeux sous-cutané

13.2.2 Les premiers soins en cas de brûlures thermiques

Les premiers soins généraux en cas de brûlures thermiques visent, entre autres, à dégager la victime de la source de la brûlure, à évaluer L'ABCD, à soulager la douleur de la victime et à prévenir les complications.

Les interventions plus spécifiques du secouriste varient selon la gravité (le degré) des brûlures.

MARCHE À SUIVRE
en cas de brûlures thermiques du 1er degré

1. Immergez la région atteinte dans l'eau froide (environ 15 °C) pendant 10 minutes ou appliquez des compresses stériles humides froides et refroidissez-les aussitôt qu'elles se réchauffent, jusqu'à ce que la douleur ait diminué.

C'est l'oxygène contenu dans l'air qui active la douleur. Il faut donc éliminer le contact de l'air avec la brûlure. L'eau ou des compresses stériles humides jouent ce rôle, en plus de permettre de réduire la température de la région atteinte.

2. Appliquez un pansement stérile humide pour protéger la peau, rendue plus fragile à cet endroit. Maintenez le pansement en place avec une bande de gaze en rouleau (Kling).

MARCHE À SUIVRE
en cas de brûlures thermiques du 2e degré

1. Faites ruisseler de l'eau froide (environ 15 °C) sur la région atteinte pendant 10 minutes sans pression, à une hauteur de 10 à 15 cm de la brûlure, sans diriger le jet directement sur la brûlure. Le froid soulagera la douleur et diminuera le risque d'état de choc physiologique.

2. **Si les vêtements ne sont pas collés à la peau,** enlevez ceux qui recouvrent les brûlures. Ne tentez pas de les enlever s'ils y adhèrent.

3. Appliquez des compresses stériles humides froides et refroidissez-les aussitôt qu'elles se réchauffent, jusqu'à ce que la douleur ait diminué. Si la douleur recommence, appliquez à nouveau du froid. Cela empêchera l'air d'atteindre la brûlure, diminuera la douleur et préviendra l'infection.

4. Fixez le pansement avec un bandage triangulaire ou une bande de gaze en rouleau et évitez d'exercer une pression.

.... *Astuce* ....

Un tissu pâle, non mousseux et très propre peut remplacer les compresses stériles.

13

5. Ne crevez jamais les cloques (ampoules), car elles constituent une barrière naturelle contre l'infection.

6. **Si les brûlures couvrent une grande surface corporelle,** faites L'ABCD et surveillez les signes et symptômes de l'état de choc physiologique.

7. **Si les brûlures se situent aux mains et aux pieds,** enlevez les bijoux le plus rapidement possible, car les doigts enfleront rapidement.

8. Placez des compresses de gaze stériles, de préférence humides, entre chaque doigt ou chaque orteil pour éviter qu'ils collent ensemble.

■ **FIGURE 13.5**

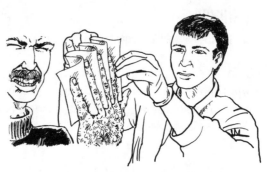

S'il y a présence de goudron chaud sur la peau :

9. Appliquez de la glace sur le goudron le plus tôt possible. Le goudron figera. Souvent, une cloque se formera en dessous et le goudron lèvera.

10. Appliquez un pansement humide froid par la suite.

S'il y a présence d'huile chaude sur la brûlure :

11. Épongez délicatement le surplus d'huile avec une compresse stérile. L'huile retient davantage la chaleur et aggrave la brûlure.

12. Appliquez un pansement stérile humide froid par la suite.

13. Couvrez la victime pour éviter les pertes de chaleur, car il y a danger d'hypothermie, surtout lorsque le froid est appliqué sur une grande surface du corps.

 MARCHE À SUIVRE
en cas de brûlures thermiques du 3e degré

1. Ne touchez pas directement aux brûlures du 3e degré, car la peau étant détruite, les microbes peuvent pénétrer très facilement dans l'organisme. N'enlevez pas les vêtements qui adhèrent à la brûlure.

2. N'immergez pas le membre atteint dans l'eau froide, car l'eau peut pénétrer à l'intérieur des tissus sous la peau.

3. Couvrez les brûlures avec des compresses stériles humides froides, si elles sont sur une petite surface corporelle, ou avec un drap blanc, sec, non

mousseux, si la surface brûlée est étendue, car les compresses froides peuvent provoquer un état de choc physiologique.

4. Enveloppez la victime dans une couverture.

5. Gardez la victime à jeun. Chez un grand brûlé, il y a risque de dilatation gastrique, et l'eau est alors absorbée anormalement.

6. Allongez la victime, tête à plat sur le sol, couvrez-la et effectuez L'ABCD.

7. Tenez-vous prêt à intervenir si la victime se plaint d'étourdissements, de faiblesse, de maux de tête pouvant laisser croire à un état de choc physiologique.

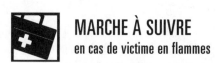

MARCHE À SUIVRE
en cas de victime en flammes

Lorsqu'une victime est en flammes, il faut agir rapidement, mais sans panique.

Une intervention immédiate est nécessaire, car la victime risque d'avoir des brûlures du 3e degré sur une grande étendue de son corps accompagnées d'un état de choc physiologique. Évitez à tout prix que la victime se tienne debout, marche ou coure, afin de ne pas activer les flammes. Elle risquerait ainsi de se brûler le visage et de s'asphyxier.

1. Immobilisez la victime et forcez-la à se jeter par terre et à rouler sur elle-même.

■ FIGURE 13.6

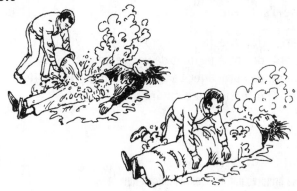

2. Éteignez le feu avec de l'eau ou étouffez-le avec ce que vous pouvez trouver : couverture, vêtement de fibres naturelles (laine, toile, coton). Ne jamais prendre une étoffe en fibres synthétiques : ces étoffes fondent et s'enflamment facilement.

3. Laissez la victime allongée et couvrez-la de la tête aux pieds pour prévenir l'état de choc physiologique.

13

13.3 LES BRÛLURES CHIMIQUES

Les brûlures chimiques sont produites par des substances corrosives à l'état sec ou liquide. Les produits corrosifs continueront de brûler tant qu'ils seront en contact avec la peau, les yeux et, parfois, la bouche. Les bases, comme celles qui sont constituées d'ammoniaque (hydroxyde d'ammonium), causeront plus rapidement une destruction en profondeur, en moins de 3 à 5 minutes. Ces brûlures sont plus graves et causent d'importantes lésions. Quant aux acides, qui agissent en moins de 15 minutes, ils peuvent aussi causer des brûlures graves.

13.3.1 Les premiers soins en cas de brûlures chimiques

Les brûlures chimiques exigent une surveillance étroite de L'ABCD; le secouriste pourra aussi devoir contacter un centre antipoison pour traiter la victime de façon appropriée. Il est donc utile qu'il connaisse l'agent chimique en cause.

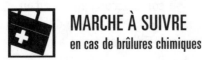 **MARCHE À SUIVRE**
en cas de brûlures chimiques

1. Appelez les SPU.

2. **Si L'ABCD est perturbé,** amorcez les manœuvres cardiorespiratoires.

3. Ne touchez pas à la substance toxique avec les mains nues et assurez-vous que personne d'autre ne le fera. Le port des gants est primordial.

4. Prêtez une attention spéciale à la protection de vos yeux, de votre bouche (par inhalation), de votre peau et de vos vêtements en évitant les éclaboussures afin de ne pas propager l'agent chimique. Ne négligez pas non plus les mesures de protection de l'environnement.

 MARCHE À SUIVRE
en cas de brûlures par un agent chimique liquide

S'il y a atteinte d'une petite surface du corps (mains, visage, yeux):

1. Irriguez la partie atteinte à l'eau courante pendant au moins 20 minutes.

2. Enlevez les bijoux.

3. Utilisez une douche oculaire si le produit a éclaboussé le visage ou les yeux.

S'il y a atteinte d'une grande surface du corps:

4. Faites passer la victime tout habillée sous la douche sans perdre une seconde ou irriguez tout le corps ou la partie atteinte durant au moins 20 à 30 minutes, sans oublier de laver les cheveux et de nettoyer les ongles.

S'il s'agit d'une base ou d'un acide fort, le lavage doit être poursuivi durant au moins 30 minutes, même si les SPU doivent attendre.

5. Aussitôt l'irrigation commencée, enlevez tous les vêtements, sauf ceux qui sont collés à la peau. Il est préférable d'enlever les vêtements en les déchirant et non en les faisant passer par-dessus la tête, car cela pourrait occasionner d'autres brûlures graves au visage ou au thorax.

6. Enlever les bijoux.

FIGURE 13.7

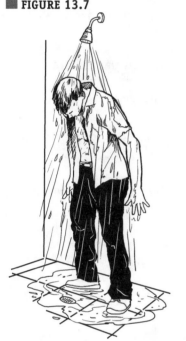
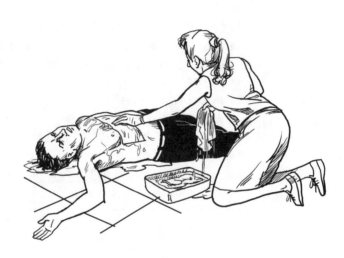

S'il s'agit d'un agent chimique pulvérisant :

7. Enlevez la substance poudreuse à l'aide de gants en la brossant le plus délicatement possible.

8. Enlevez les vêtements contaminés avant d'arroser copieusement la victime.

9. Recouvrez les brûlures de compresses stériles humides afin de prévenir l'infection.

10. Surveillez les symptômes d'un état de choc physiologique, car la victime pourrait en souffrir si le délai d'intervention a été de quelques minutes, le produit chimique ayant été absorbé par la peau.

11. Faites L'ABCD afin de détecter tout changement dans l'état de la victime.

12. Couchez la victime, tête à plat sur le sol, et couvrez-la en attendant l'arrivée des SPU.

13

Il est toujours préférable de jeter les vêtements contaminés.

13.4 LES BRÛLURES PAR INHALATION

L'inhalation de vapeur d'eau ou d'air très chaud peut entraîner des brûlures de la bouche et des voies respiratoires. L'un des effets de l'inhalation de chaleur est le gonflement rapide des tissus des voies respiratoires (spasme de la glotte), ce qui en cause souvent l'obstruction. Au cours d'un incendie, la fumée est associée à de l'air chaud. Elle irrite la gorge et accentue l'obstruction respiratoire. Les manifestations d'une obstruction respiratoire peuvent apparaître immédiatement ou de nombreuses heures suivant l'inhalation.

L'encadré 13.2 résume les signes et symptômes des brûlures par inhalation.

■ ENCADRÉ 13.2   Signes et symptômes des brûlures par inhalation

- La peau est abîmée ou noircie autour de la bouche et du nez.
- La victime peut avoir des brûlures sur le corps.
- La victime se plaint d'une douleur interne intense sous forme de serrement à la poitrine.
- La victime est anxieuse.
- La respiration est difficile, accompagnée de sifflements, de toux, d'une voix rauque, et l'arrêt respiratoire est possible.
- La peau est bleutée.
- Les signes et symptômes de l'état de choc physiologique peuvent être présents.
- L'état de conscience peut se dégrader jusqu'à l'inconscience.

13.4.1 Les premiers soins en cas de brûlures par inhalation

De façon générale, les premiers soins visent à dégager la victime de la source des brûlures et à surveiller L'ABCD, particulièrement la respiration.

 MARCHE À SUIVRE
en cas de brûlures par inhalation

1. Appelez les SPU.

2. Vérifiez que vous ne courez aucun danger si la victime se trouve dans un endroit où il y a présence de fumée ou de chaleur intense.

3. En cas d'incendie, tentez d'éteindre les flammes s'il y a sur les lieux avec un extincteur chimique ou un boyau d'urgence.

4. Couvrez-vous la bouche avec un linge humide et restez au ras du sol si vous devez aller chercher la victime.

FIGURE 13.8

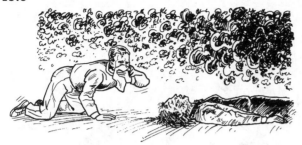

5. Sortez la victime de la zone de fumée le plus rapidement possible en longeant le sol, car la fumée est plus légère que l'air.

6. Enlevez tous les vêtements et bijoux qui pourraient comprimer le cou ou la poitrine de la victime.

Si la victime est consciente :

7. Installez-la en position assise pour faciliter sa respiration.

8. Rassurez-la afin d'éviter un état de panique qui aggraverait son état.

   Si la victime est inconsciente et qu'elle respire, installez-la en position de recouvrement.

   Si la victime est inconsciente et qu'elle ne respire pas, pratiquez la ventilation de secours ; s'il y a arrêt cardiorespiratoire, pratiquez la RCR.

9. Couvrez la victime.

10. Refaites L'ABCD afin de détecter tout changement dans l'état de la victime en attendant l'arrivée des SPU.

13.5 LES BRÛLURES ÉLECTRIQUES

Même si elles présentent des signes extérieurs peu évidents, les brûlures électriques peuvent être très graves, même mortelles. L'électricité circule dans le corps par les nerfs et les vaisseaux sanguins. Les dommages sont internes et risquent d'être plus étendus et plus profonds qu'il y paraît, car ils sont liés à l'intensité du courant, à la durée d'exposition et à la trajectoire empruntée par le courant. Le passage du courant électrique peut perturber le rythme des contractions du cœur et provoquer un arrêt cardiorespiratoire ou une paralysie provisoire entraînant un arrêt respiratoire.

À l'intérieur du corps, le courant est converti en chaleur intense ; il détruit les tissus sur son passage, causant des plaques nécrosées à certains endroits, par exemple au cerveau, au cœur, à la moelle épinière, aux intestins ou aux vaisseaux sanguins. Il se peut que, sous l'impact du choc électrique, la victime soit projetée au sol et subisse des fractures. L'exposition à un courant électrique peut mener à l'amputation de doigts, d'orteils ou d'autres membres.

13

■ **FIGURE 13.9**

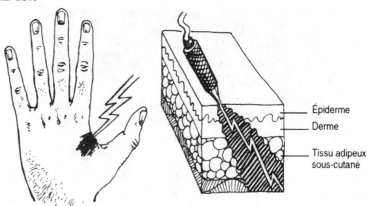

Épiderme

Derme

Tissu adipeux
sous-cutané

L'encadré 13.3 présente les signes et symptômes des brûlures électriques.

■ **ENCADRÉ 13.3   Signes et symptômes des brûlures électriques**

- Les brûlures électriques ont l'aspect de petits points creux calcinés entourés de peau blanchâtre et d'une zone de peau rouge aux points d'entrée et de sortie du courant électrique.
- Souvent, il y a absence de douleur, car les fibres nerveuses sont détruites par le passage de l'électricité.
- La victime peut être hébétée, confuse.
- La victime peut être inconsciente et en arrêt cardiorespiratoire.

13.5.1 Les premiers soins en cas de brûlures électriques

Avant toute intervention auprès d'une victime de brûlures électriques, le secouriste doit s'assurer qu'il ne sera pas lui-même électrocuté et que personne d'autre ne le sera. En outre, les fonctions vitales de la victime peuvent être perturbées et, dans certains cas, des complications peuvent survenir durant les 24 premières heures après l'électrocution.

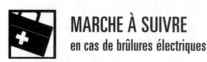

MARCHE À SUIVRE
en cas de brûlures électriques

1. Appelez les SPU (voir étape 3 ci-dessous).

2. Vérifiez bien si la victime est toujours en contact avec la source électrique. Si oui, coupez le courant à la source (entrée électrique). Si le courant ne peut être interrompu (fils à haute tension), avisez les SPU de cette situation au moment de votre appel d'aide. Dans l'incertitude, ne prenez aucun risque.

3. Cherchez par où le courant électrique est entré dans le corps et par où il en est sorti (généralement par les mains et les pieds).

■ FIGURE 13.10

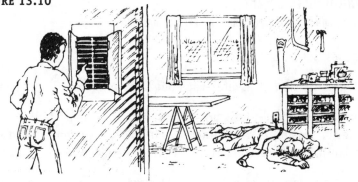

4. Faites L'ABCD.

5. **Si la victime est inconsciente et qu'elle respire,** placez-la en position de recouvrement.

6. **Si la victime a été projetée,** effectuez un examen secondaire. Ne la déplacez pas et gardez-la immobile. Elle souffre peut-être d'une blessure à la tête ou à la colonne vertébrale. Tenez-en compte pour l'application des soins requis par L'ABCD, au moment d'ouvrir les voies respiratoires.

7. **Si la victime est consciente,** couchez-la immédiatement.

8. Rassurez la victime, car elle peut devenir agitée.

9. Soignez les brûlures en les couvrant de compresses stériles humides et fixez-les avec un bandage lâche.

10. Couvrez la victime.

11. Refaites L'ABCD afin de détecter tout changement de l'état de la victime en attendant l'arrivée des SPU.

13.5.2 Les brûlures électriques causées par la foudre

La foudre résulte d'une décharge électrique causée par l'accumulation d'électricité statique entre les nuages ou entre les nuages et la terre. La foudre accompagne tous les orages, surtout les orages violents. Elle cause sensiblement le même type de blessures que l'électrocution. Elle peut provoquer des fractures aux vertèbres et un arrêt cardiorespiratoire. Par contre, les brûlures donnent à la peau une apparence marbrée, œdématiée de couleur foncée, rouge ou blanchâtre.

Les premiers soins en cas de brûlures causées par la foudre

Comme dans le cas des brûlures électriques, les fonctions vitales d'une victime peuvent être perturbées si elle est atteinte par la foudre. Refaire L'ABCD est donc primordial, car il y a toujours un risque d'arrêt cardiorespiratoire.

13

MARCHE À SUIVRE
en cas de brûlures électriques causées par la foudre

1. Appelez les SPU.

2. Évaluez la situation et assurez-vous que l'environnement est sécuritaire.

3. Faites L'ABCD et donnez les soins nécessaires. Il est important de toujours envisager la possibilité d'une fracture à la colonne vertébrale et d'en tenir compte au moment de l'ouverture des voies respiratoires.

4. Faites l'examen secondaire et traitez les blessures. S'il y a présence de brûlures, les soins sont identiques à ceux donnés en cas de brûlures par électrocution.

5. Refaites L'ABCD afin de détecter tout changement dans l'état de la victime en attendant l'arrivée des SPU. Un arrêt cardiorespiratoire tardif est toujours possible.

Évitez de placer la victime sous un arbre ou à proximité de celui-ci. En cas de foudre, l'arbre transfert la charge au sol et devient un paratonnerre naturel, et son environnement immédiat est alors chargé d'électricité qu'on appelle arc de tension.

Activité d'apprentissage corrigée

Votre mère, installée sur la terrasse extérieure, fait frire des pommes de terre dans une friteuse électrique. Christian, votre jeune voisin de quatre ans, fait irruption sur la terrasse, se prend le pied dans le fil électrique et fait renverser la friteuse. L'huile bouillante éclabousse son bras gauche et imprègne son chandail dans la région de l'épaule. La peau de son bras est rouge, et des cloques commencent à se former. Il dit aussi avoir mal à l'épaule et pleure sans arrêt. La mère de Christian arrive en coup de vent. Elle insiste pour qu'on applique immédiatement un onguent afin de soulager la douleur.

Quelles interventions devez-vous effectuer? Écrivez-les en ordre d'importance.

1. Évaluer la situation. La victime est-elle en contact avec la source de brûlure?

2. Si oui, éliminer la source de danger en n'oubliant pas de me protéger moi-même.

3. Appeler les SPU.

4. Aviser la mère de Christian que l'onguent activera la brûlure et n'aidera en rien à dissiper la douleur.

5. Donner les soins requis; éponger délicatement le surplus d'huile avec une compresse stérile avant d'appliquer du froid. L'huile retient davantage la chaleur et aggrave la brûlure.

6. Couvrir les brûlures avec des pansements stériles humides ou avec un linge blanc (de préférence) humide et propre.

7. Rassurer la victime.

M. Sauvé utilise une échelle d'aluminium pour installer une antenne parabolique sur sa maison. En déplaçant l'échelle, celle-ci touche aux fils électriques de haute tension, et M. Sauvé est projeté plus loin au sol. Il est inconscient, son pouls est faible, et ses deux mains sont marquées de taches noires.

Quelles interventions devriez-vous effectuer pour venir en aide à M. Sauvé?

1. Je devrais appeler immédiatement les SPU. Comme il s'agit de courant à haute tension que je ne peux couper moi-même, j'aviserais les SPU de cette situation.

2. Avant d'intervenir, je m'assurerais que je ne serai pas moi-même électrocuté et que personne d'autre ne le sera.

3. Je chercherais par où le courant électrique est entré dans le corps et par où il en est sorti (généralement par les mains et les pieds).

4. Je ferais L'ABCD.

13

5. Comme la victime a été projetée, j'effectuerais un examen secondaire. Je ne la déplacerais pas et je la garderais immobile. M. Sauvé souffre peut-être d'une blessure à la tête ou à la colonne vertébrale. J'en tiendrais compte pour l'application des soins requis par L'ABCD au moment d'ouvrir les voies respiratoires.

6. Je soignerais les brûlures aux mains en les couvrant de compresses stériles humides et les fixerais avec un bandage lâche.

7. Je couvrirais la victime, car elle est peut-être en état de choc physiologique.

8. Je referais L'ABCD régulièrement afin de détecter tout changement de l'état de la victime en attendant l'arrivée des SPU.

Notes

Chapitre

LES EFFETS DE LA CHALEUR ET DU FROID SUR L'ORGANISME

Activité d'apprentissage

CONTEXTE

Diverses situations où l'organisme est exposé à une chaleur intense peuvent causer des troubles tels les crampes musculaires, l'épuisement par la chaleur et les coups de chaleur. Lorsqu'une personne se trouve dans un environnement froid, son organisme réagit en protégeant les organes vitaux, comme le cerveau, le cœur et les reins, de toute chute de température.

TÂCHE

Intervenir de façon appropriée auprès d'une victime présentant des troubles liés aux effets de la chaleur ou du froid.

CONSIGNE

■ Lire les mises en situation.

■ Répondre aux questions à l'aide du volume.

INTENTION

■ Évaluer une personne présentant des troubles causés par la chaleur ou le froid.

■ Se familiariser avec les interventions en premiers soins en cas de troubles associés à la chaleur ou au froid.

MISE EN SITUATION 1

Vous travaillez depuis une semaine au reboisement dans une région éloignée. Le temps est particulièrement chaud et humide. Un compagnon de travail vous dit à maintes reprises qu'il se sent très fatigué. Il transpire beaucoup, et sa peau est pâle. Il affirme avoir des nausées et des maux de tête.

1 De quoi souffre votre compagnon de travail ?

_____

2 Que faites-vous pour lui venir en aide ?

1. _____

2. _____

3. _____

4. _____

5. _____

MISE EN SITUATION 2

Trois amis et vous partez en randonnée de ski de fond par une belle journée froide de décembre. George décide de traverser un petit lac qui semble bien gelé, mais la glace cède sous lui à quelques mètres de la rive. Il se débat dans l'eau froide et hurle continuellement.

Quelles interventions effectuerez-vous pour venir en aide à George ?

_____

_____

_____

_____

_____

14

14.1 LES EFFETS DE LA CHALEUR SUR L'ORGANISME

Les personnes qui sont en mauvaise condition physique, qui ne sont pas habituées à une atmosphère chaude et humide et qui doivent participer à des activités de plein air au cours d'une journée chaude sont sujettes aux troubles associés à la chaleur intense. Ces situations peuvent aussi se produire au travail, où certains salariés doivent travailler dans des locaux surchauffés. Les personnes âgées, les jeunes enfants et les personnes présentant des problèmes cardiaques ou circulatoires sont particulièrement vulnérables aux expositions prolongées à la chaleur.

La température normale du corps est de 37 °C. La transformation des aliments et l'action des muscles produisent la chaleur corporelle. Celle-ci se répand toujours des parties chaudes, soit du centre du corps, vers les parties plus froides, comme les extrémités des membres supérieurs et inférieurs (doigts et orteils).

Le corps maintient sa température constante en assurant un équilibre permanent entre les pertes et la production de chaleur. Une personne en bonne santé est en mesure de maintenir sa température normale. Elle peut produire environ 1 litre de sueur à l'heure, mais elle ne transpire à ce rythme que quelques heures à la fois, au cours d'une activité physique intense, par exemple. Des mécanismes physiologiques d'adaptation, comme la transpiration, se déclenchent lorsque la température interne s'élève. Les glandes sudoripares sécrètent de l'eau et du sel à la surface de la peau, où l'eau s'évapore. Ce processus d'évaporation évacue la chaleur interne et favorise le rafraîchissement de la peau. La transpiration est considérablement augmentée dans des conditions de chaleur élevée. L'organisme se déshydrate et devient alors plus vulnérable à des hausses de température interne et à des troubles circulatoires donnant lieu aux manifestations d'épuisement et aux coups de chaleur.

14.1.1 L'épuisement par la chaleur

Une exposition volontaire prolongée ou une activité physique intense par temps très chaud et humide peuvent causer un épuisement par perte de liquide et de sels minéraux s'il n'y a pas compensation de ces pertes par l'ingestion d'eau. Si cette transpiration excessive n'est pas compensée, elle entraîne un ralentissement de la circulation sanguine au cerveau, au cœur et aux poumons.

En effet, l'organisme tente d'éliminer la chaleur en augmentant la circulation vers la surface de la peau, ce qui peut provoquer un état de choc léger de type physiologique. L'épuisement par la chaleur fait apparaître les signes et les symptômes indiqués dans l'encadré 14.1.

■ ENCADRÉ 14.1   Signes et symptômes de l'épuisement par la chaleur

- Une transpiration excessive
- Une peau pâle et moite
- Une température corporelle normale ou légèrement élevée
- Des étourdissements, une sensation de fatigue, de faiblesse, d'épuisement
- Une vision embrouillée, floue
- Des maux de tête
- Des nausées et des vomissements
- Des crampes abdominales et musculaires
- Un état de conscience possiblement perturbé, de la confusion
- Une respiration rapide

Les premiers soins à prodiguer en cas d'épuisement par la chaleur ont pour but de compenser rapidement les pertes de liquide et les dommages possibles à la suite d'une transpiration excessive.

MARCHE À SUIVRE
en cas d'épuisement par la chaleur

1. Transportez la victime dans un endroit frais, ombragé et aéré. Enlevez-lui ses vêtements et couchez-la.

2. Appliquez des compresses d'eau fraîche sur son visage et sa poitrine pour permettre aux mécanismes de régulation de la température du corps de se rétablir et de le refroidir.

3. Faites-lui boire de l'eau ou une boisson désaltérante contenant beaucoup de sodium (sel) et de glucides (sucre), par petites quantités à la fois, pour suppléer au liquide éliminé par la transpiration.

4. Effectuez L'ABCD.

5. Appelez les SPU dans le cas de complications, telle une augmentation de la température corporelle (que l'on peut détecter en prenant la température de la victime): c'est le début d'un coup de chaleur. Habituellement, l'épuisement par la chaleur n'est pas grave, et la victime se rétablit rapidement.

■ FIGURE 14.1

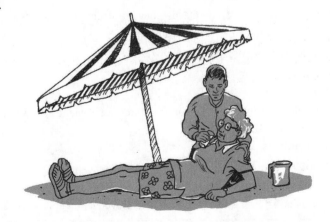

14

14.1.2 Les crampes musculaires causées par la chaleur

Chez certains sportifs qui transpirent abondamment, les pertes d'eau et de sels minéraux peuvent causer un déficit de ces derniers. Les muscles auront de la difficulté à se relâcher, provoquant ainsi des crampes musculaires douloureuses, surtout aux jambes et à l'abdomen. Ces crampes peuvent survenir même si la température ambiante n'est pas particulièrement élevée.

Les crampes sont la conséquence d'une contraction involontaire et passagère d'un muscle ou d'un groupe de muscles. Elles surviennent à la suite de la pratique vigoureuse d'une activité physique, tout spécialement si l'intensité ou le volume de travail sont plus élevés que la normale. Les crampes peuvent aussi survenir en raison d'un manque d'échauffement avant ou après une séance d'entraînement ou une compétition ; elles peuvent aussi se manifester au début d'un malaise attribuable à un épuisement par la chaleur.

Les premiers soins consistent à rétablir l'équilibre de l'eau et des sels minéraux dans le sang en faisant boire de l'eau ou une boisson désaltérante par petites quantités à la fois. Du repos pour permettre au sportif de récupérer en buvant de l'eau est habituellement suffisant pour rétablir la situation.

14.1.3 Le coup de chaleur

Le coup de chaleur résulte d'une augmentation de la température interne du corps à 40 °C et plus, et de l'impossibilité de pouvoir l'abaisser par les mécanismes physiologiques tels que la transpiration et la dilatation des capillaires sanguins. La température interne augmente alors rapidement et l'état de la victime s'aggrave. Les cellules cérébrales peuvent subir des dommages permanents. Le coup de chaleur peut même entraîner la mort s'il n'est pas soigné immédiatement.

L'encadré 14.2 résume les signes et symptômes que présente la victime d'un coup de chaleur.

■ **ENCADRÉ 14.2   Signes et symptômes du coup de chaleur**

- Une peau chaude, sèche et empourprée
- Une absence de transpiration (toutefois, chez certaines victimes, la transpiration peut être encore présente.)
- Une température corporelle élevée pouvant atteindre 43 ou même 44 °C
- Des maux de tête et des étourdissements
- Des nausées et vomissements
- Une agitation
- Des propos confus
- Un état de conscience qui se détériore progressivement et qui peut aller jusqu'à l'inconscience et au coma
- Des convulsions possibles
- Une respiration rapide, bruyante et superficielle
- Un pouls rapide, irrégulier et faible
- Une pression artérielle à la baisse qui peut provoquer un état de choc physiologique

Les premiers soins en cas de coup de chaleur visent à faire descendre la température corporelle le plus rapidement possible jusqu'à 39 °C.

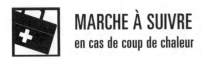

MARCHE À SUIVRE
en cas de coup de chaleur

1. Appelez les SPU.

2. Si possible, transportez la victime dans un endroit frais, ombragé et bien aéré.

3. Enlevez les vêtements de la victime et aérez-la manuellement ou mécaniquement.

4. Couchez la victime et placez-lui la tête à plat sur le sol.

5. **Si la victime est inconsciente,** mettez-la en position de recouvrement.

6. Appliquez-lui des compresses froides autour de la tête, de la nuque, de chaque côté du thorax, à l'abdomen ainsi qu'aux aisselles et aux aines. Les compresses doivent être refroidies constamment. Si la victime est consciente, on peut aussi la placer dans un bain d'eau tiède (20 °C) et y faire couler un filet d'eau froide constant pour ne pas provoquer un état de choc physiologique causé par un trop grand écart entre la température du corps et celle de l'eau du bain.

7. Surveillez la température corporelle de la victime et cessez le refroidissement lorsque la température corporelle baisse sous 40 °C.

8. **Si la victime est consciente et ne souffre pas de nausées,** faites-lui boire un liquide frais à petites gorgées.

La vie de la victime dépend de l'intervention rapide du refroidissement corporel à 39 °C, sinon des lésions permanentes pourraient se produire au cerveau, ainsi qu'un arrêt respiratoire ou cardiorespiratoire.

●●●

 FIGURE 14.2

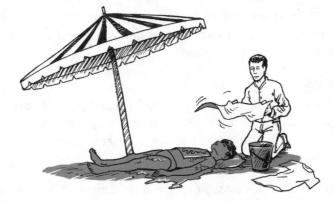

14

9. Effectuez L'ABCD.

10. Continuez de rafraîchir la victime en attendant l'arrivée des SPU et couvrez-la si sa température descend à 37 ou 38 °C.

14.2 LES EFFETS DU FROID SUR L'ORGANISME

Lorsqu'une personne se trouve dans une situation où le froid a envahi son organisme, ses mécanismes de défense essaient de pallier les pertes de chaleur en réduisant la quantité de sang qui irrigue la peau et les extrémités corporelles. De cette manière, la peau élimine moins de chaleur, et le corps tente de rester chaud. Ce processus a toutefois pour inconvénient de rendre plus vulnérables les extrémités du corps, soit les mains et les pieds, ainsi que les parties du visage exposées à l'air froid. Il peut alors se produire des dommages à la peau et aux tissus sous-jacents, telles des engelures et des gelures. Le froid peut aussi déclencher un refroidissement généralisé et important du corps, appelé hypothermie, qui peut provoquer un arrêt cardiorespiratoire.

Le corps peut perdre sa chaleur de plusieurs façons et en diverses circonstances :

- Le contact avec un objet froid.

  Lorsque, par exemple, un conducteur travaille à mains nues à réparer sa voiture par grand froid, la chaleur de ses mains se transmet directement aux objets de métal qu'il touche. Ses mains se refroidissent alors considérablement, et des engelures ou des gelures peuvent se produire.

- Le refroidissement causé par une variation de température.

  Une personne qui sort insuffisamment vêtue par temps froid ou qui porte des vêtements mouillés s'expose à un refroidissement. Il peut aussi y avoir refroidissement sous l'effet d'un séjour prolongé à l'extérieur, à basse température, ou à l'intérieur d'une maison mal chauffée.

- L'évaporation des liquides du corps.

  Une transpiration très abondante fait évaporer une grande quantité de liquides corporels.

- Le contact des poumons avec de l'air très froid.

  La respiration dans un milieu froid refroidit les poumons. Progressivement, ce refroidissement entraîne une perte de chaleur corporelle, surtout si la personne est peu active.

- L'âge et la condition physique.

  Les jeunes enfants, les personnes âgées, les personnes souffrant de troubles circulatoires ou cardiaques, les hypoglycémiques, les personnes qui s'alimentent de façon insuffisante et qui font peu d'exercice sont particulièrement vulnérables au froid.

- L'habillement inadéquat.

  Par temps froid, une personne qui ne porte ni coiffure ni écharpe peut perdre au-delà de 60 % de sa chaleur corporelle. Le refroidissement des extrémités est un signe que la température corporelle descend progressivement.

La capacité du corps à réagir contre le froid diminue sous l'effet de la consommation d'alcool, de café et de drogues. Ces substances entravent l'action des mécanismes producteurs de chaleur. Le fait de fumer diminue aussi la circulation périphérique de 15 % et rend le corps plus vulnérable aux engelures et à l'hypothermie.

14.2.1 L'hypothermie

L'hypothermie est un abaissement progressif et marqué de la température du corps. Le point de référence est la température normale interne, soit 37 °C. L'hypothermie apparaît lorsque la quantité de chaleur produite par l'organisme est inférieure à la quantité perdue dans l'environnement. Les fonctions de l'organisme sont alors perturbées, et les mécanismes de réchauffement s'avèrent insuffisants.

Ce processus peut se produire en quelques heures ou même parfois brutalement et de façon rapide si, par exemple, la victime est soudainement immergée dans l'eau froide. Un des effets de l'hypothermie est qu'elle prolonge la capacité des cellules cérébrales à survivre sans oxygène.

Les signes et symptômes de l'hypothermie sont progressifs, selon la température interne du corps. Le tableau 14.1, aux pages 262 et 263, résume les signes et symptômes de la période annonciatrice et les trois stades de l'hypothermie.

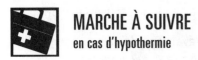

MARCHE À SUIVRE
en cas d'hypothermie

1. Appelez les SPU.

2. Transférez la victime le plus rapidement possible dans un endroit chaud. Si c'est impossible, improvisez un abri protégé du vent et allumez un feu.

3. Remplacez les vêtements humides ou mouillés de la victime par des vêtements secs.

4. Couvrez la victime d'une couverture chaude ou d'un sac de couchage ou d'une couverture isothermique (couverture métallique). Mettez un chapeau ou une tuque sur sa tête. Vous pouvez aussi la réchauffer par contact direct qu'on appelle le corps à corps avec un ou deux autres corps, tout particulièrement au niveau du thorax et de la tête. Pour ce faire, vous devez vous découvrir le thorax et vous blottir contre le corps dévêtu de la victime, sous des couvertures ou dans un sac de couchage. Les zones les plus propices pour récupérer de la chaleur sont la tête, le cou, les aisselles et les aines.

■ **FIGURE 14.3**

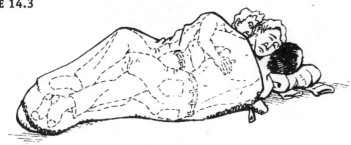

5. **Si la victime se trouve dans la période annonciatrice ou au stade 1,** donnez-lui des boissons chaudes pourvu qu'elles ne contiennent pas d'alcool, de caféine ou de théine, car ces substances provoquent une dilatation des vaisseaux sanguins.

6. Interdisez à la victime de fumer : la cigarette aurait pour effet de retarder le réchauffement.

7. Ne réchauffez pas les extrémités en premier, car leur réchauffement crée une vasodilatation qui attire hors des organes vitaux le sang qui s'y est concentré. De plus, le sang froid des extrémités viendra refroidir les organes vitaux lorsque la circulation le ramènera vers le thorax et le cerveau, accentuant ainsi l'hypothermie. Ce phénomène risque de provoquer un manque d'oxygène au cerveau, au cœur et aux poumons.

8. Ne frottez ni ne massez la peau et n'incitez pas la victime à faire des exercices ; elle peut cependant effectuer de légers mouvements.

Si la victime est au stade 2 ou 3, qu'elle est inconsciente et a un pouls :

9. Placez-la en position de recouvrement en attendant l'arrivée des SPU.

10. Effectuez L'ABCD avec douceur et prenez davantage de temps pour évaluer la respiration et la circulation, soit jusqu'à 1 à 2 minutes.

■ TABLEAU 14.1 **Signes et symptômes de l'hypothermie**

Stade	Signes vitaux et température (T)	Peau	Tremblements, grelottements, frissons	Sensibilité, douleur
Période annonciatrice	T entre 37 et 35 °C	Pâle et cireuse	Présence de frissons	Sensibilité diminuée au nez, aux joues et aux oreilles
Premier stade	T entre 35 et 32 °C Victime incapable de se réchauffer	Froide	Frissons intenses et incoercibles	Douleur et inconfort
Deuxième stade	T entre 32 et 30 °C Respiration et pouls plus lents et superficiels	Froide	• Diminution des frissons • Raidissement des muscles	Absence de douleur
Troisième stade	T interne à 30 °C ou moins • Respiration et signes de circulation sanguine très lents, non apparents • Corps rigide • Pupilles dilatées • Possibilité d'arrêt cardiorespiratoire dans les 20 à 40 minutes, et même plus tôt s'il s'agit d'un jeune enfant	Devient gris bleu	Arrêt des frissons	Absence de douleur

Ne considérez jamais comme morte une victime souffrant d'hypo-thermie, même si la respiration et le pouls sont absents. Toutefois, la réanimation devra être exécutée sous surveillance médicale, en milieu hospitalier.

11. Les autres soins (placer la victime dans un endroit chaud, changer les vêtements mouillés, etc.) sont identiques à ceux du stade 1, sauf qu'on privilégiera le corps à corps pour le réchauffement et qu'on ne donnera pas à boire à la victime.

14.2.2 Les engelures

Les engelures sont des lésions n'affectant que la partie superficielle de la peau. L'eau qui se trouve dans les cellules de la peau gèle, se dilate et les endommage. Les engelures surviennent sur de petites parties du corps comme le nez, les joues, les oreilles, le menton et les extrémités (doigts, orteils).

Fatigue, faiblesse	Mouvements	Comportements (chez la victime)	Mécanismes de production de chaleur
Présence de fatigue	Sauts sur place, piétinement	Normal	Présents
Présence de fatigue	Mouvements de moins en moins coordonnés, démarche ressemblant à celle d'une personne ivre	Devient progressivement indécise, désorientée et confuse	Incapables de répondre aux besoins de l'organisme; arrêt des mécanismes
Présence de fatigue	Plus ou moins de mouvements	Apathique, somnolente à la fin de ce stade et devient graduellement inconsciente	Aucun
Absence de fatigue	Absence de mouvement	Inconsciente, donnant l'impression d'être morte	Aucun

14

Les signes et symptômes indiqués dans l'encadré 14.3 signalent la présence d'engelures.

■ ENCADRÉ 14.3   **Signes et symptômes des engelures**

- Une peau très pâle, froide et enflée avec présence de plaques blanchâtres
- Une douleur et des picotements
- Une sensibilité qui diminue progressivement
- Des cloques sur la peau lorsque la partie atteinte devient insensible

Le but des premiers soins en cas d'engelures est le réchauffement rapide et la protection de la partie gelée pour éviter des dommages aux tissus sous-jacents.

MARCHE À SUIVRE
en cas d'engelures

1. Manipulez la partie atteinte avec délicatesse.

2. Ne la frottez pas sous peine de causer de la douleur et des dommages irréversibles aux tissus.

3. Réchauffez la partie atteinte en utilisant un récipient rempli d'eau tiède-chaude (de 40 à 42 °C).

4. Trempez la partie atteinte jusqu'à ce que l'afflux de sang la rende rouge et chaude au toucher. Il faut surveiller la température de l'eau et la réchauffer au besoin. Si vous n'avez pas d'eau chaude, réchauffez la partie refroidie par le port d'un vêtement chaud ou tenez-la contre le corps (aux aisselles, par exemple, si ce sont les doigts).

5. Placez des compresses stériles entre les orteils et les doigts atteints ; le pansement ne doit pas exercer de pression sur la plaie. S'il se forme des cloques, ne les crevez pas et couvrez-les d'un pansement stérile pour prévenir l'infection.

6. Élevez le membre atteint et gardez la victime au repos.

Ne réchauffez la partie atteinte qu'une fois ; il est primordial de la protéger du froid après le réchauffement en la couvrant bien. Si cette partie est de nouveau exposée au froid, elle sera extrêmement vulnérable et gèlera plus profondément.

14.2.3 Les gelures

Les gelures sont des lésions plus profondes que les engelures ; elles ne doivent pas être négligées.

Elles atteignent les tissus sous-jacents de la peau, tels les vaisseaux sanguins et les muscles qui sont exposés trop longtemps au froid. Les gelures peuvent entraîner la perte des doigts, des mains, des orteils et des pieds. Elles sont souvent associées à l'hypothermie. Dans ce cas, il faut d'abord traiter l'hypothermie, car un arrêt cardiorespiratoire est toujours possible.

L'encadré 14.4 résume les signes et symptômes des gelures.

■ **ENCADRÉ 14.4   Signes et symptômes des gelures**

- Une peau blanche et cireuse
- Une consistance dure et rigide au toucher de la partie atteinte
- Une perte de sensibilité de la partie atteinte
- Des articulations rigides de la partie atteinte
- De l'œdème

Les premiers soins en cas de gelures ont pour but d'éviter des complications (comme la destruction progressive des cellules) en neutralisant l'action du froid.

MARCHE À SUIVRE
en cas de gelures

1. Appelez les SPU.

2. Aidez la victime à gagner l'abri le plus proche, si cela est possible, pour neutraliser l'effet du froid.

3. Ne frottez pas les parties atteintes et manipulez-les avec délicatesse, et évitez de plier ou de déplier les membres tant qu'ils ne sont pas dégelés.

4. Enlevez les vêtements recouvrant la partie atteinte, ou les chaussures, selon le cas, et enveloppez la victime avec une couverture isothermique

5. Ne réchauffez pas les parties atteintes en attendant les secours, mais couvrez le membre d'un vêtement sec et chaud pour arrêter l'action du froid.

6. Couvrez la partie gelée et les cloques d'une compresse stérile sèche afin de les protéger. Ne crevez pas les cloques, car elles constituent une protection contre l'infection.

7. **Si la victime est consciente et non somnolente,** donnez-lui des boissons tièdes-chaudes, non alcoolisées, ne contenant ni caféine ni théine.

14

Activité d'apprentissage corrigée

Vous travaillez depuis une semaine au reboisement dans une région éloignée. Le temps est particulièrement chaud et humide. Un compagnon de travail vous dit à maintes reprises qu'il se sent très fatigué. Il transpire beaucoup, et sa peau est pâle. Il affirme avoir des nausées et des maux de tête.

1 De quoi souffre votre compagnon de travail?

Il souffre d'épuisement par la chaleur.

2 Que faites-vous pour lui venir en aide?

1. *Je le transporte dans un endroit frais, ombragé et aéré où je le couche. Je lui enlève son chandail et son pantalon.*

2. *J'applique des compresses d'eau fraîche sur son visage et sa poitrine pour permettre aux mécanismes de régulation de la température du corps de se rétablir et de le refroidir.*

3. *Je lui fais boire de l'eau ou une boisson désaltérante (contenant beaucoup de sodium et de glucides), par petites quantités à la fois, pour suppléer au liquide éliminé par la transpiration.*

4. *J'effectue L'ABCD et demeure à l'affût de tout changement dans la condition de la victime.*

5. *J'appelle les SPU si des complications surviennent.*

Trois amis et vous partez en randonnée de ski de fond par une belle journée froide de décembre. George décide de traverser un petit lac qui semble bien gelé, mais la glace cède sous lui à quelques mètres de la rive. Il se débat dans l'eau froide et hurle continuellement.

Quelles interventions effectuerez-vous pour venir en aide à George?

1. *Je tenterai d'avertir les SPU, si cela est possible. Puis, j'attacherai une corde à un arbre sur la rive et la lancerai à mes deux autres amis pour qu'ils aident George à sortir de l'eau. Si je n'ai pas de corde à ma disposition, j'attacherai ensemble quelques uns de mes vêtements pour créer un lien entre mes amis et moi.*

2. *Ceux-ci tenteront, de façon sécuritaire, de retirer George de l'eau à l'aide de la corde lancée à partir de la rive; ils lui parleront constamment afin de la maintenir éveillé et de le rassurer.*

3. Une fois George sorti de l'eau et mis en sécurité, j'effectuerai alors une évaluation primaire (L'ABCD) de sont état et procéderai à la réanimation, si nécessaire.

4. Il faudra augmenter la température interne de son corps de façon progressive et en douceur afin d'éviter toute secousse pouvant affecter sérieusement la fonction cardiaque, en le gardant chaud et au sec pour éviter toute autre perte de chaleur. Je lui retirerai ses vêtements mouillés, lui en mettrai des secs et le couvrirai d'une couverture isothermique.

5. Je refairai constamment L'ABCD en attendant les SPU.

14

Chapitre

15

● LES TROUBLES MÉDICAUX

Activité d'apprentissage

CONTEXTE

Le secouriste doit parfois faire face à des situations d'urgence qui ont une cause médicale. Il doit alors agir avec diligence et selon ses connaissances et ses capacités. Le plan d'intervention du secouriste demeure son guide pour les interventions qu'il devra effectuer dans ces diverses situations.

TÂCHE

Utiliser adéquatement le plan d'intervention du secouriste pour traiter une victime d'un AVC, d'une allergie, d'un empoisonnement, d'un débalancement en insuline ou une femme nécessitant un accouchement d'urgence.

CONSIGNE

■ Lire les mises en situation.

■ Répondre aux questions à l'aide du volume.

INTENTION

■ Acquérir les connaissances suffisantes pour reconnaître des troubles médicaux tels qu'un AVC, une allergie, un empoisonnement, un débalancement en insuline ou un accouchement d'urgence.

■ Se familiariser avec les interventions en premiers soins pour traiter une personne aux prises avec l'un de ces troubles dans diverses situations.

MISE EN SITUATION 1

Robert, 59 ans, a fendu du bois de chauffage toute la matinée. Vers 11 h, il se sent faible, étourdi et il s'écroule par terre. Sa bouche est déviée, et son bras droit est flasque. Il marmonne des mots incompréhensibles.

1 Quelles interventions effectuerez-vous pour venir en aide à Robert ?

_____

_____

2 Quels sont les éléments à surveiller chez Robert ?

_____

MISE EN SITUATION 2

Éric, 10 ans, rentre à la maison après avoir joué une partie intensive de hockey avec ses copains. Sa respiration est sifflante, et il éprouve de la difficulté à parler.

1 De quel trouble médical Éric souffre-t-il ?

_____

2 Quelles interventions effectuerez-vous pour lui venir en aide ?

_____

_____

3 Quels sont les éléments à surveiller chez Éric ?

_____

MISE EN SITUATION 3

Victor, 16 ans, est diabétique. Même s'il a peu mangé ce midi, il tient à jouer une partie de soccer avec son équipe. Au milieu de la partie, Victor est étourdi, manque de coordination et voit double. Il s'assoit par terre.

1 De quel trouble médical Victor souffre-t-il ?

_____

2 Quelles interventions effectuerez-vous pour lui venir en aide ?

_____

3 Quels sont les éléments à surveiller chez Victor ?

_____

15

15.1 L'ACCIDENT VASCULAIRE CÉRÉBRAL (AVC)

Le cerveau est constitué de 10 milliards de cellules nerveuses qui régissent les fonctions physiologiques, notamment le mouvement, les cinq sens de même que le bon fonctionnement des viscères et de certains systèmes comme les systèmes nerveux et respiratoire.

Environ 20 % du sang pompé par le cœur se rend au cerveau par les artères carotides. Cette circulation continue fournit au cerveau l'oxygène et les nutriments nécessaires pour fonctionner normalement. La victime dont le cerveau n'est plus irrigué pendant 10 secondes s'évanouit immédiatement. Une interruption d'afflux sanguin de plus de 4 à 6 minutes peut entraîner la mort des cellules cérébrales, et le processus de récupération est presque toujours irréversible.

L'accident vasculaire cérébral n'est pas une maladie, mais plutôt un ensemble de signes et symptômes attribuables à plusieurs problèmes susceptibles d'interrompre l'apport d'oxygène et de nutriments dans certaines parties du cerveau.

L'AVC se produit lorsqu'une partie du sang qui irrigue le cerveau est bloquée par des dépôts de corps gras (plaques d'athérome) et d'autres débris ou lorsqu'un vaisseau sanguin qui fournit le sang au cerveau éclate (hémorragie cérébrale). Il en résulte que les parties du corps normalement contrôlées par les cellules de cette région du cerveau ne peuvent accomplir leurs fonctions normales, et plusieurs signes et symptômes se manifestent.

On qualifie souvent une ischémie cérébrale transitoire (ICT) de «mini AVC». L'ischémie cérébrale transitoire est causée par une obstruction temporaire dans un vaisseau sanguin; elle n'entraîne aucune lésion cérébrale permanente. Les signes et symptômes de l'ischémie cérébrale transitoire sont les mêmes que ceux de l'accident vasculaire cérébral, et ils peuvent durer de quelques minutes à quelques heures. Ils constituent un avertissement de risque d'AVC éventuel, indépendamment de l'âge de la personne. Une personne sur vingt subira un AVC au cours du mois qui suit une ICT, si elle n'est pas traitée.

■ **FIGURE 15.1**

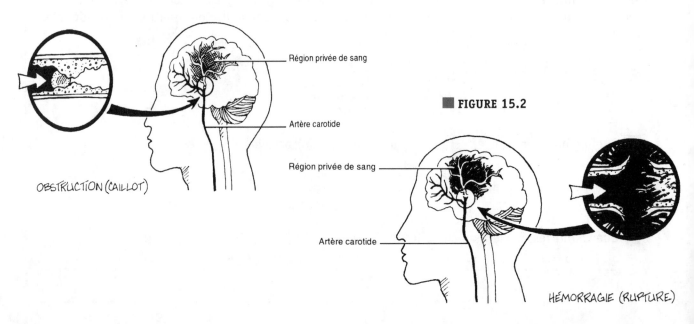

■ **FIGURE 15.2**

Région privée de sang

Artère carotide

OBSTRUCTION (CAILLOT)

Région privée de sang

Artère carotide

HÉMORRAGIE (RUPTURE)

L'encadré 15.1 présente les signes et symptômes annonciateurs de l'AVC et de l'ICT. Dans les cas d'une ischémie cérébrale transitoire, ces signes et symptômes peuvent être temporaires, persister moins de 24 heures ou ne durer que quelques minutes.

■ **ENCADRÉ 15.1   Signes et symptômes de l'AVC et de l'ICT**

- Une faiblesse : une perte soudaine de force ou un engourdissement soudain au visage, à un bras ou à une jambe, même temporaire
- Des troubles de la parole : une difficulté soudaine d'élocution, de compréhension ou une confusion soudaine, même temporaire
- Des troubles de la vision : affaiblissement de la vue, vision trouble ou vision double soudaine, même temporaire
- Des maux de têtes soudains et intenses
- Des étourdissements : une perte soudaine de l'équilibre, ou un problème de coordination, ou un étourdissement subit
- Une diminution de l'état de conscience :
  - des étourdissements, vertiges, maux de tête soudains et violents suivis d'un état d'inconscience rapide dans les cas d'hémorragie cérébrale
  - des pupilles de grosseur inégale
  - des crises convulsives accompagnées de paralysie ou d'un état soudain d'inconscience, fréquentes à la suite d'une embolie cérébrale
- Un sentiment de peur : une expression d'anxiété, car la victime peut être consciente, mais incapable de parler (elle pleure parfois) ; elle craint le pire, car elle n'a aucun contrôle sur ce qui se passe
- De l'incontinence : une perte de contrôle de la vessie ou de l'intestin

Lorsque vous observez l'un de ces signes ou symptômes chez une personne, vous devez immédiatement consulter des services médicaux, même si, à première vue, le phénomène est passager. Une consultation médicale rapide peut empêcher un AVC.

●●●

Si le secouriste suspecte le début d'un AVC chez une victime, il peut lui demander d'effectuer les actions indiquées dans le tableau 15.1. Il sera ainsi en mesure de mieux évaluer la présence ou l'absence de l'AVC.

■ **TABLEAU 15.1   Vérification de la présence d'un AVC**

Actions à demander à la victime	Résultats en cas d'AVC
Lui dire de sourire.	Un côté du visage ne sourira pas.
Lui faire dire : « Il fait beau dehors. »	Il y aura difficulté d'élocution.
Lui faire lever les bras en l'air.	Un des deux bras ne lèvera pas ou ne lèvera pas aussi haut que l'autre.

15

15.1.1 Les premiers soins en cas d'AVC

Le secouriste doit être en mesure de reconnaître rapidement les signes et symptômes de l'AVC pour prendre la situation en main, empêcher la victime de se blesser et prévenir les complications.

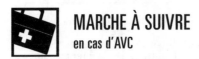

MARCHE À SUIVRE
en cas d'AVC

1. Appelez les SPU.

2. Effectuez L'ABCD.

3. Ne déplacez pas la victime, sauf pour des raisons de sécurité. Une manipulation trop brusque pourrait aggraver son état. Protégez-la des blessures que pourraient lui causer des objets se trouvant près d'elle.

Si la victime est consciente:

4. Installez-la confortablement, en position demi-assise.

5. Gardez ses voies respiratoires dégagées.

6. Assurez-vous qu'il n'y a rien dans sa bouche.

7. Desserrez ses vêtements au cou et à la poitrine.

Si la victime est incapable d'avaler sa salive ou si elle vomit, placez-la en position de recouvrement, sur le côté paralysé, afin de permettre l'écoulement des liquides et de prévenir les problèmes respiratoires.

8. Si vous voyez un corps étranger (nourriture, gomme à mâcher, etc.) dans la bouche de la victime, enlevez-le.

9. Ne donnez rien à la victime par la bouche, car il y a risque élevé d'étouffement.

10. Si la victime a soif, humectez-lui les lèvres.

11. Réconfortez la victime en lui parlant, en lui tenant la main, car il est possible qu'elle n'entende pas. Il est important de la rassurer. C'est une intervention capitale qui empêche la détérioration de son état.

12. Gardez la victime au chaud; recouvrez-la.

13. Effectuez fréquemment L'ABCD en attendant l'arrivée des SPU.

Si la victime est inconsciente:

14. Gardez les voies respiratoires dégagées en installant la victime en position de recouvrement afin de faciliter sa respiration et l'écoulement des sécrétions.

15. Couvrez la victime.

16. Rassurez la victime, car elle peut entendre ce qui se passe autour d'elle.

17. Effectuez fréquemment L'ABCD et appliquez les techniques de réanimation, si nécessaire.

15.2 LES TROUBLES RESPIRATOIRES

Le secouriste peut être appelé à traiter une victime de certains troubles respiratoires courants, notamment l'hyperventilation, la crise d'asthme et le souffle coupé. Le tableau 15.2 présente une synthèse de ce que sont ces troubles, de leurs causes ainsi que des signes et symptômes qui les annoncent.

■ **TABLEAU 15.2 Définition, causes, signes et symptômes de certains troubles respiratoires**

Troubles respiratoires	Hyperventilation	Crise d'asthme	Souffle coupé
Définition	Déséquilibre de la quantité de gaz carbonique dans le sang en raison d'une respiration trop rapide.	Rétrécissement du diamètre des voies respiratoires, conséquence de spasmes musculaires surtout aux bronches, souvent accompagnés de réactions inflammatoires.	Spasme du diaphragme et des muscles abdominaux qui provoque une incapacité de respirer pendant quelques secondes.
Causes	• Émotions fortes et subites : peur, angoisse, choc émotif, effet de surprise pénible. • Surmenage. • Effort physique violent ou douleur intense causée par une blessure. • Suroxygénation préalable à la nage. • Manque de drogue chez une personne dépendante. • Pratique prolongée de la ventilation de secours.	• Allergies, pollens, poussière, poils d'animaux, médicaments, piqûres d'insectes. • Fumée de cigarette. • Vapeurs toxiques, gaz irritants, odeurs fortes et pollution atmosphérique. • Stress, émotions fortes et fatigue. • Vent, refroidissement brusque et marqué de la température, activités à l'extérieur lorsque l'air est froid. • Efforts violents et exercices dans certains cas. • Infections virales.	Coup au thorax, au dos, dans la partie supérieure de l'abdomen, juste en bas de la pointe du sternum.
Signes et symptômes	• Respiration rapide, profonde et soupirante. La victime a la sensation de manquer d'air, d'être incapable d'inspirer suffisamment d'air dans ses poumons en dépit du fait qu'elle aspire plus d'air que d'habitude. • Douleurs à la poitrine qui s'intensifient avec la respiration. • Picotements, engourdissements. • Mains et pieds qui peuvent être froids, doigts crochus, fléchis vers l'intérieur de la main. • Faiblesse, étourdissements. • Perte de conscience.	• Angoisse très forte et sensation d'oppression à la poitrine. • Respiration difficile, sifflante, rapide (plus de 30 respirations par minute). • Efforts pour respirer, avec distension des vaisseaux du cou, la victime étant assise ou penchée vers l'avant. • Sensation d'essoufflement, de manque d'air, alors qu'en réalité, il y trop d'air dans les poumons et que cet air ne peut sortir. • Bleuissement des lèvres et battement des ailes du nez. • Toux produisant parfois des crachats, surtout blanchâtres. • Thorax plus volumineux que la normale.	• Sentiment de détresse, d'angoisse, accompagné de fortes douleurs à l'endroit de l'impact. • Incapacité de respirer et de parler, parfois accompagnée d'un évanouissement. • Position recroquevillée pour soulager la douleur; habituellement, la victime se tient la partie supérieure de l'abdomen.

15

15.2.1 Les premiers soins en cas d'hyperventilation

Avant de prodiguer les premiers soins, le secouriste s'assure que son évaluation des signes et symptômes de l'hyperventilation est adéquate afin d'éviter toute confusion possible avec une détresse respiratoire causée par une crise d'asthme ou un traumatisme au thorax. Ses interventions visent globalement à ralentir la fréquence respiratoire de la victime.

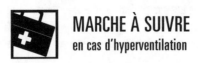 **MARCHE À SUIVRE**
en cas d'hyperventilation

1. Installez la victime en position assise, le plus confortablement possible.

2. Rassurez la victime sur son état physique afin que l'anxiété n'augmente pas davantage son rythme respiratoire.

3. Encouragez la victime à ralentir sa fréquence respiratoire en retenant sa respiration, même si cela est difficile au début. Demandez-lui de respirer en même temps que vous.

4. **Si ces interventions sont inefficaces,** faites respirer (inspirer et expirer) la victime dans ses mains ou sous son gilet, ou dans une manche ou sous des couvertures. Plus la victime expire dans un espace restreint, non hermétique, plus le pourcentage de gaz carbonique augmente à chaque inspiration. Faites cesser cette manœuvre aussitôt que la respiration redevient régulière.

■ **FIGURE 15.3**

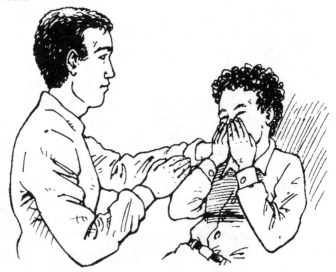

5. Mettez ensuite la victime au repos, car elle en aura besoin.

6. Appelez les SPU si les difficultés respiratoires persistent.

15.2.2 Les premiers soins en cas de crise d'asthme

Les interventions auprès d'une victime de crise d'asthme visent entre autres à faciliter le retour à une respiration normale. Habituellement, la victime sait quoi faire si elle n'en est pas à sa première crise. Le secouriste peut alors l'assister.

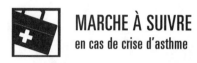

MARCHE À SUIVRE
en cas de crise d'asthme

1. Rassurez la victime et restez auprès d'elle.

2. Cherchez la cause extérieure de la crise d'asthme et prenez les moyens nécessaires pour l'éliminer si elle est environnementale : fumée de cigarette, animaux, tapis.

3. Si la victime se trouve dans un groupe, isolez-la des autres personnes et aérez la pièce.

4. Assoyez la victime dans la position la plus confortable possible. Parfois, elle sentira le besoin de se pencher vers l'avant.

5. Assurez-vous qu'aucun vêtement au cou ou à la taille ne gêne la respiration de la victime.

Si la victime a en sa possession un médicament d'urgence (bronchodilatateur), à administrer au moyen d'un inhalateur, aidez-la à le prendre.

6. Placez la victime dans un endroit humide afin de faciliter sa respiration.

7. Appelez les SPU si les difficultés respiratoires persistent malgré la prise du médicament ou si la crise est plus grave que les précédentes. Si la victime manifeste des réticences, il faut la convaincre de la gravité de son état. Souvenez-vous que, dans un cas de crise d'asthme, il faut aussi traiter la réaction inflammatoire, souvent d'origine allergique. Donc, si les malaises persistent, c'est peut-être un indice que le médicament d'urgence est insuffisant.

La victime d'une crise d'asthme ne doit pas s'exposer au froid, car cela pourrait provoquer une nouvelle crise lorsqu'elle retournera à une température ambiante.

● ● ●

15.2.3 Les premiers soins en cas de souffle coupé

Par ses interventions, le secouriste doit rassurer la victime de souffle coupé afin d'atténuer son sentiment de détresse.

MARCHE À SUIVRE
en cas de souffle coupé

1. Restez calme et rassurez la victime en lui expliquant que sa respiration redeviendra normale d'ici peu.

2. Couchez la victime sur le dos avec les jambes en flexion afin que les muscles du thorax et de l'abdomen se relâchent.

3. Dites à la victime d'allonger progressivement les phases inspiratoire et expiratoire en prenant bien soin de ne pas stimuler la douleur.

■ **FIGURE 15.4**

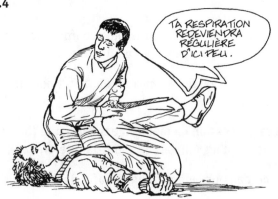

Chez les personnes de sexe masculin, une manifestation identique peut survenir à la suite d'un coup reçu aux organes génitaux. Dans ce cas, l'intensité de la douleur explique la difficulté respiratoire. Les soins à apporter sont les mêmes que pour le souffle coupé, sauf qu'il est préférable de garder la victime à genoux, en flexion avant.

15.3 LES RÉACTIONS ALLERGIQUES

L'allergie est une hypersensibilité de l'organisme à une substance étrangère, appelée allergène, qui est habituellement sans effet important chez la majorité des gens.

L'allergie est causée par une anomalie du système immunitaire. L'organisme réagit à cette substance par une augmentation exagérée de la production d'anti-corps, qui prennent l'allergène comme un ennemi, un poison.

Les réactions allergiques doivent être prises au sérieux, car, dans les cas graves, elles peuvent provoquer une mort subite.

Le tableau 15.3 présente différents types d'allergènes; cette liste n'est ni exhaus-tive ni limitative. Les signes et symptômes des allergies y sont aussi résumés.

■ **TABLEAU 15.3** **Types d'allergènes et signes et symptômes des réactions allergiques**

Types d'allergènes	Aliments	Médicaments	Produits inhalés	Produits injectés	Allergènes de contact
Exemples	• Noix et arachides • Mollusques et crustacés • Œufs et poisson • Oignons	• Aspirine • Pénicilline • Codéine	• Pollens • Drogues • Pesticides	• Venin d'insectes • Drogues	• Certaines plantes • Certains savons, cosmétiques, onguents
Signes et symptômes spécifiques	• Enflure du visage, (lèvres, oreilles, bouche, gorge, cou), enflure des mains et des pieds • Vomissements, nausées, diarrhée, crampes abdomi-nales	• Plaques rouges • Démangeaisons • Bulles ou vésicules	• Plaques rouges • Démangeaisons • Bulles ou vésicules • Enflure du visage	• Congestion nasale et démangeaisons au nez • Yeux larmoyants, rouges, enflés, irrités • Éternuements violents • Crise d'asthme	Rougeurs accompagnées de démangeaisons et souvent d'enflure
Signes et symptômes généraux	• Sensation de faiblesse • Étourdissements • Respiration difficile avec sensation d'étouffement • Enflure de la langue et de la gorge • Arrêt respiratoire possible par la suite • Peau pâle ou bleutée • Perte de conscience peut être le premier signe dans les cas très graves				

Habituellement, les signes et symptômes se manifestent dans les premières secondes ou premières minutes après le contact avec la substance allergène. C'est le choc anaphylactique. Le produit allergène est absorbé par la circula-tion et déclenche une chute de tension artérielle accompagnée d'un pouls faible ou imperceptible. La victime est pâle, ses lèvres sont bleues et elle se

15

sent étourdie. Elle peut perdre conscience et même tomber dans le coma ou en arrêt cardiorespiratoire. La victime ressent une oppression respiratoire ou une douleur dans la poitrine qui s'accompagne d'une toux persistante et irritante. Du liquide s'accumule dans les bronches, de l'œdème se produit, et la respiration devient sifflante et difficile, comme dans le cas d'une crise d'asthme.

Le choc anaphylactique est une réaction allergique très grave qui constitue une urgence vitale.

15.3.1 Les premiers soins en cas de réactions allergiques

Les premiers soins ont pour but d'administrer un médicament d'urgence spécifique (épinéphrine) à la victime et de maintenir ses fonctions vitales tout en effectuant L'ABCD.

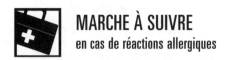

MARCHE À SUIVRE
en cas de réactions allergiques

1. Appelez les SPU.

2. Transportez rapidement la victime à l'urgence d'un centre hospitalier si son état ne s'améliore pas dans les minutes qui suivent le contact avec l'allergène. Il en est de même dans tous les cas où la réaction allergique entraîne des difficultés respiratoires. Dans les cas de choc anaphylactique, l'arrêt cardiorespiratoire peut se produire.

3. Essayez de découvrir ce qui a causé la réaction allergique (médicaments, nourriture, piqûres d'insectes) et éliminez la cause dans la mesure du possible, ce qui peut être faisable notamment lorsque la cause est environnementale.

4. Vérifiez si la victime porte sur elle un article d'identité médicale (bracelet « Medic-Alert », carte) spécifiant son allergie.

5. Vérifiez si la victime a en sa possession des médicaments d'urgence comme des comprimés ou des injections d'épinéphrine, qui combattent l'allergène. Aidez-la à les prendre, tout en suivant les directives.

6. Refaites constamment L'ABCD.

Si la victime est inconsciente, placez-la en position de recouvrement et assurez la libre circulation de l'air dans ses voies respiratoires. S'il y a arrêt respiratoire, absence de toux et de mouvement corporel, pratiquez la RCR (voir chapitre 6).

Si la victime présente une enflure au cou ou à la gorge et des plaques rougeâtres avec démangeaisons, accompagnées de difficultés respiratoires, il y a urgence vitale. La victime a besoin de soins médicaux le plus rapidement possible. En attendant les SPU, vous pouvez placer des compresses humides froides aux endroits atteints pour ralentir un peu le processus inflammatoire.

Si la cause de la réaction est un pollen et que la victime éprouve des difficultés respiratoires, créez une atmosphère très humide pour faciliter la respiration : par exemple, amenez la victime dans une salle de bains, fermez la porte et faites couler la douche d'eau chaude.

Si l'allergie est cutanée, rincez abondamment la région atteinte à l'eau froide.

S'il s'agit d'une piqûre d'insecte, entre autres sur un membre, placez de la glace sur la piqûre pour retarder la pénétration du venin dans la circulation sanguine, puis gardez la victime au repos.

7. Rassurez la victime.

15.4 L'URGENCE DIABÉTIQUE

En cas d'urgence diabétique, l'évaluation de l'état de la victime est très importante. Le secouriste doit être très vigilant, surtout pour la victime d'un choc insulinique. Habituellement, pour leur propre sécurité, les diabétiques portent un bracelet « Medic-Alert » qui les signale comme diabétiques. Dans le cas contraire, ou si la victime tient des propos confus, il faut toujours donner la priorité aux premiers soins et appeler les SPU.

Le secouriste ne se laissera pas berner par des signes trompeurs : agressivité, démarche titubante, signes très semblables à ceux d'une intoxication alcoolique.

Si possible, il s'informera auprès de l'entourage pour savoir si la victime est diabétique, si elle a mangé ce jour-là, si elle a pris son insuline. Si elle a mangé, mais qu'elle n'a pas pris son insuline, il s'agit probablement d'une situation de coma diabétique hyperglycémique. Si elle s'est donné son injection et n'a pas mangé, elle souffre plus probablement d'un choc insulinique (hypoglycémie grave).

Il est possible aussi qu'un diabétique ait consommé une quantité importante d'alcool. Dans ce cas, si la victime ne reçoit pas rapidement un traitement adéquat, elle pourrait mourir dans les 12 à 24 heures suivant une hypoglycémie grave, car le foie concentre son action sur la baisse rapide du glucose avant de métaboliser l'alcool.

15

15.4.1 Le choc insulinique (hypoglycémie)

Le choc insulinique résulte d'une quantité excessive d'insuline dans le corps. Les cellules utilisant trop de sucre, il se produit une baisse du taux de sucre dans le sang, de sorte que le cerveau n'en reçoit pas suffisamment.

Ce déséquilibre perturbe les fonctions cérébrales et l'état de conscience.

Le déclenchement du choc insulinique est généralement soudain. Il survient à la suite de certaines circonstances, lorsque le diabétique a dépensé trop d'énergie par rapport aux aliments absorbés, qu'il n'a pas mangé suffisamment en regard de la quantité d'insuline injectée, qu'il a été exposé au froid intense ou qu'il éprouve des émotions excessives. Le diabétique manque alors de sucre, et un choc insulinique peut se produire. Il deviendra rapidement inconscient s'il ne prend pas d'aliment ou de liquide sucré.

La personne victime d'un choc insulinique présente les signes et symptômes énumérés dans l'encadré 15.2.

■ **ENCADRÉ 15.2 Signes et symptômes du choc insulinique**

- Une peau pâle et moite
- Des tremblements et une absence de coordination musculaire
- Une respiration superficielle, rapide
- De l'impatience, de l'irritabilité chez la victime ; une manifestation possible de confusion, d'agitation et d'agressivité
- Une démarche titubante, chancelante, comme celle d'une personne ivre
- Une diplopie (la victime voit les objets en double), des maux de tête
- Une sensation de faim, mais la victime ne prend pas toujours l'initiative de s'alimenter
- De l'inconscience et des convulsions à un stade avancé

Les interventions en cas d'un choc insulinique visent à compenser le plus rapidement possible le manque de sucre dans l'organisme. Une importante déficience de glucose dans le sang, qui peut provoquer des lésions au cerveau, se manifestera rapidement par une perte de conscience, un coma profond et un arrêt cardiorespiratoire. Le cerveau, pour bien fonctionner, a un besoin constant de glucose et d'oxygène.

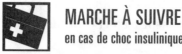

MARCHE À SUIVRE
en cas de choc insulinique

1. Effectuez L'ABCD et donnez les soins appropriés.

2. Vérifiez si la victime porte un bracelet « Medic-Alert ».

Si la victime est consciente et vous dit qu'elle est en hypoglycémie :

3. Donnez-lui immédiatement 15 g de glucides à action rapide : une boisson sucrée (jus fait de concentré de fruits), une friandise (trois ou quatre caramels) ou aidez-la à prendre ses comprimés ou sa pâte de dextrose ou de glucose. L'effet se produira dans les minutes qui suivent.

4. Surveillez étroitement l'évolution des signes et symptômes ainsi que l'état de conscience de la victime.

Si la victime est somnolente ou inconsciente :

5. Appelez immédiatement les SPU. Ne donnez rien à la victime par la bouche.

6. Effectuez L'ABCD et gardez les voies respiratoires dégagées.

7. Placez la victime en position de recouvrement.

8. Frictionnez les gencives de la victime avec une pâte de dextrose ou de glucose concentré.

Ne placez pas de concentré de sucre sous la langue d'une victime somnolente ou inconsciente. Une très faible quantité de sucre est ainsi absorbée, et il y a risque d'obstruction des voies respiratoires par ce corps étranger.

Les inconvénients possibles de cette méthode sont beaucoup plus graves que ses avantages. Le transport rapide de la victime vers des services médicaux est de loin plus important.

15.4.2 Le coma diabétique (hyperglycémie)

Le coma diabétique, ou acidose diabétique, résulte d'un taux d'insuline trop bas, lequel entraîne un taux de sucre trop élevé dans le sang. Il peut survenir dans les situations où le diabétique ne suit pas bien sa diète : il s'alimente en trop grande quantité ou il prend des aliments qui lui sont interdits et qui contiennent un fort pourcentage de sucre concentré, comme du sirop.

L'évolution des signes et des symptômes du coma diabétique est graduelle, progressant dans la plupart des cas sur une période de 12 à 48 heures. Par la suite, des dommages cérébraux sont prévisibles dans un temps relativement court si la victime ne reçoit pas de traitement médical approprié. Un arrêt cardiorespiratoire est aussi prévisible. Les signes et symptômes du coma diabétique sont énumérés dans l'encadré 15.3.

■ **ENCADRÉ 15.3   Signes et symptômes du coma diabétique**

• Une soif intense	• Une extrême fatigue et de la somnolence
• Des urines fréquentes	• Des douleurs abdominales
• Une vision trouble	• Une odeur acétique de l'haleine
• Des nausées et des vomissements	• Une plaie lente à guérir et des infections
• Une perte de poids	• Un coma

15

Habituellement, la victime est capable de prévenir le coma diabétique par les connaissances qu'elle a de sa maladie et elle procédera à un ajustement de sa dose d'insuline.

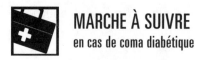

MARCHE À SUIVRE
en cas de coma diabétique

1. Appelez les SPU.

2. Vérifiez si la victime porte un bracelet « Medic-Alert ».

3. **Si la victime est inconsciente,** n'administrez jamais l'insuline vous-même, car les conséquences pourraient être néfastes.

4. Si vous hésitez entre un diagnostic de choc insulinique ou de coma diabétique, donnez du sucre à la victime en attendant l'arrivée des SPU. Même dans le doute, vous risquez très peu d'aggraver sérieusement l'état de la victime en coma diabétique si vous lui donnez du sucre.

Contrairement au choc insulinique, où l'état de la victime est beaucoup plus critique, le coma diabétique peut produire des dommages au cerveau après une période de 12 à 48 heures. Vous avez donc le temps de diriger la victime vers des services médicaux d'urgence.

15.5 L'ACCOUCHEMENT

De nos jours, au Québec, la plupart des bébés naissent dans un centre hospitalier.

Cependant, depuis 2006, les sages-femmes qualifiées sont autorisées à procéder à des accouchements à la maison ou, depuis 1999, dans des centres reconnus. Néanmoins, il peut se produire des situations d'urgence : éloignement d'un grand centre, tempête de neige, déroulement trop rapide des phases précédant l'accouchement ou naissance prématurée. Un manque de temps peut aussi empêcher le transport de la mère vers un centre hospitalier ou l'obtention de l'assistance d'une sage-femme. Le secouriste doit alors procéder à l'accouchement.

L'accouchement est un acte physiologique naturel. La majorité des naissances se déroulent normalement et ne menacent ni la vie de la mère ni celle de l'enfant. Il importe de se souvenir que c'est la mère qui accouche : elle sait si l'accouchement est imminent et si la situation est urgente. Le secouriste est là pour l'aider à donner naissance, sans accélérer ni retarder le processus de quelque façon que ce soit. Il doit respecter les phases de l'accouchement sans intervenir directement sur le bébé avant que sa tête n'apparaisse. Il donnera par la suite les premiers soins au nouveau-né et à la mère.

■ FIGURE 15.5

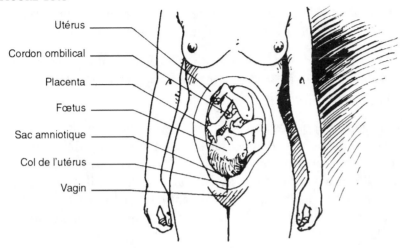

Utérus
Cordon ombilical
Placenta
Fœtus
Sac amniotique
Col de l'utérus
Vagin

15.5.1 La préparation

Le secouriste qui prend la situation en main doit garder son calme et rassurer la mère. Il demande aux personnes présentes de se laver les mains et de rassembler le matériel suivant :

- un revêtement en plastique ou des journaux pour protéger l'endroit où l'accouchement aura lieu (fauteuil, banquette d'auto) ;
- des gants ;
- une couverture pour absorber le liquide amniotique (placée sur la banquette, par exemple) ;
- des serviettes, des couvertures propres ou des pansements propres ;
- une couverture propre et chaude pour couvrir le bébé immédiatement après la naissance et une autre pour la mère ;
- un contenant, tel un sac en plastique, pour le placenta ;
- une attache ou un ruban pour ligaturer le cordon ombilical.

Si d'autres personnes sont présentes, l'une d'elles appelle les SPU et revient assister le secouriste et une autre, de préférence le conjoint, s'assoit près de la mère pour la rassurer, l'encourager et lui dire fréquemment de respirer lentement, d'expirer longuement et de garder les yeux ouverts en fixant un objet (point focal).

Dans la mesure du possible, on créera une certaine intimité en éloignant les personnes non nécessaires aux soins.

15

15.5.2 Les phases de l'accouchement

La première phase

La première phase débute au moment des premières contractions régulières et se termine lorsque le col de l'utérus est complètement dilaté.

Une contraction se présente comme une douleur vive au bas-ventre ou à la région lombaire, qui dure 35 à 70 secondes. La contraction est suivie d'un relâchement de quelques minutes.

Ces contractions sont brèves et très espacées. Puis, elles s'intensifient graduellement dans le temps et en durée jusqu'à la dilatation complète du col utérin. Au début des contractions, au cours ou vers la fin de cette phase, la partie inférieure du sac amniotique (poche des eaux) se rompt, laissant couler par le vagin, sous la forme d'un écoulement continu ou brusque, environ 250 ml à 500 ml de liquide amniotique, parfois accompagné d'un peu de sang et de mucus si la dilatation est rapide.

■ **FIGURE 15.6**

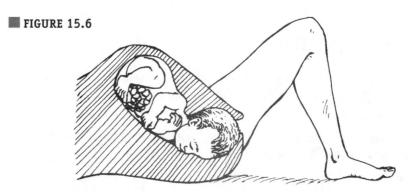

 MARCHE À SUIVRE
pendant la première phase de l'accouchement

1. Faites appeler les SPU ou une sage-femme. Habituellement, lorsque les premières contractions apparaissent, il reste suffisamment de temps pour attendre l'arrivée des SPU, transporter la mère vers un centre hospitalier ou pour obtenir les services d'une sage-femme.

2. Indiquez au conjoint ou à la personne qui vous assiste de rassurer la mère entre les contractions. Cette personne peut rafraîchir la visage de la mère avec un linge humide.

3. Encouragez la mère à adopter la position la plus confortable pour elle durant le travail et l'accouchement (sur le dos, à quatre pattes, accroupie).

4. **Si le sac amniotique s'est rompu,** absorbez le liquide avec une couverture ou une serviette propre.

La deuxième phase

La deuxième phase est celle de la naissance du bébé. Elle dure habituellement de 1 à 2 heures pour un premier enfant. Elle prend généralement de 15 à 45 minutes pour les enfants suivants. La plupart des bébés se présentent la tête en premier. Il se peut qu'occasionnellement le bébé se présente par le siège ou un membre. Si c'est le cas, une présence médicale est nécessaire et urgente.

MARCHE À SUIVRE
pendant la deuxième phase de l'accouchement

1. **Si la membrane qui contient le liquide amniotique ne s'est pas rompue** dans la première phase et qu'elle se présente, rompez-la délicatement avec vos doigts et épongez le liquide amniotique.

2. Nettoyez bien la mère si elle a senti le besoin de pousser et que ses intestins se sont vidés.

3. Indiquez à la mère de ne pas forcer et de ne pas pousser juste avant la sortie de la tête du bébé. Encouragez-la plutôt à respirer rapidement par la bouche (haleter comme un petit chien) et à maîtriser ses efforts d'expulsion pour éviter une sortie trop rapide de la tête du bébé et prévenir une déchirure du périnée (groupe de muscles qui soutient tous les organes situés au niveau du bassin).

4. Placez votre main dominante sur la tête du bébé en exerçant une pression très légère avec la paume de la main. Cette manœuvre guide lentement et délicatement le bébé à l'extérieur du vagin. Relâchez la pression lorsque la contraction cesse, et rappliquez-la au moment de la contraction suivante. Avec une serviette propre, soutenez le périnée afin de prévenir une déchirure. Deux ou trois contractions peuvent être nécessaires pour un dégagement complet de la tête. La tête sort normalement avec la face tournée vers le bas et légèrement inclinée vers la droite ou la gauche.

■ **FIGURE 15.7**

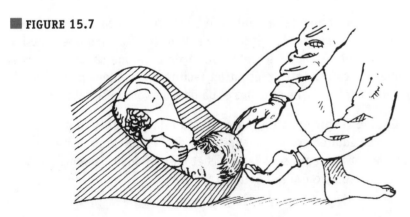

5. Une fois la tête du bébé sortie, encouragez la mère dans ses efforts d'expulsion.

6. Vérifiez si le cordon ombilical, qui ressemble à une corde gélatineuse, épaisse et lisse, est enroulé autour du cou du bébé. Si c'est le cas, essayez de le desserrer et de le glisser délicatement au-dessus de la tête du bébé.

15

■ **FIGURE 15.8**

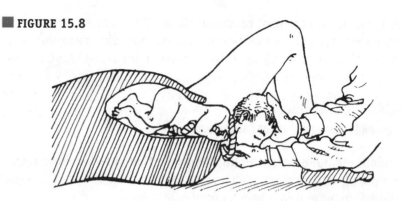

7. Tout en soutenant la tête du bébé, qui tourne sur elle-même, soutenez le corps au fur et à mesure que les épaules, puis les hanches sortent. Le bébé est glissant: il faut le tenir fermement, mais délicatement, avec la serviette que vous aviez en main pour soutenir le périnée. Prenez garde de ne pas tirer sur le cordon ombilical lorsque vous manipulez le bébé.

Les premiers soins au bébé

La personne qui seconde le secouriste ou celle qui se tient près de la mère doit s'occuper du bébé.

 MARCHE À SUIVRE
pour les premiers soins au bébé

1. Dites à cette personne d'essuyer le visage, la bouche et le nez du nouveau-né. Dès sa sortie complète, il respire principalement par le nez. Il faut donc veiller particulièrement à garder le nez bien dégagé.

2. Indiquez à la personne de réchauffer le bébé, de l'assécher et de le mettre peau contre peau sur le ventre de sa mère (cela exerce une pression sur l'abdomen et réchauffe le bébé) de façon à ce que sa tête soit plus basse que son corps. Cette précaution facilitera l'écoulement du liquide ou du mucus par la bouche et le nez et gardera les voies respiratoires libres.

3. **Si le bébé ne respire pas en moins d'une minute après la naissance,** procédez immédiatement au dégagement des voies respiratoires en lui donnant de petites tapes sous les pieds et en pratiquant la ventilation de secours, si nécessaire (voir chapitre 6, p. 97).

La troisième phase

La troisième phase va de la naissance du bébé à l'expulsion du placenta, qui survient habituellement dans les 20 minutes qui suivent l'accouchement. La mère doit pousser comme elle l'a fait pour l'expulsion du bébé.

 MARCHE À SUIVRE
pendant la troisième phase de l'accouchement

1. Ne tirez jamais sur le cordon ombilical pour faire sortir le placenta.

2. Vous pouvez masser fermement l'abdomen de la mère avec le bout des doigts pour faciliter l'expulsion du placenta. Vous sentirez une masse ferme de la grosseur d'un pamplemousse. Il faut masser l'utérus, pendant environ 30 secondes, à toutes les 15 minutes au cours de la première heure, puis à toutes les 30 minutes pendant les 2 heures suivantes. La mise au sein du bébé peut également contribuer à faire contracter l'utérus et stimuler l'expulsion du placenta.

3. Lorsque le placenta est expulsé, enveloppez-le dans une serviette propre et déposez-le près du bébé pour conserver la chaleur de ce dernier. Le placenta doit être placé à la même hauteur que le bébé.

■ **FIGURE 15.9**

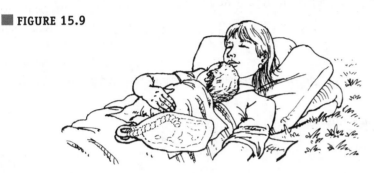

Il faut conserver le placenta, ainsi que toutes les membranes expulsées, afin de s'assurer qu'il ne reste pas de résidus dans l'utérus. Toute membrane qui demeure dans l'utérus peut provoquer une hémorragie ou une infection.

4. Si le périnée est déchiré, faites une pression avec une compresse ou un linge propre.

5. Ne coupez pas le cordon ombilical, même après la sortie du placenta.

   Toutefois, procédez à la ligature du cordon avec un ruban propre, à une distance de 15 à 30 cm de l'abdomen du bébé.

6. Couvrez la mère, car des frissons accompagnés de tremblements incoercibles surviennent souvent après l'accouchement et disparaissent spontanément après 15 minutes. Ils ne présentent aucun danger. La mère, le bébé et le placenta sont prêts à être transportés vers un centre hospitalier.

Si les services d'urgence ne sont pas accessibles en moins de 12 heures, vous pouvez couper le cordon ombilical:

7. Ligaturez ou clampez le cordon à deux endroits éloignés de 5 à 10 cm l'un de l'autre et à une distance de 15 à 30 cm de l'abdomen du bébé.

8. Coupez le cordon entre les deux ligatures avec des ciseaux propres.

9. Vérifiez par la suite s'il y a hémorragie à l'extrémité du cordon rattaché au bébé et exercez une pression locale, s'il y a lieu.

15

Activité d'apprentissage corrigée

MISE EN SITUATION 1

Robert, 59 ans, a fendu du bois de chauffage toute la matinée. Vers 11 h, il se sent faible, étourdi et il s'écroule par terre. Sa bouche est déviée, et son bras droit est flasque. Il marmonne des mots incompréhensibles.

1 Quelles interventions effectuerez-vous pour venir en aide à Robert?

Appeler les SPU.

Effectuer L'ABCD.

Installer Robert en position demi-assise (si possible), le réconforter et le garder au chaud.

2 Quels sont les éléments à surveiller chez Robert?

L'ABCD et l'examen neurologique.

MISE EN SITUATION 2

Éric, 10 ans, rentre à la maison après avoir joué une partie intensive de hockey avec ses copains. Sa respiration est sifflante, et il éprouve de la difficulté à parler.

1 De quel trouble médical Éric souffre-t-il?

Il est victime d'une crise d'asthme.

2 Quelles interventions effectuerez-vous pour lui venir en aide?

L'aider à prendre son bronchodilatateur.

Effectuer L'ABCD.

Appeler les SPU si la crise persiste.

3 Quels sont les éléments à surveiller chez Éric?

L'ABCD.

MISE EN SITUATION 3

Victor, 16 ans, est diabétique. Même s'il a peu mangé ce midi, il tient à jouer une partie de soccer avec son équipe. Au milieu de la partie, Victor est étourdi, manque de coordination et voit double. Il s'assoit par terre.

1 De quel trouble médical Victor souffre-t-il?

Il souffre d'un choc insulinique.

2 Quelles interventions effectuerez-vous pour lui venir en aide?

Je lui administrerai 15 g de sucre à action rapide.

3 Quels sont les éléments à surveiller chez Victor?

L'ABCD.

L'évolution des signes et symptômes du choc insulinique.

TROISIÈME PARTIE

Je pratique

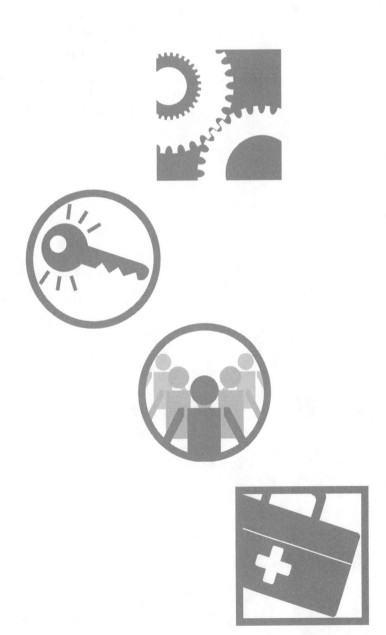

FICHES SYNTHÈSE D'APPRÉCIATION

Les fiches synthèse d'appréciation présentées dans cette partie sont des résumés des urgences vitales qui constituent des points de repère pour faciliter l'apprentissage et l'évaluation des étudiants en regard des techniques étudiées.

Il est important d'avoir bien assimilé le contenu des précédents chapitres du volume avant de franchir cette étape de pratique et d'évaluation.

Rappelons qu'en réanimation, la classification des victimes se base sur l'âge et la masse corporelle. Le tableau suivant résume cette classification pour les deux types d'intervenants.

■ Classification des victimes selon l'âge et la masse corporelle

Victime	Pour le grand public	Pour les intervenants professionnels de la santé
Bébé	0 à 12 mois Moins de 9 kg	0 à 12 mois Moins de 9 kg
Enfant	De 1 à 8 ans 9 à 36 kg	De 1 à 12-14 ans (puberté) 9 à 36 kg
Adulte	8 ans et plus 36 kg et plus	12 à 14 ans et plus 36 kg et plus

La RCR chez l'adulte

Participant : _____ **Date :** _____

ÉTAPES À SUIVRE	COMMENTAIRES
1. Vérifiez si les lieux sont sécuritaires. Utilisez des gants jetables et un écran protecteur, si possible.	
L **Détermination de l'état de conscience** **2.** Action verbale : «Est-ce que ça va ?» Parlez à haute voix dans chaque oreille. **3.** Réaction au toucher : tapez légèrement l'épaule. Si la victime ne réagit pas :	
' **Appel à l'aide** **4.** Désignez une personne pour appeler les SPU. Si vous êtes seul, appelez les SPU immédiatement. **5.** Placez la victime en position dorsale sur une surface dure et plane.	
A **Aération : ouverture des voies respiratoires** **6.** Desserrez les vêtements au cou et à la taille. **7.** Placez la tête en extension : main sur le front, soulevez le menton avec les doigts. Si vous soupçonnez une blessure à la tête ou à la colonne, gardez la tête immobile et soulevez la mâchoire en exécutant la traction mandibulaire.	
B **Bouche-à-bouche : ventilation** **8.** Vérifiez la respiration. Regardez, écoutez, sentez en maintenant l'extension de la tête et le soulèvement du menton ou la traction mandibulaire (maximum 10 secondes). Si la victime ne respire pas : **9.** Donnez 2 ventilations (1 seconde par ventilation). Si la poitrine se soulève, passez à l'étape suivante. Si la poitrine ne se soulève pas dès la première ventilation, repositionnez la tête et donnez 1 autre ventilation. Si la poitrine ne se soulève toujours pas, commencez les manœuvres de DVR chez l'adulte inconscient. (voir fiche synthèse d'appréciation, p. 299)	
C **Circulation** **10.** Pratiquez 30 compressions thoraciques au centre de la poitrine entre les mamelons, avec vos mains croisées. Adoptez un rythme d'environ 100 compressions par minute en comprimant le sternum de 4 à 5 cm de profondeur, puis donnez 2 ventilations (1 seconde par ventilation). **11.** Continuez les cycles de 30 compressions et de 2 ventilations (30:2) en attendant l'arrivée des SPU ou jusqu'à ce que l'état de la victime change. Si l'état de la victime change, refaites L'ABCD. **12.** Transmettez l'information pertinente à l'arrivée des SPU.	

Instructeur : _____ ☐ **Réussi** ☐ **Exercice supplémentaire**

La RCR chez l'enfant

Participant : _____ **Date :** _____

ÉTAPES À SUIVRE	COMMENTAIRES
1. Vérifiez si les lieux sont sécuritaires. Utilisez des gants jetables et un écran protecteur, si possible.	
L Détermination de l'état de conscience **2.** Action verbale : «Est-ce que ça va ?» Parlez à haute voix dans chaque oreille. **3.** Réaction au toucher : tapez légèrement l'épaule. Si la victime ne réagit pas :	
' Appel à l'aide **4.** Désignez une personne pour appeler les SPU. Si vous êtes seul, appelez les SPU immédiatement. **5.** Placez la victime en position dorsale sur une surface dure et plane.	
A Aération : ouverture des voies respiratoires **6.** Desserrez les vêtements au cou et à la taille. **7.** Placez la tête en extension : main sur le front, soulevez le menton avec les doigts. Si vous soupçonnez une blessure à la tête ou à la colonne, gardez la tête immobile et soulevez la mâchoire en exécutant la traction mandibulaire.	
B Bouche-à-bouche : ventilation **8.** Vérifiez la respiration. Regardez, écoutez, sentez en maintenant l'extension de la tête et le soulèvement du menton ou une traction mandibulaire (maximum de 10 secondes). Si la victime ne respire pas : **9.** Donnez 2 ventilations (1 seconde par ventilation). • Si la poitrine se soulève, passez à l'étape suivante. • Si la poitrine ne se soulève pas dès la première ventilation, repositionnez la tête et donnez 1 autre ventilation. • Si la poitrine ne se soulève toujours pas, commencez les manœuvres de DVR chez l'enfant (voir fiche synthèse d'appréciation, p. 299)	
C Circulation **10.** Pratiquez 30 compressions thoraciques au centre de la poitrine entre les mamelons, avec 1 ou 2 mains selon le volume du thorax. Adoptez un rythme d'environ 100 compressions par minute en comprimant le sternum de 1/3 à 1/2 de l'épaisseur du thorax, puis donnez 2 ventilations (1 seconde par ventilation). **11.** Continuez les cycles de 30 compressions et de 2 ventilations (30:2) en attendant l'arrivée des SPU ou jusqu'à ce que l'état de la victime change. Si l'état de la victime change, refaites L'ABCD. **12.** Transmettez l'information pertinente à l'arrivée des SPU.	

Instructeur : _____ ☐ **Réussi** ☐ **Exercice supplémentaire**

La RCR chez le bébé

Participant : _____ **Date :** _____

ÉTAPES À SUIVRE	COMMENTAIRES
1. Vérifiez si les lieux sont sécuritaires. Utilisez des gants jetables et un écran protecteur, si possible.	
L Détermination de l'état de conscience	
2. Action verbale : criez « Bébé, Bébé ! »	
3. Réaction au toucher : tapez légèrement les pieds. Si la victime ne réagit pas :	
' Appel à l'aide	
4. Désignez une personne pour appeler les SPU. Si vous êtes seul, appelez les SPU immédiatement.	
5. Placez la victime en position dorsale sur une surface dure et plane.	
A Aération : ouverture des voies respiratoires	
6. Desserrez les vêtements au cou et à la taille.	
7. Placez la tête légèrement en extension : main sur le front, soulevez le menton avec les doigts. Si vous soupçonnez une blessure à la tête ou à la colonne, gardez la tête immobile et soulevez la mâchoire en exécutant la traction mandibulaire.	
B Bouche-à-bouche : ventilation	
8. Vérifiez la respiration. Regardez, écoutez, sentez en maintenant l'extension de la tête et le soulèvement du menton ou la traction mandibulaire (maximum 10 secondes). Si la victime ne respire pas :	
9. Donnez 2 ventilations (1 seconde par ventilation) : • Si la poitrine se soulève, passez à l'étape suivante. • Si la poitrine ne se soulève pas dès la première ventilation, repositionnez la tête et donnez 1 autre ventilation. • Si la poitrine ne se soulève toujours pas, commencez les manœuvres de DVR chez le bébé inconscient (voir fiche synthèse d'appréciation, p. 299)	
C Circulation	
10. Pratiquez 30 compressions thoraciques juste sous la ligne des mamelons, à l'aide de 2 doigts. Adoptez un rythme d'environ 100 compressions par minute en comprimant le sternum de 1/3 à 1/2 de l'épaisseur du thorax, puis donnez 2 ventilations (1 seconde par ventilation).	
11. Continuez les cycles de 30 compressions et de 2 ventilations (30:2) en attendant l'arrivée des SPU ou jusqu'à ce que l'état de la victime change. Si l'état de la victime change, refaites L'ABCD.	
12. Transmettez l'information pertinente à l'arrivée des SPU.	

La RCR chez l'adulte et chez l'enfant à deux sauveteurs en alternance

Participant : _____ **Date :** _____

ÉTAPES À SUIVRE	COMMENTAIRES
1. Vérifiez si les lieux sont sécuritaires. Utilisez des gants jetables et un écran protecteur, si possible.	
2. Le sauveteur n° 1 effectue déjà la RCR seul à un ratio de 30 compressions et de 2 ventilations (30:2).	
3. Le sauveteur n° 2 s'identifie comme sauveteur en RCR et demande s'il peut aider. Il s'assure que les SPU sont avertis.	
4. Le sauveteur n° 1 fait la RCR jusqu'à ce qu'il demande au sauveteur n° 2 de le remplacer et de continuer le ratio de 30:2.	
5. Les deux sauveteurs changent de position le plus rapidement possible (moins de 5 secondes) à tous les 5 cycles durant environ 2 minutes. Si l'état de la victime change, les sauveteurs refont L'ABCD.	
6. Transmettez l'information pertinente à l'arrivée des SPU.	

Instructeur : _____   ☐ **Réussi**   ☐ **Exercice supplémentaire**

Le DVR d'un adulte ou d'un enfant conscient

Participant: _____ **Date:** _____

ÉTAPES À SUIVRE	COMMENTAIRES
1. Évaluez la victime en lui demandant: «Est-ce que ça va?», «Pouvez-vous tousser?», «Êtes-vous étouffé?»	
2. Rassurez la victime.	
3. Placez-vous derrière la victime, une de vos jambes entre ses jambes écartées.	
4. Localisez le point d'appui: les pouces sur le dessus des hanches (crêtes iliaques) et les index en direction du centre de l'abdomen vers le nombril.	
5. Placez le poing (pouce à l'intérieur) en appliquant le côté latéral du pouce au-dessus du point d'appui (environ 2 cm au-dessus du nombril). L'autre main recouvre le poing.	
6. Faites incliner légèrement la victime vers l'avant.	
7. Faites des poussées abdominales en forme de «J» jusqu'à ce que le corps étranger soit expulsé ou que la victime devienne inconsciente.	
8. Par la suite, faites examiner la victime par un médecin.	

Instructeur: _____ ☐ **Réussi** ☐ **Exercice supplémentaire**

FSA
5

Le DVR d'un bébé conscient

Participant : _____   **Date :** _____

ÉTAPES À SUIVRE	COMMENTAIRES
1. Évaluez le bébé : s'il est bleu et incapable de respirer, il est victime d'un étouffement.	
2. Positionnez le bébé à plat ventre sur votre avant-bras en soutenant bien sa tête et son cou, tête plus basse que le tronc. Appuyez votre avant-bras sur votre cuisse.	
3. Donnez 5 tapes dans le dos, entre les omoplates, avec le talon de la paume de la main. Si les voies respiratoires restent obstruées :	
4. Retournez le bébé sur le dos et couchez-le sur votre avant-bras ou sur une surface rigide.	
5. Tracez une ligne entre les mamelons avec votre index et placez les 2 autres doigts plus bas sur le sternum.	
6. Effectuez 5 poussées thoraciques : provoquez un enfoncement de 1/3 à 1/2 de l'épaisseur du thorax. Exercez la pression verticale avec le bout des doigts. Si le corps étranger n'est pas sorti et que le bébé ne respire toujours pas :	
7. Répétez les étapes 3 à 7 jusqu'à ce que le corps étranger soit expulsé ou que le bébé devienne inconscient (ou jusqu'à l'arrivée des SPU).	
8. Par la suite, faites examiner le bébé par un médecin.	

Instructeur : _____   ☐ **Réussi**   ☐ **Exercice supplémentaire**

Le DVR d'un adulte, d'un enfant ou d'un bébé inconscient

FICHE SYNTHÈSE 7

Participant : _____   **Date :** _____

ÉTAPES À SUIVRE	COMMENTAIRES
L Détermination de l'état de conscience	
1. Action verbale : «Est-ce que ça va ?» ou «Bébé ! Bébé !» Parlez à haute voix dans chaque oreille.	
2. Réaction au toucher : tapez légèrement l'épaule (ou les pieds du bébé). Si la victime ne réagit pas :	
' Appel à l'aide	
3. Désignez une personne pour appeler les SPU. Si vous êtes seul, appelez les SPU immédiatement.	
4. Placez la victime en position dorsale sur une surface dure et plane.	
A Aération : ouverture des voies respiratoires	
5. Regardez s'il y a un corps étranger dans la bouche et essayez de le retirer, s'il est visible.	
6. Desserrez les vêtements au cou et à la taille.	
7. Placez la tête en extension : main sur le front, soulevez le menton avec les doigts. Si vous soupçonnez une blessure à la tête ou à la colonne, gardez la tête immobile et soulevez la mâchoire en exécutant une traction mandibulaire.	
B Bouche-à-bouche : ventilation	
8. Vérifiez la respiration. Regardez, écoutez, sentez en maintenant l'extension de la tête et le soulèvement du menton ou la traction mandibulaire (maximum 10 secondes). Si la victime respire normalement ou recommence à respirer spontanément :	
9. Placez-la en position de recouvrement.	
10. Restez avec elle et refaites L'ABCD jusqu'à l'arrivée des SPU. Si la victime ne respire pas :	
11. Donnez 2 ventilations (1 seconde par ventilation). • Si la poitrine ne se soulève pas dès la première ventilation, repositionnez la tête et donnez 1 autre ventilation. • Si la poitrine ne se soulève toujours pas, passez à l'étape suivante.	
12. Pratiquez 30 compressions thoraciques à 1 ou à 2 mains (à 2 doigts pour le bébé).	
13. Regardez dans la bouche ; si l'objet est visible, essayez de le retirer.	
14. Ouvrez les voies respiratoires : Placez la tête en extension : main sur le front, soulevez le menton avec les doigts ou faites la traction mandibulaire.	
15. Donnez une ventilation. • Si la poitrine se soulève, attendez qu'elle s'affaisse, puis donnez 1 deuxième ventilation immédiatement. • Si la poitrine ne se soulève pas, repositionnez la tête et donnez 1 autre ventilation. • Si la poitrine ne se soulève toujours pas, répétez les étapes 12 à 15 jusqu'à ce que la poitrine se soulève durant la ventilation ou jusqu'à l'arrivée des SPU.	

FSA
7

Le DVR d'un adulte, d'un enfant ou d'un bébé inconscient (*suite*)

Participant : _____ **Date :** _____

ÉTAPES À SUIVRE (*SUITE*)	COMMENTAIRES
• Si vous constatez un changement dans l'état de la victime ou si vous retirez un objet dans la bouche, interrompez les manœuvres. • Si la victime respire, passez à l'étape suivante. **16.** Installez-la en position de recouvrement et refaites L'ABCD jusqu'à l'arrivée des SPU. Si la victime ne respire pas : **17.** Suivez les étapes de la RCR, en commençant par 30 compressions thoraciques suivies de 2 ventilations. **18.** Transmettez l'information pertinente à l'arrivée des SPU.	

Instructeur : _____ ☐ **Réussi** ☐ **Exercice supplémentaire**

La RCR et l'utilisation du DEA chez l'adulte

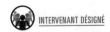 INTERVENANT DÉSIGNÉ

FICHE SYNTHÈSE 8

Participant : _____ **Date :** _____

ÉTAPES À SUIVRE	COMMENTAIRES
1. Vérifiez si les lieux sont sécuritaires. Utilisez des gants jetables et un écran protecteur, si possible.	
L Détermination de l'état de conscience **2.** Action verbale : «Est-ce que ça va ?» Parlez à haute voix dans chaque oreille. **3.** Réaction au toucher : tapez légèrement l'épaule. Si la victime ne réagit pas :	
' Appel à l'aide **4.** Désignez une personne pour appeler les SPU et demandez le DEA. Si vous êtes seul, appelez les SPU immédiatement et allez chercher le DEA s'il est disponible. **5.** Placez la victime en position dorsale sur une surface dure et plane.	
A Aération : ouverture des voies respiratoires **6.** Desserrez les vêtements au cou et à la taille. **7.** Placez la tête en extension : main sur le front, soulevez le menton avec les doigts. Si vous soupçonnez une blessure à la tête ou à la colonne, gardez la tête immobile et soulevez la mâchoire en exécutant la traction mandibulaire.	
B Bouche-à-bouche : ventilation **8.** Vérifiez la respiration. Regardez, écoutez, sentez en maintenant l'extension de la tête et le soulèvement du menton ou la traction mandibulaire (maximum 10 secondes). Si la victime ne respire pas : **9.** Donnez 2 ventilations (1 seconde par ventilation) • Si la poitrine se soulève, passez à l'étape suivante. • Si la poitrine ne se soulève pas dès la première ventilation, repositionnez la tête et donnez une autre ventilation. • Si la poitrine ne se soulève toujours pas, commencez les manœuvres de DVR chez l'adulte inconscient (voir fiche synthèse d'appréciation, p. 299).	
C Circulation **10.** Vérifiez le pouls carotidien (minimum 5 secondes, maximum 10 secondes). S'il y a présence d'un pouls et absence de respiration, effectuez la ventilation de secours, soit 1 ventilation aux 5 ou 6 secondes et réévaluez le pouls à toutes les 2 minutes (voir tableau 6.4, p. 99). S'il y a absence de pouls : • Si vous avez un DEA, installez l'appareil ; • Si vous n'avez pas de DEA, passez à l'étape 12.	

La RCR et l'utilisation du DEA chez l'adulte (*suite*)

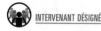

INTERVENANT DÉSIGNÉ

FICHE SYNTHÈSE 8

Participant : _____ **Date :** _____

ÉTAPES À SUIVRE (*SUITE*)	COMMENTAIRES
D **Défibrillation**	

11. Demandez une analyse.
   - Si le choc est conseillé, suivez les instructions dictées par l'appareil et passez à l'étape suivante.
   - Si le choc n'est pas conseillé, passez à l'étape suivante.

12. Pratiquez 30 compressions thoraciques au centre de la poitrine entre les mamelons, avec vos mains croisées.
   - Adoptez un rythme d'environ 100 compressions par minute en comprimant le sternum de 4 à 5 cm de profondeur, puis donnez 2 ventilations (1 seconde par ventilation)
   - Si le DEA arrive pendant que vous faites la RCR, arrêtez les manœuvres, installez le DEA, faites l'étape 11.

13. Redemandez une analyse tous les 5 cycles de RCR.
   Si l'état de la victime change, refaites L'ABCD.

14. Transmettez l'information pertinente à l'arrivée des SPU.

Instructeur : _____ ☐ **Réussi** ☐ **Exercice supplémentaire**

La RCR et l'utilisation du DEA chez l'enfant

FICHE SYNTHÈSE   9

Participant : _____   **Date :** _____

ÉTAPES À SUIVRE	COMMENTAIRES
1. Vérifiez si les lieux sont sécuritaires. Utilisez des gants jetables et un écran protecteur, si possible.	
(L) Détermination de l'état de conscience	
2. Action verbale : «Est-ce que ça va ?» Parlez à haute voix dans chaque oreille.	
3. Réaction au toucher : tapez légèrement l'épaule. Si la victime ne réagit pas :	
(') Appel à l'aide	
4. Désignez une personne pour appeler les SPU et demandez le DEA. Si vous êtes seul, faites 5 cycles de RCR (2 minutes) avant d'appeler les SPU.	
5. Placez la victime en position dorsale sur une surface dure et plane.	
(A) Aération : ouverture des voies respiratoires	
6. Desserrez les vêtements au cou et à la taille.	
7. Placez la tête en extension : main sur le front, soulevez le menton avec les doigts. Si vous soupçonnez une blessure à la tête ou à la colonne, gardez la tête immobile et soulevez la mâchoire en exécutant une traction mandibulaire.	
(B) Bouche-à-bouche : ventilation	
8. Vérifiez la respiration. Regardez, écoutez, sentez en maintenant l'extension de la tête et le soulèvement du menton ou la traction mandibulaire (maximum 10 secondes). Si la victime ne respire pas :	
9. Donnez 2 ventilations (1 seconde par ventilation) • Si la poitrine se soulève, passez à l'étape suivante. • Si la poitrine ne se soulève pas dès la première ventilation, repositionnez la tête et donnez une autre ventilation. • Si la poitrine ne se soulève toujours pas, commencez les manœuvres de DVR chez un enfant inconscient (voir fiche synthèse d'appréciation, p. 299).	
(C) Circulation	
10. Vérifiez le pouls carotidien (minimum 5 secondes, maximum 10 secondes). S'il y a présence d'un pouls et absence de respiration, effectuez la ventilation de secours, soit 1 ventilation aux 3 à 5 secondes et réévaluez le pouls toutes les 2 minutes (voir figure 6.4, p. 99).	
11. Pratiquez 30 compressions thoraciques au centre de la poitrine entre les mamelons, avec 1 ou 2 mains. • Adoptez un rythme d'environ 100 compressions par minute en comprimant le sternum de 1/3 à 1/2 de l'épaisseur du thorax, puis donnez 2 ventilations (1 seconde par ventilation) • Si le DEA arrive pendant que vous faites la RCR, terminez votre cycle de RCR, puis installez le DEA.	

FSA
9

La RCR et l'utilisation du DEA chez l'enfant (*suite*)

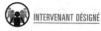
Participant : _____   **Date :** _____

ÉTAPES À SUIVRE (*SUITE*)	COMMENTAIRES
D Défibrillation **12.** Demandez une analyse • Si le choc est conseillé, suivez les instructions dictées par l'appareil et passez à l'étape suivante. • Si le choc n'est pas conseillé, faites 5 cycles de RCR et passez à l'étape suivante. **13.** Redemandez une analyse tous les 5 cycles de RCR. Si l'état de la victime change, refaites L'ABCD. **14.** Transmettez l'information pertinente à l'arrivée des SPU.	

Instructeur : _____   ☐ **Réussi**   ☐ **Exercice supplémentaire**

La RCR chez le bébé

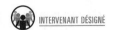
INTERVENANT DÉSIGNÉ

FICHE SYNTHÈSE 10

Participant : _____ **Date :** _____

ÉTAPES À SUIVRE	COMMENTAIRES
1. Vérifiez si les lieux sont sécuritaires. Utilisez des gants jetables et un écran protecteur, si possible.	
L Détermination de l'état de conscience **2.** Action verbale : « Bébé ! Bébé ! » **3.** Réaction au toucher : tapez légèrement les pieds. Si la victime ne réagit pas :	
' Appel à l'aide **4.** Désignez une personne pour appeler les SPU. Si vous êtes seul, faites 5 cycles de RCR avant d'appeler les SPU. **5.** Placez la victime en position dorsale sur une surface dure et plane.	
A Aération : ouverture des voies respiratoires **6.** Desserrez les vêtements au cou et à la taille. **7.** Placez la tête légèrement en extension : main sur le front, soulevez le menton avec les doigts. Si vous soupçonnez une blessure à la tête ou à la colonne, gardez la tête immobile et soulevez la mâchoire en exécutant une traction mandibulaire.	
B Bouche-à-bouche : ventilation **8.** Vérifiez la respiration. Regardez, écoutez, sentez en maintenant l'extension de la tête et le soulèvement du menton ou la traction mandibulaire (maximum de 10 secondes). Si la victime ne respire pas : **9.** Donnez 2 ventilations (1 seconde par ventilation) : • Si la poitrine se soulève, passez à l'étape suivante. • Si la poitrine ne se soulève pas dès la première ventilation, repositionnez la tête et donnez 1 autre ventilation. • Si la poitrine ne se soulève toujours pas, commencez les manœuvres de DVR chez le bébé (voir fiche synthèse d'appréciation, p. 299).	
C Circulation **10.** Vérifiez le pouls brachial (minimum 5 secondes, maximum 10 secondes). • S'il y a présence d'un pouls et absence de respiration, effectuez l'assistance respiratoire, soit 1 ventilation aux 3 à 5 secondes et réévaluez le pouls toutes les 2 minutes. • S'il y a absence de pouls, passez à l'étape suivante. **11.** Pratiquez 30 compressions thoraciques juste sous la ligne des mamelons, à l'aide de 2 doigts. Adoptez un rythme d'environ 100 compressions par minute en comprimant le sternum de 1/3 à 1/2 po de l'épaisseur du thorax, puis donnez 2 ventilations (1 seconde par ventilation) **13.** Continuez les cycles de 30 compressions et de 2 ventilations (30:2) jusqu'à l'arrivée des SPU ou jusqu'à ce que l'état de la victime change. Si l'état de la victime change, refaites L'ABCD. **14.** Transmettez l'information pertinente à l'arrivée des SPU.	

Instructeur : _____ ☐ **Réussi** ☐ **Exercice supplémentaire**

FSA 10

La RCR chez l'adulte et chez l'enfant à deux sauveteurs en collaboration

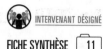

INTERVENANT DÉSIGNÉ

FICHE SYNTHÈSE 11

Participant : _____ **Date :** _____

ÉTAPES À SUIVRE	COMMENTAIRES
1. Vérifiez si les lieux sont sécuritaires. Utilisez des gants jetables et un écran protecteur, si possible.	
2. Le sauveteur n° 1 effectue déjà la RCR seul à un ratio de 30 compressions et de 2 ventilations (30:2).	
3. Le sauveteur n° 2 s'identifie comme sauveteur en RCR et demande s'il peut aider. Il s'assure que les SPU sont avertis.	
4. Un sauveteur effectue les compressions thoraciques pendant que l'autre donne les ventilations. • Ratio chez l'adulte : 30 compressions pour 2 ventilations (30:2). • Ratio chez l'enfant : 15 compressions pour 2 ventilations (15:2).	
5. Les deux sauveteurs changent de position le plus rapidement possible (moins de 5 secondes) tous les 5 cycles durant environ 2 minutes. Si l'état de la victime change, les sauveteurs refont L'ABCD.	
6. Lorsque les voies respiratoires sont sécurisées pour les victimes de tout âge (masque laryngé, combitube ou tube endotrachéal), donnez une ventilation toutes les 6 à 8 secondes, asynchrone avec les compressions thoraciques et sans arrêter celles-ci.	
7. Transmettez l'information pertinente à l'arrivée des SPU.	

Instructeur : _____ ☐ **Réussi** ☐ **Exercice supplémentaire**

Le DVR d'un bébé conscient

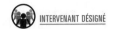
INTERVENANT DÉSIGNÉ

FICHE SYNTHÈSE 12

Participant : _____ **Date :** _____

ÉTAPES À SUIVRE	COMMENTAIRES
1. Évaluez le bébé : S'il est bleu et incapable de respirer, il est victime d'un étouffement.	
2. Positionnez le bébé à plat ventre sur votre avant-bras en soutenant bien sa tête et son cou, tête plus basse que le tronc. Appuyez votre avant-bras sur votre cuisse.	
3. Donnez 5 tapes dans le dos, entre les omoplates, avec le talon de la paume de la main. Si les voies respiratoires restent obstruées :	
4. Retournez le bébé sur le dos et couchez-le sur votre avant-bras ou sur une surface rigide.	
5. Repérez la ligne mammaire avec l'index, puis déposez le majeur et l'annulaire sur le sternum.	
6. Effectuez 5 poussées thoraciques avec 2 doigts en enfonçant le thorax d'environ 1/3 à 1/2 de son épaisseur, en faisant une pression verticale exercée avec le bout des doigts.	
7. Répétez les étapes 3 à 6 jusqu'à ce que le corps étranger soit expulsé ou que le bébé devienne inconscient.	
8. Par la suite, faites examiner le bébé par un médecin.	

Instructeur : _____ ☐ **Réussi** ☐ **Exercice supplémentaire**

FSA
12

Le DVR d'un adulte, d'un enfant ou d'un bébé inconscient

Participant : _____ **Date :** _____

ÉTAPES À SUIVRE	COMMENTAIRES
L **Détermination de l'état de conscience**	
1. Action verbale : «Est-ce que ça va ?» ou «Bébé ! Bébé !» Parlez à haute voix dans chaque oreille.	
2. Réaction au toucher : tapez légèrement l'épaule (ou les pieds du bébé). Si la victime ne réagit pas :	
' **Appel à l'aide**	
3. Désignez une personne pour appeler les SPU. Si vous êtes seul, passez à l'étape 4.	
4. Placez la victime en position dorsale sur une surface dure et plane.	
A **Aération : ouverture des voies respiratoires**	
5. Regardez s'il y a un corps étranger dans la bouche et essayez de le retirer, s'il est visible.	
6. Desserrez les vêtements au cou et à la taille.	
7. Placez la tête en extension : main sur le front, soulevez le menton avec les doigts ou exercez une traction mandibulaire.	
B **Bouche-à-bouche : ventilation**	
8. Vérifiez la respiration. Regardez, écoutez, sentez en maintenant l'extension de la tête et le soulèvement du menton ou la traction mandibulaire (maximum 10 secondes). Si la victime respire normalement ou recommence à respirer spontanément :	
9. Placez-la en position de recouvrement.	
10. Restez avec elle et refaites L'ABCD jusqu'à l'arrivée des SPU. Si la victime ne respire pas :	
11. Donnez 2 ventilations (1 secondepar ventilation). • Si la poitrine ne se soulève pas dès la première ventilation, repositionnez la tête et donnez 1 autre ventilation. • Si la poitrine ne se soulève toujours pas, passez à l'étape suivante.	
12. Pratiquez 30 compressions thoraciques à 1 ou à 2 mains (à 2 doigts pour le bébé).	
13. Regardez dans la bouche et essayez de retirer tout objet visible.	
14. Ouvrez les voies respiratoires, Placez la tête en extension : main sur le front, soulevez le menton avec les doigts ou effectuez une traction mandibulaire.	
15. Donnez une ventilation. • Si la poitrine se soulève, attendez qu'elle s'affaisse, puis donnez 1 deuxième ventilation immédiatement. • Si la poitrine ne se soulève pas, repositionnez la tête et donnez 1 autre ventilation. • Si la poitrine ne se soulève toujours pas, répétez les étapes 12 à 15 jusqu'à ce que la poitrine se soulève durant la ventilation ou jusqu'à l'arrivée des SPU.	

Le DVR d'un adulte, d'un enfant ou d'un bébé inconscient (*suite*)

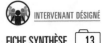

INTERVENANT DÉSIGNÉ

FICHE SYNTHÈSE 13

Participant : _____ **Date :** _____

ÉTAPES À SUIVRE (*SUITE*)	COMMENTAIRES
• Si vous constatez un changement de l'état de la victime ou si vous retirez un objet dans sa bouche, interrompez les manœuvres. • Si la victime respire, passez à l'étape suivante. **16.** Installez-la en position de recouvrement et refaites L'ABCD jusqu'à l'arrivée des SPU. Si la victime ne respire pas :	
C Circulation **17.** Vérifiez le pouls carotidien, brachial chez le bébé (minimum 5 secondes, maximum 10 secondes). • S'il y a présence d'un pouls et absence de respiration, effectuez la ventilation de secours, soit 1 ventilation aux 5 à 6 secondes chez l'adulte et aux 3 à 5 secondes chez l'enfant et le bébé et réévaluez le pouls toutes les 2 minutes (voir figure 6.4, p. 99). • Si le pouls est absent, amorcez la RCR, selon l'âge de la victime, en commençant par les compressions thoraciques.	

Instructeur : _____ ☐ **Réussi** ☐ **Exercice supplémentaire**

FSA
13

BIBLIOGRAPHIE

AMBULANCE SAINT-JEAN. *Coup de cœur*, Ottawa, Les Biens du Prieuré de Saint-Jean du Canada, 1991.

AMBULANCE SAINT-JEAN. *Secourisme orienté vers la sécurité*, Ottawa, Les Biens du Prieuré de Saint-Jean du Canada, 1990.

AMBULANCE SAINT-JEAN. *Secourisme orienté vers la sécurité, cahier de travail*, Ottawa, Les Biens du Prieuré de Saint-Jean du Canada, 1990.

AMBULANCE SAINT-JEAN. *Révision des techniques, fascicule pour les instructeurs*, juillet 1993.

AMERICAN ACADEMY OF ORTHOPAEDIC SURGEONS. *Soins d'urgence et transport des blessés et des malades*, 3e édition, Chicago, 1981.

American Heart Association, « Currents », dans Emergency Cardiovascular Care, vol. 16, n° 4, hiver 2005-2006.

ASSEMBLÉE NATIONALE. *Code civil du Québec*, Québec, Éditeur officiel du Québec, 1991.

BOURASSA, Dany. *Soins d'urgence*, Québec, Maître Secouriste Canada, 1989.

CARON, André. *Cahier d'auto-apprentissage sur le secourisme général et la réanimation cardiorespiratoire*, Sainte-Foy, Les Presses Universitaires, 1989.

CARON, André. *Protocoles en premiers secours et en réanimation*, Québec, 1992.

CARON, André et Réjean BÉDARD. *Opinion juridique*, 13 septembre 1993.

CENTRE DE PRÉVENTION DU SUICIDE DE QUÉBEC INC. *Avant qu'il soit trop tard ! Parlons-en...*, feuillet d'information, 1988.

CLSC SAINTE-FOY – SILLERY. *Le phare, guide de premiers soins*, Sainte-Foy, 1989.

CPI NATIONAL CRISES PREVENTION INSTITUTE. *L'intervention non violente dans les crises*, extrait de Handbook of Hospital Security and Safety, James T. Turner, 1988.

CROIX-ROUGE FRANÇAISE. *Manuel des premiers secours*, Paris, Flammarion, 1987.

CSST *Répertoire toxicologique*, brochure, 1988.

CSST *Secourisme en milieu de travail*, Québec, Les Publications du Québec, 1991.

D'AMOUR, Yvan et Germain THÉRIAULT. *La sécurité dans les sports*, Québec, Gouvernement du Québec, Direction générale des publications gouvernementales, 1985.

FONDATION CANADIENNE DES MALADIES DU CŒUR. *Manuel de soins immédiats en R.C.R.*, Montréal, 1987, 2001.

FONDATION CANADIENNE DES MALADIES DU CŒUR. *L'attaque cérébro-vasculaire, guide de l'instructeur*, Montréal, 1990.

FONDATION DES MALADIES DU CŒUR DU CANADA. *Signes avant-coureurs de l'accident vasculaire cérébral (AVC)*, [En ligne], 2007, ww2.fmcoeur.ca/Page.asp ?PageID=1967&ArticleID=4988&Src=stroke&From=SubCategory] (consulté le 29 mars 2007).

FONDATION DES MALADIES DU CŒUR DU QUÉBEC. *Recertification 1993, fascicule pour les instructeurs et maîtres instructeurs*, Montréal, 1993, 2001.

GOUVERNEMENT DU QUÉBEC. *Charte des droits et libertés de la personne*, Éditeur officiel du Québec, 1992.

HAFEN, Brent Q. et Karren KEITH J. *Soins d'urgence préhospitaliers*, Les Biens du Prieuré de Saint-Jean du Canada, 1993.

JOLIN-PETIT. *Guide familial des urgences à domicile*, Montréal, Québécor, 1981.

LA SOCIÉTÉ CANADIENNE DE LA CROIX-ROUGE. *Survivre à l'hypothermie*, dépliant.

LA SOCIÉTÉ CANADIENNE DE LA CROIX-ROUGE. *Secourisme*, 15e édition, 1989.

LA SOCIÉTÉ CANADIENNE DE LA CROIX-ROUGE. *Secourisme, le maillon vital*, 1re édition, 1994.

LE SITE MÉDICAL ET TECHNIQUE DE L'URGENCE. *Les brûlures thermiques*, [En ligne], [www.urgentiste.com/brulures.html] (Consulté le 10 janvier 2007).

Le Soleil, « Guide sur *Le Code civil* du Québec », édition du samedi, 25 septembre 1993.

LEWIS, Sharon M., Margaret M. HEITKEMPER et Shannon R. DIRKSEN. *Soins infirmiers médecine – chirurgie*, tomes 1-2-3-4, Laval, Beauchemin, 2003.

ORDRE DES SAGES FEMMES DU QUÉBEC. [http://www.osfq.org/services/index_lieux.html] (Consulté le 19 mars 2007).

PETERSON, Lars. *Manuel du sportif blessé*, Paris-Montréal, Vigot-Décarie, 1986. PROTECTION CIVILE CANADA. *Violentes tempêtes*, brochure.

QUÉBEC, MINISTÈRE DE LA SANTÉ ET DES SERVICES SOCIAUX. *Un cri d'alerte, il faut en parler*, Québec, Communications Québec, 1989.

QUÉBEC, MINISTÈRE DE LA SANTÉ ET DES SERVICES SOCIAUX. *Services préhospitaliers d'urgence au Québec, chaque minute compte !*, Rapport sous la présidence de Pierre Fréchette, 1992.

REEDER-MASTROIANNI. *Soins infirmiers en maternité*, Ottawa, Éditions du Renouveau Pédagogique Inc., 2e édition, 1978.

RDN (Revue *Notre-Dame*). *La drogue, est-il toujours trop tard ?*, n° 7, juillet-août 1993.

SPENSE et MASSON. *Anatomie et physiologie, une approche intégrée*, Ottawa, Éditions du Renouveau Pédagogique Inc., 1983.

Vieux, Jolis, Gentils, Manuel de secourisme, Paris, Flammarion, 1987.

WILSON et KNEISL. *Soins infirmiers psychiatriques*, traduit et adapté par Louise Berger, Montréal, Éditions du Renouveau Pédagogique Inc., 1982.

INDEX